TRAITÉ

DES

EAUX DE SPA.

—

TOPOGRAPHIE — PROMENADES ET DISTRACTIONS
VERTUS ET MODE D'EMPLOI DES EAUX ET DES BAINS
HYGIÈNE DES MALADES
INDICATIONS ET CONDUITE DU TRAITEMENT

PAR

LE DR VICTOR SCHEUER,

Membre de la Société royale des science médicales et naturelles de Bruxelles,
de la Société de médecine pratique de Paris,
de la Société des médecins des Bureaux de bienfaisance de Paris,
des Sociétés de médecine de Liége, de Douai, de Lyon, du Grand-Duché
de Luxembourg, de Strasbourg, de Bucharest, etc., etc.
Médecin consultant aux Eaux de Spa.

DEUXIÈME ÉDITION
REVUE ET CONSIDÉRABLEMENT AUGMENTÉE
AVEC GRAVURES.

PARIS
ADRIEN DELAHAYE & E. LECROSNIER
ÉDITEURS
Place de l'École de médecine.
1881

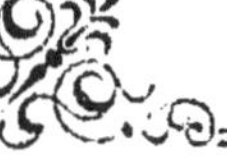

TRAITÉ

DES

EAUX DE SPA.

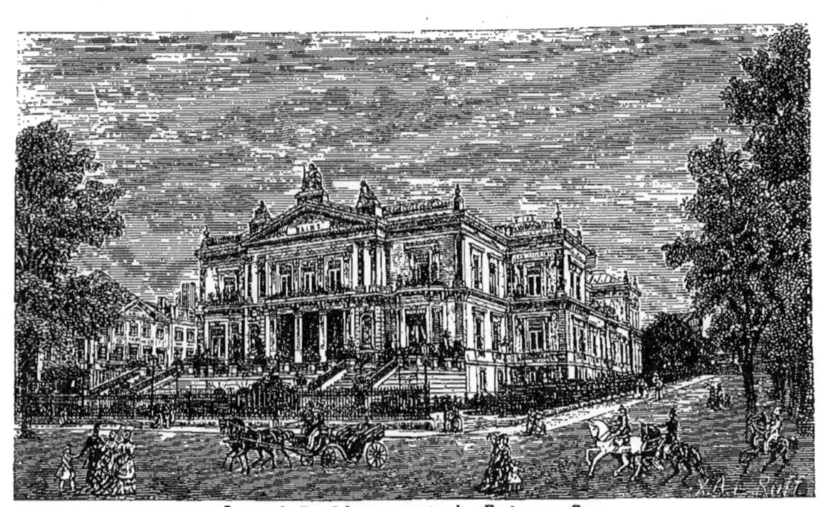

Grand Etablissement de Bains a Spa.

TRAITÉ

DES

EAUX DE SPA.

—

TOPOGRAPHIE — PROMENADES ET DISTRACTIONS
VERTUS ET MODE D'EMPLOI DES EAUX ET DES BAINS
HYGIÈNE DES MALADES
INDICATIONS ET CONDUITE DU TRAITEMENT

PAR

LE Dʀ VICTOR SCHEUER,

Membre de la Société royale des science médicales et naturelles de Bruxelles,
de la Société de médecine pratique de Paris,
de la Société des médecins des Bureaux de bienfaisance de Paris,
des Sociétés de médecine de Liége, de Douai, de Lyon, du Grand-Duché
de Luxembourg, de Strasbourg, de Bucharest, etc., etc.

Médecin consultant aux Eaux de Spa.

—

DEUXIÈME ÉDITION
REVUE ET CONSIDÉRABLEMENT AUGMENTÉE
AVEC GRAVURES.

—

PARIS

ADRIEN DELAHAYE & E. LECROSNIER
ÉDITEURS
Place de l'Ecole de médecine.

—

1881

INTRODUCTION.

On ne peut se dissimuler, dirons-nous avec le docteur Lavigerie de Vichy, que les eaux minérales sont en grande faveur aujourd'hui et que, d'année en année, elles acquièrent plus d'importance. Leur réelle efficacité dans un grand nombre de maladies, la facilité des communications, l'accroissement continu de l'aisance dans toutes les classes de la société et enfin, pourquoi ne pas l'avouer ? la mode, sont les principales raisons du crédit dont elles jouissent. La spéculation, toujours en éveil, a voulu tirer parti de ce courant des idées. Depuis vingt ans surtout, il n'y a pas, sur toute la surface de l'Europe, un seul filet d'eau plus ou moins minéralisée, qui n'ait été sondé, capté et puis vanté, par des prospectus ronflants, comme étant propre à guérir toutes les infirmités de l'espèce humaine. C'est ainsi qu'une foule de stations thermales sont sorties de terre ; mais, la plupart d'entre elles, après avoir été prônées et surfaites, parfois sans pudeur et presque toujours sans mesure, ne possédant pas en propre les éléments de vitalité nécessaires pour résister à l'épreuve de la froide raison et de l'expérimentation pratique, périssent peu à peu et disparaissent, ou du moins ne comptent plus dans la balance, en regard de leurs congénères plus anciennes et mieux dotées.

Heureusement, la vieille réputation de Spa, basée sur une expérience plusieurs fois séculaire, la multiplicité de ses sources, l'installation grandiose et irréprochable de ses établissements destinés à la cure, son climat de montagnes, tout contribue ici, sans qu'il soit besoin de réclames pompeuses, à démontrer l'influence salutaire de nos eaux dans certaines maladies. Mais cela ne suffit pas aux personnes, et elles sont nombreuses, qui aiment à se rendre compte de tout. Vos eaux guérissent, soit, nous dit-on. Mais comment et pourquoi guérissent-elles? Quelles sont les circonstances qui peuvent nuire à leur action, ou, au contraire, la favoriser? Telles sont les questions que l'on nous pose et bien d'autres encore. De leur côté, les médecins étrangers à Spa, absorbés par leur clientèle, demandent à être renseignés sur notre médication thermale. Pour satisfaire leur légitime curiosité, il existe à Spa une littérature médicale qui ne le cède à celle d'aucune autre ville d'eaux; elle a le seul tort d'avoir vieilli; car, la plupart de ses œuvres remontent à la fin du siècle dernier ou au commencement de celui-ci. Il nous a semblé qu'il y avait là une lacune à combler, et nous venons apporter notre modeste pierre à l'édifice de nos devanciers.

Néanmoins, ce n'est pas sans émotion que nous nous aventurons à livrer au public un nouveau livre sur les eaux minérales de Spa. Deux motifs nous ont décidé à surmonter nos scrupules : le premier, et le plus grave à nos yeux, c'est que tout médecin pratiquant dans une ville d'eaux contracte vis-à-vis de lui-même et vis-à-vis des confrères étrangers qui l'honorent de leur patronage, le devoir de vouer ses loisirs d'hiver à l'étude de la médication spéciale, qu'il met en œuvre pendant la saison d'été, et de confier le fruit de ses méditations à ceux qu'elles intéressent le plus, aux médecins qui ont à choisir une station d'eaux pour leurs clients, et aux malades eux-mêmes. Le second, c'est que la science marche constamment et se transforme, à notre époque, avec une rapidité étonnante. La médecine thermale doit suivre, pas à pas, ses progrès et s'inspirer des acquisitions les plus récentes qui élargissent son domaine, sous peine de déchoir et de perdre son prestige. S'il est un médecin qui doive s'initier sans relâche à ses transformations et à ses innovations, c'est bien celui qui exerce dans une ville d'eaux ; car sa position le met en rapport, pendant la saison, avec les représentants des plus hautes classes de la société, dont les médecins ordinaires appartiennent à l'élite de notre profession. Entre eux et le praticien de la station d'eaux, auquel

ils remettent momentanément la santé de leurs malades, il doit s'établir un accord parfait sur la signification de la maladie qu'il s'agit de traiter, et sur la
valeur de la médication qui doit être instituée. Si, de
part et d'autre, l'éducation scientifique et médicale de
l'esprit n'est pas la même, cette concordance d'appré-
ciations devient illusoire, parce que les mêmes mots
ne correspondent plus aux mêmes idées. Il y aura des
malentendus involontaires, dont les malades seront
les premières victimes.

Le champ d'études du médecin des eaux comprend
deux objets : d'une part, le mode d'action suivant
lequel les eaux minérales guérissent les maladies et,
d'autre part, le genre de maladies auxquelles elles
sont applicables. Quant au premier point, nous en
sommes encore réduits à la constatation et à l'enregis-
trement méthodiques des effets dynamiques, physiques et chimiques, que nos sens relèvent chez les
sujets qui subissent la cure, sous notre direction.
Nous notons, par exemple, qu'à Spa, après quelques
jours d'usage des eaux, l'appétit devient plus vif, que
la digestion s'améliore, qu'un peu plus tard le pouls
devient plus plein, que la peau et les muqueuses se
colorent, que les globules du sang augmentent,
comme nous pouvons aujourd'hui nous en convaincre, de visu, au moyen d'un des instruments de
précision les plus ingénieux que l'on ait jamais in-
ventés, le compte-globules du docteur Malassez. Mais

ce que nous ignorons, c'est comment et pourquoi les eaux ferrugineuses retirent de leur torpeur les systèmes vasculaire, glandulaire et musculaire de l'estomac, lors de leur passage à travers ce viscère; pourquoi, une fois introduites dans le torrent circulatoire, elles raniment la force génésique des tissus et des organes qui engendrent les rudiments des globules sanguins; comment, enfin, elles restituent au sang la faculté de combiner le fer avec ces formes rudimentaires, pour obtenir les globules rouges qui lui manquent?

L'obscurité devient plus épaisse encore, lorsque nous essayons de saisir quel est, dans l'action d'ensemble de l'eau martiale, le rôle dévolu à chacun des éléments chimiques qui y figurent. Tout ce que nous savons, c'est que ces principes élémentaires, amalgamés dans le grand laboratoire de la nature, constituent l'Eau de Spa, qui est inimitable. Car, si nous réunissions les mêmes substances chimiques dans les mêmes proportions, et si nous les dissolvions dans un même volume déterminé d'eau claire, nous formerions artificiellement un liquide qui posséderait des éléments minéralisateurs identiques à ceux de l'Eau de Spa, mais qui n'aurait pas l'ombre d'une analogie thérapeutique avec elle.

Nous ne voudrions cependant pas que l'on se méprît sur notre pensée. Nous avouons, il est vrai, que, jusqu'à ce jour, la chimie organique et la physiologie pathologique n'ont pas encore bien établi par quel enchaînement d'opérations chimico-vitales le fer et, à fortiori, les eaux naturelles ferrugineuses arrivent à guérir les états chloro-anémiques, en rendant au sang ses globules rouges en quantité normale. Pour la solution rigoureuse de ce problème, il faudrait pouvoir suivre, pas à pas, les combinaisons et les métamorphoses successives que le fer subit à partir du moment où il est versé dans l'estomac, jusqu'à celui où il est éliminé du sang par les divers émonctoires de l'économie. Or, l'accord est loin d'être fait sur ce point. Parmi les physiologistes, les uns enseignent que le fer est tout bonnement un tonique de l'estomac, qui se borne à ranimer les fonctions digestives et à procurer ainsi au sang des matériaux de réparation plus copieux et, par conséquent, plus riches en molécules ferrugineuses, dont les globules s'emparent aussitôt. D'autres admettent que le fer, après sa dissolution dans le sang, va prendre directement la place de celui qui manque dans les corpuscules blancs et rouges. D'autres concluent de leurs études que le fer pharmaceutique, ou celui de nos eaux ferrugineuses, n'entre jamais dans la composition des globules rouges, mais joue le rôle d'un stimulant spécifique, qui est doué du privilége de mettre le sang en état de s'approprier le fer contenu en grande surabondance dans les aliments ingérés. D'autres, enfin, veulent que les préparations naturelles ou artificielles de fer, introduites dans le sang, poussent simplement à la production des globules incolores, avec lesquels la plus minime portion du métal se combine ensuite, le reste étant expulsé par les reins et par le foie.

Ces contradictions seront-elles éternelles? Nous avons la ferme conviction que non. La physiologie, chaque fois qu'elle veut sonder de trop près les opérations primordiales de la chimie vivante, est arrêtée comme par une muraille infranchissable. Mais bien des brèches ont déjà été pratiquées dans cette barrière, et les découvertes du passé et du présent nous convient à ne rien désespérer de l'avenir.

Il y a donc — reconnaissons-le sans ambages — dans l'historique du mode d'action des préparations ferrugineuses sur l'organisme malade, une lacune initiale, due à l'imperfection des procédés de l'analyse chimique, lorsqu'elle recherche les modifications moléculaires que subissent les tissus et les fluides en circulation dans notre corps, au contact de principes médicamenteux, tels que le fer, minéralisé ou non.

Même observation en ce qui concerne les autres composés chimiques que l'on rencontre dans nos eaux, à côté du bi-carbonate de fer.

Mais cette lacune ne doit pas nous faire hésiter dans l'emploi raisonné de cette précieuse ressource thérapeutique que nous offre le fer en général, et surtout celui que la nature nous présente, sous une forme si parfaite, dans nos eaux martiales — pas plus que l'ignorance des causes premières, qui président au groupement des atômes ou à la transmutation des forces, n'a contrarié le splendide essor de la chimie et de la physique modernes, sur la voie des applications pratiques et humanitaires.

En définitive, nous connaissons parfaitement la série des effets physiologiques, visibles ou appréciables par nos moyens actuels d'investigation physico-chimique, par l'intermédiaire desquels le fer, mêlé à nos humeurs, modifie et guérit finalement les états chloro-anémiques. Ces notions, incessamment contrôlées par l'observation attentive des phénomènes qui se développent chez les malades, qui font la cure chez nous, sont largement suffisantes pour nous éclairer sur l'action de nos eaux, pour nous guider dans leur emploi rationnel et, même, pour nous encourager à en étendre les indications, au delà des limites dans lesquelles on était habitué à se restreindre.

Rien, sinon une insouciance ou bien une paresse d'esprit peu louable, ne peut plus nous autoriser, comme jadis, à supposer dans nos sources des principes mystérieux, imaginaires, à l'imitation des anciens médecins, que l'état rudimentaire de la chimie et de la physiologie de leur temps jetait forcément dans le mysticisme et ses aberrations. L'esprit des eaux ! cela aplanissait toutes les difficultés, cela fermait la bouche aux questionneurs et aux indiscrets. Mais ce génie tutélaire est démonétisé aujourd'hui. Les chimistes et les physiciens ont bouleversé nos fontaines saintes; là, où trônaient jadis des divinités bienfaisantes, ils nous ont fait voir, non sans une joie maligne, une eau tout ordinaire, des sels et quelques gaz.

Il fut un temps où il était permis de croire à ces mystérieux esprits que les eaux charriaient, disait-on, des profondeurs incandescentes de la terre; on pouvait même les invoquer, pour contenter le besoin de merveilleux qui tourmente tous les pauvres malades, sans cesser pour cela d'être un médecin savant et honnête. Mais, à notre époque de positivisme où la critique et le libre examen scientifiques ont remplacé la foi aveugle, le règne des naïades et des ondines est fini. Que le poëte et l'artiste continuent à évoquer ces vaporeuses images, rien de mieux. Le médecin, l'homme de la science et de la vérité, doit renoncer au commerce des faux dieux. Les vertus de nos sources ne peuvent que gagner au change; car, en assignant les lois de la chimie, de la physique et de la physiologie pour bases à leurs effets salutaires, nous fondons l'application rationnelle de leurs eaux. C'est, du reste, cette méthode qui a provoqué l'extension si remarquable que l'emploi des eaux minérales a prise dans tous les pays.

Chose bien curieuse à coup sûr! leur réputation n'a aucunement souffert des révolutions et des orages que l'art médical a subis au XIXᵉ siècle. Bien plus, la considération dont elles jouissaient n'a fait que grandir,

pendant que tous les autres systèmes de médecine
étaient en butte à des attaques victorieuses, et crou-
laient l'un après l'autre.

Sous l'égide fallacieuse de leurs divinités protec-
trices, les sources faisaient anciennement appel à peu
près à tout le monde, promettant aux maladies les
plus disparates une guérison le plus souvent impossible. La balnéothérapie moderne, appuyée d'une
part sur une analyse sévère des conditions pathogé-
nétiques des maladies et, d'un autre côté, sur une
connaissance plus approfondie des effets physiologiques des eaux minérales, s'est donné pour mission
de débrouiller cet antique chaos. Elle élague sans
pitié la catégorie d'affections morbides où les sources
d'eau minérale ne pourraient faire aucun bien, mais
nuiraient le plus souvent; par contre, elle distingue
rigoureusement celles où leur usage amènera, tantôt
une guérison certaine, tantôt une amélioration équivalente. La science balnéothérapique doit même faire
un pas de plus en avant; dans le cercle des maladies
qu'elle désigne comme étant du ressort de telle ou
telle source, elle doit préciser, parmi les individus qui
en sont atteints, quels sont ceux qui guériront sans
coup férir, tandis que, pour d'autres, la cure est momentanément contre-indiquée, ou bien doit être précédée d'un traitement préparatoire. Dans cette classification, plus la sincérité sera absolue et les indications
nettes, moins il y aura de déceptions et de méconten-

tements, plus, en résumé, le renom de la station croî-
tra dans l'estime du monde médical.

Il ne faut jamais oublier que, trop exiger d'une
médication quelque bonne qu'elle puisse être, c'est
s'exposer à la surfaire et, du même coup, à la dis-
créditer.

C'est sur cette seconde division de notre programme
que nous concentrerons notre attention, en nous aidant, comme nous venons de le dire, des nouvelles
conquêtes de la physiologie normale et pathologique.
Nous nous efforcerons de bien spécifier quels sont les
types et les variétés de types chloro-anémiques qui se
prêtent le mieux à la cure martiale de Spa. Car, encore une fois, ce serait une erreur et un défaut de
tact clinique, d'annoncer que toute chlorose ou toute
anémie doit nécessairement être amendée et guérie
chez nous.

A moins que nos forces ne trahissent notre bonne
volonté, nous donnerons à nos lecteurs, pour chaque
classe de maladies, les raisons scientifiques pour lesquelles nous jugeons que les eaux ferrugineuses de
Spa méritent leur confiance. Nous éviterons d'alléguer
la tradition et nous ne nous contenterons pas d'affir-
mations doctrinales, qui seraient déplacées dans notre
bouche.

Nous aimons enfin à avertir nos lecteurs que, suivant nous, le traitement hydro-thermal ne repose pas
seulement sur la boisson de l'eau minérale et la bal-

néation, mais encore sur d'autres facteurs psychiques, hygiéniques et cosmiques dont l'assemblage et le juste équilibre, dans une ville d'eaux, concourent à la réussite de la cure. Les principaux sont : l'impression morale résultant du voyage et de l'espoir de la guérison ; le changement dans la manière de vivre ; la rupture d'anciennes et vicieuses habitudes ; le transfert d'un pays dans un autre ; la transition d'un climat plus chaud dans un autre plus froid et vice-versà ; l'ascension des bas niveaux à nos altitudes de montagnes ; les distractions, l'éloignement des soucis et du tracas des affaires, etc., etc. Tous ces modificateurs, que l'on relègue abusivement au rang des accessoires, forment, dans chaque station, et conjointement avec l'eau minérale, une entité thérapeutique à nulle autre pareille, de même que le liquide minéralisé doit, à la répartition et à la proportionnalité de ses principes, une caractéristique qui lui appartient exclusivement.

Quiconque veut concevoir, d'une manière satisfaisante pour sa raison et son jugement, l'action médicatrice d'une cure thermale et sa supériorité sur le traitement pharmaceutique similaire institué à domicile, doit faire entrer en ligne de compte tous ces agents que nous venons de dénombrer. Il comprendra, alors, comment il se fait qu'il n'y a pas deux villes d'eaux qui aient une influence absolument la même sur l'organisme humain, et comment des eaux indifférentes, où l'analyse trouve à peine des traces de sels chimiques, modifient de la façon la moins douteuse certaines maladies, grâce à des circonstances climatériques et bromatologiques dont elles sont entourées. Nous toucherons tous ces points dans le cours de notre exposition, au fur et à mesure que l'occasion s'en présentera.

Nous n'aurons pas peur d'entrer dans certains détails scientifiques ; car notre ouvrage est dédié principalement aux gens du monde qui fréquentent notre station, et dont la culture intellectuelle embrasse aujourd'hui la connaissance des sciences naturelles. Cependant, nous n'entamerons aucune controverse et nous ferons peu de citations d'auteurs ; car nous n'écrivons pas un mémoire académique. Nous devons cependant faire une exception pour l'admirable ouvrage intitulé « *Du Sang et des Anémies* » et qui est dû à l'éminent professeur de clinique médicale de la Faculté de médecine de Paris, le docteur Germain Sée. Nous avons lu, relu et étudié à fond ce magnifique travail qui résume, de la façon la plus heureuse, toutes les données de la science contemporaine sur cette question spéciale, que l'auteur a illuminée et enrichie par ses vues originales et par les nombreuses recherches qui lui sont propres. Nous avons vu clair dans le sujet que nous voulions traiter, grâce aux enseignements lumineux du docteur Germain Sée. C'est un bonheur pour nous de déclarer que nous nous sommes inspiré de son plan, de ses idées, de ses aperçus nouveaux, et que nous nous sommes approprié la plupart de ses conclusions, bien entendu en les dépouillant du cachet scientifique qu'il leur a imprimé, afin de nous rendre compréhensible pour le genre de lecteurs, à l'usage desquels nous écrivons.

Nous tâcherons d'être clair avant tout. Nous n'avons pas la présomption de vouloir apprendre quoi que ce soit à nos confrères étrangers. Notre seul souci est de leur indiquer les ressources dont nous sommes pourvus à Spa, et de les initier aux détails d'une médication lointaine, aux chances de laquelle ils doivent abandonner leurs malades, sans espoir et sans possibilité de la manier ou de la diriger eux-mêmes.

AVANT-PROPOS DE LA SECONDE ÉDITION.

Depuis que les lignes précédentes ont été écrites en tête de notre première édition, qui a paru en 1877, la physionomie de Spa a été modifiée de telle sorte que la ville est devenue presque méconnaissable pour celui qui ne l'a pas fréquentée régulièrement tous les étés. Plusieurs millions ont été dépensés en constructions monumentales destinées à l'utilité et à l'agrément des étrangers qui passent la saison d'été chez nous, soit pour leur santé ou pour leur plaisir. Presque simultanément, des créations de l'importance de la grande trinkhall de la Source du Pouhon Pierre-le-Grand, de la Galerie-Promenoir Léopold II, de la trinkhall de la Source du Pouhon Prince de Condé, des tribunes permanentes des courses, du nouveau parc de la promenade de Sept-Heures sont venues mettre le sceau à une organisation balnéaire qui donne à Spa un rang à part, au milieu de toutes les villes d'eaux du continent.

Devant publier la seconde édition de nos *Etudes médicales sur les eaux de Spa*, au moment où cette transformation est achevée, il nous a semblé qu'il y avait une véritable opportunité à enlever à notre travail le caractère exclusivement médical et scientifique dont nous l'avions d'abord revêtu, et à lui adjoindre des illustrations et des descriptions capables de fournir au public un tableau aussi exact que possible de Spa et de ses environs.

Nous avons cru — est-ce une illusion? — que notre ouvrage, ainsi complété, ne serait pas dépourvu d'intérêt, aussi bien pour nos confrères du pays et de l'étranger qui veulent bien recommander nos eaux à leurs malades que pour les personnes, en général, qui sont en quête d'une résidence d'été.

Un peu dévoyé sur le terrain purement littéraire et descriptif où nous n'avons pas l'habitude de nous mouvoir, nous avons trouvé une précieuse assistance dans une excellente brochure (1) consacrée spécialement à la description de Spa et de ses environs. Elle est l'œuvre de M. Albin Body, homme de lettres à Spa, qui cultive avec autant d'ardeur que de succès l'histoire, l'archéologie et tout ce qui a rapport au passé et au présent de sa ville natale. Nous l'avons mis largement à contribution.

Dans la section médicale, nous avons remanié plusieurs parties pour les mettre au courant des progrès réalisés par la science depuis 1877. Outre cela, nous y avons annexé plusieurs chapitres où nous traitons de maladies relativement peu communes, dont la curabilité par les eaux et les bains de Spa nous a été prouvée, dans les dernières années, par les résultats de notre observation et de notre pratique personnelles.

(1) ALBIN BODY. *Les Promenades de Spa*, 4me édition.

Avril 1881.

PREMIÈRE PARTIE.

GÉNÉRALITÉS SUR SPA.

CHAPITRE I.

SITUATION TOPOGRAPHIQUE — CLIMAT — SALUBRITÉ.

Spa est la coquette ville d'eau, connue du monde entier comme lieu de rendez-vous de la société élégante, et comme possédant les fameuses sources qui ont obtenu l'insigne honneur de personnifier le type des eaux ferrugineuses. Petite ville de six mille âmes, chef-lieu d'un canton de l'arrondissement de Verviers, dans la province de Liége, à quatre-vingts lieues de Paris, à trente-quatre lieues de Bruxelles, à douze heures de Londres, Spa est située dans un pays très montueux, qui fait partie de cette région élevée qui s'étend en longueur des confins de la Champagne jusque vers les bords du Rhin, et qui est désignée en géographie sous le nom d'Ardenne française et belge.

La ville est située au pied des derniers contreforts de la chaîne des Ardennes, au milieu d'une vallée assez spacieuse, fermée au nord par un rempart de montagnes, ouverte au contraire vers le midi. Elle est arrosée par un ruisseau au cours rapide, le Wahay, qui va se jeter, trois lieues plus loin, dans la Vesdre, affluent de la Meuse.

Le voyageur, qui part de Liége pour se diriger sur Spa ou pour gagner l'Allemagne, parcourt d'abord cette vallée de la Vesdre, que Victor Hugo appelle « la plus ravissante vallée qu'il y ait au monde. Par un beau jour, dit-il, avec le ciel bleu, c'est quelquefois un ravin, souvent un jardin, toujours un paradis ». La rivière y promène ses aventureux méandres, se courbant, se dérobant, semblant parfois revenir sur elle-même, bordée alternativement, sur ses deux rives, de collines escarpées et d'un talus de riches campagnes.

A chaque détour, l'œil est ravi par un nouveau tableau, plus charmant que celui qui vient de s'évanouir derrière le coude que l'on a dépassé. C'est une succession de murailles rocheuses, tantôt boisées jusqu'à leurs faites, tantôt arides et pelées, dont la pente expire doucement dans les eaux qui en baignent la base. Sur la rive opposée, comme pour faire contraste, ce sont de plantureuses prairies, entrecoupées de champs multicolores admirablement cultivés et encadrés dans des festons de haies, de taillis et de bois. De distance en distance, s'ouvrent des vallons latéraux, vrais nids champêtres, tout frissonnants de verdure. A tout moment, des maisonnettes isolées, des fermes, des villas, des châteaux ponctuent joyeusement le paysage. Les villages se succèdent rapidement, à moitié cachés derrière les arbres de leurs vergers. Quelques vieilles tours éventrées perchent sur des mamelons solitaires. A de rares intervalles, une haute cheminée rappelle au passant que l'industrie n'a pas abdiqué tous ses droits, au milieu des enchantements d'une nature aussi séduisante.

La voie ferrée côtoie presque continuellement la rivière ; mais, à chaque instant, elle est forcée d'enjamber un de ses capricieux replis à l'aide d'un pont. Un peu plus loin, elle s'enfonce brusquement dans les entrailles de la terre par le trou béant d'un tunnel. C'est ainsi que l'on arrive, à travers un continuel enchevêtrement de montagnes à la physionomie changeante et de vallons toujours souriants, à la station de Pepinster où s'abouche l'embranchement qui mène à Spa.

Cette route nouvelle, plus encaissée et plus sévère que celle de la Vesdre, ne lui cède en rien pour le pittoresque.

Lorsqu'on approche de Spa, la vallée se développe vers le Sud.

Du péristyle de la gare, on aperçoit la petite ville douillettement blottie au pied de ses collines verdoyantes, dont deux promontoires détachés s'avancent comme pour la protéger. Elle est comme enchassée dans une demi-ceinture de hauteurs boisées qui la dominent et l'abritent contre les vents âpres du Nord. Au-devant de cet amphithéâtre s'alignent des rangées de villas, d'hôtels, de maisons particulières, les unes plus proprettes que les autres, toutes revêtues de leur livrée d'été, toutes peintes des couleurs les plus gaies. On peut hardiment affirmer qu'il y a peu de villes d'eaux dont le premier aspect est aussi riant que celui de Spa, quand on y débarque pour la première fois par une journée ensoleillée. Ses rues, ses places publiques et ses avenues sont larges, bien aérées, d'une propreté exemplaire, parfaitement entretenues et toujours sèches, quelque temps qu'il fasse, à cause de l'écoulement rapide des eaux pluviales.

L'enceinte orographique de Spa, tout en la préservant des atteintes du vent du Nord, la laisse exposée à celles du vent d'Ouest qui souffle près des deux tiers de l'année et qui, sous notre latitude, est toujours plus ou moins chargé d'humidité. Les journées pluvieuses ne sont donc pas rares chez nous, principalement en automne et au printemps; il en est du reste ainsi dans toutes les localités sises en pays montagneux. Néanmoins, il est tout à fait exceptionnel que, pendant la belle saison, la pluie soit assez tenace pour mettre obstacle à la sortie des malades et des promeneurs; car l'imperméabilité du sol schisteux qui constitue l'assiette du territoire de Spa, empêchant l'eau pluviale de s'infiltrer, facilite son évaporation qui se fait rapidement, de sorte qu'il suffit de quelques instants pour que les chemins redeviennent praticables aux chaussures même les plus délicates.

Les mêmes conditions telluriques nous expliquent, pour une grande partie, l'excellente salubrité de Spa et l'immunité pour ainsi dire absolue dont nous jouissons à l'égard des maladies infectieuses. En effet, lorsque le sol et le sous-sol d'une ville sont formés par un terrain meuble, facilement pénétrable aux liquides qui coulent à leur surface extérieure, ceux-ci, après s'être chargés de toutes les matières salines et organiques qu'elles dissolvent en passant, descendent peu à peu, comme à travers un filtre, jusqu'à ce qu'elles soient arrêtées par des couches moins perméables. Là, elles s'épanchent en nappe, généralement à une profondeur qui flotte entre quarante et soixante centimètres. A ce moment d'arrêt, les substances dissoutes se précipitent au fond, tout en restant submergées par l'excès d'eau. Mais si, par suite de sécheresses prolongées, le niveau de celle-ci baisse jusqu'à laisser ce dépôt à découvert, les matières organiques qui y figurent pour une forte proportion entrent aussitôt en putréfaction et laissent dégager dans l'atmosphère, à travers les pores du sol, les ferments ou germes animés qui, suivant les découvertes les plus récentes de M. Pasteur et de son école, représentent les causes initiales des maladies endémiques et épidémiques les plus meurtrières.

Quoiqu'il en soit de cette interprétation qui a été introduite dans la science par les docteurs Pettenkofer de Munich, Griesinger et Sir Charles Murchison, et autour de laquelle se sont ralliés des médecins éminents dans tous les pays, mais surtout en Angleterre — une chose est hors de contestation, c'est que Spa est à l'abri des affections dites infectieuses. Ainsi, les grandes invasions du choléra asiatique l'ont respectée en 1832, 1854 et 1866, tout en ravageant cruellement les villes et les bourgs environnants. La fièvre intermittente n'y règne jamais. Les cas de fièvre typhoïde y sont clairsemés, n'affectent presque jamais la forme putride grave que l'on rencontre si souvent ailleurs, et ne se réunissent pas de façon à constituer un foyer d'épidémie. Il en est de même des fièvres éruptives malignes, telles que la scarlatine et la rougeole anormales. La diphthérie y est inconnue, et l'auteur, en douze années de pratique, de 1870 à 1881, n'a pas eu l'occasion d'observer un seul cas d'angine ou de laryngite diphthéritique primitive. Dans le même laps de temps, il n'a assisté qu'à une seule épidémie, celle de petite vérole, qui a sévi à Spa, comme dans tout le pays, comme en France et en Allemagne, pendant l'hiver 1870-1871, et qui n'était qu'une des lamentables conséquences de la guerre franco-allemande.

Les maladies dominantes, parmi la population sédentaire de Spa, sont les affections rhumatismales avec les conséquences prochaines ou éloignées qu'elles entraînent après elles et, en deuxième ligne, les inflammations catarrhales ou autres des voies respiratoires. La cause de cette caractéristique de l'état sanitaire à Spa doit être cherchée dans les particularités propres à la localité même, c'est-à-dire dans les variations très fréquentes et dans les fluctuations brusques de la température, qui sont surtout manifestes pendant la période d'été. Lorsque, par les chaudes journées, le soleil darde ses rayons brûlants sur notre vallée, de toutes parts, les terrains composés de quartz et de schiste, bons conducteurs du calorique, s'échauffent vivement. Mais à peine le soleil commence-t-il à s'incliner vers l'horizon, que le rayonnement leur enlève, avec autant de rapidité, la chaleur qu'ils avaient absorbée. Une fois refroidis, ils déterminent, en peu de temps, dans l'atmosphère ambiante, un abaissement de température, bientôt suffisant pour condenser la vapeur d'eau et provoquer la formation de brouillards plus ou moins opaques. C'est ce changement thermométrique, toujours assez prompt dans son apparition et d'autant plus perfide qu'on s'en défie moins, quand on n'y est pas attentif, qui imprime à la constitution médicale de Spa son double caractère rhumatismal et catarrhal. Mais si les habitants de l'endroit sont assez souvent les victimes de ces circonstances climatériques inhérentes, d'ailleurs, à tous les pays de montagnes, parce que, soit paresse, insouciance ou incrédulité, ils commettent imprudence sur imprudence, les étrangers auxquels les avertissements ne manquent pas, n'ont pas de peine à s'en prémunir, à l'aide des plus simples mesures de précaution. Ils ne se risqueront jamais dehors, le soir, sans être armés de châles ou de pardessus chauds. Les malades frileux feront bien de rentrer chez eux sans attendre que le soleil soit entièrement couché.

L'air, à Spa, est d'une pureté remarquable. Les chaleurs de l'été n'y sont jamais intolérables. Du reste, rien de plus aisé que de s'y dérober. Les promenades plantées et les allées touffues s'avancent, pour ainsi dire, jusqu'au centre de la ville comme pour inviter le monde à se réfugier sous leurs arcades de verdure. Veut-on jouir de plus de fraîcheur, il suffit de suivre un des sentiers de la montagne qui viennent déboucher non loin des maisons, pour être conduit, en peu de temps, avec peu de fatigue, par des pentes douces et ménagées, sur un des plateaux culminants, à 400 ou 450 mètres de haut. Là, souffle une brise plus fraîche, là on aspire un air plus subtil. On se transporte ainsi, très commodément, à des altitudes de 400 à 450 mètres au-dessus du niveau des mers qui sont suffisantes, à notre avis, pour développer les effets thérapeutiques de l'air des montagnes, sans déterminer, chez certaines personnes, les inconvénients, voire même les accidents imputables à des stations beaucoup plus élevées.

Ce qui nous confirme dans cette idée, c'est que, tous les ans, nous voyons arriver chez nous des malades qui ont dû interrompre ou abréger leur séjour à Saint-Moritz-en-Engadine, à 1,750 mètres au-dessus du niveau de l'Océan.

Les uns étouffaient dans cette atmosphère si raréfiée, les autres y avaient complètement perdu le sommeil, d'autres encore y avaient essuyé des congestions graves du côté de plusieurs organes internes, surtout des poumons. Dans une seconde classe de déserteurs de Saint-Moritz, sont compris les chloro-anémiques qui, à peine parvenus dans la haute montagne, sont pris d'une sorte d'ivresse de l'esprit, doublée d'une exaltation fiévreuse des forces musculaires. Ils éprouvent un bien-être si complet et si inattendu qu'ils se croient guéris pour toujours et qu'ils regardent, avec un superbe dédain, les autres moyens plus grossiers de traitement, tels que les eaux ferrugineuses, les bains et les douches froides, qui, seuls pourtant, sont en état d'extirper définitivement leur mal. Se résignent-ils à obéir aux conseils du médecin et à faire une cure, c'est avec autant de défiance que de nonchalance. Ils préfèrent se griser d'air et de soleil. Mais à peine sont-ils rentrés dans les bas niveaux, leur milieu ordinaire, qu'ils voient s'échapper, comme un mirage trompeur, la guérison factice, l'amélioration éphémère qui avait excité leur enthousiasme au seuil des glaciers de la Bernina. Désillusionnés, ils ne sont plus tentés de recommencer ce long et dispendieux voyage. Ils viennent alors, très prosaïquement, demander à nos eaux et à nos bains un soulagement peut-être moins instantané et moins merveilleux, mais moins aléatoire aussi et plus durable.

CHAPITRE II.

DES DISTRACTIONS ET DES PLAISIRS A SPA.

Spa, chacun le sait, a été jusqu'en 1872, date de la suppression des jeux publics, une des reines de la mode. Elle en partageait le sceptre avec Bade, Hombourg et Wiesbaden. Grâce à ce passé qui est si près de nous et qui nous semble déjà si lointain, Spa a conservé une organisation, des habitudes, un outillage, pour dire le mot, qui lui a permis de continuer à occuper un des premiers rangs parmi les villes d'eaux du continent, malgré la disparition de la roulette.

Spa est en mesure d'assurer à chacun, malade ou passant, à côté du nécessaire, sinon toujours le luxe du moins le confort le plus raffiné. Chacun peut y trouver ce qu'il désire et ce dont il a besoin : le repos d'une retraite champêtre ou l'animation que donne au train de vie journalier l'affluence de gens de toutes les nations. Tel peut y vivre modestement, à peu de frais, ignoré, perdu dans l'ombre; tel autre, à sa fantaisie, peut faire briller, au milieu d'une société internationale choisie, les avantages sociaux qu'il tient de sa naissance ou qu'il a conquis par son travail.

Il n'y a probablement pas beaucoup de stations thermales en Europe où le public soit aussi bariolé. Sans parler de nos plus proches voisins, au Nord et à l'Est, les Hollandais et les Français de la province ou de

Paris; sans compter les Anglais qui ont témoigné de tout temps une prédilection marquée pour notre ville et qui s'y portent en foule, nous constatons avec une vive satisfaction que les pays les plus éloignés nous fournissent des contingents de plus en plus nombreux. Ainsi, la colonie orientale constituée par les Grecs et les Arméniens venant de Constantinople, de Smyrne, d'Alexandrie et de Marseille, se renforce sans cesse. L'Espagne est toujours brillamment représentée ainsi que les républiques hispano-américaines. Frère Jonathan coudoie amicalement son cousin John Bull. Bref, la statistique administrative a relevé, pour la saison 1880, la présence d'étrangers se rattachant à seize nationalités différentes, y compris des habitants de l'extrême Orient, des Chinois et des diplomates japonais.

Sous le rapport de la vie matérielle, Spa ne laisse rien à souhaiter. Ses hôtels sont vastes et nombreux. On n'a que l'embarras du choix. Ceux de premier ordre (1) — et il y en a beaucoup — sont supérieurement installés et appropriés de façon à satisfaire les plus difficiles. Tous se distinguent par une propreté exemplaire que tous les voyageurs admirent. Leurs tables d'hôte sont renommées. Leurs chefs sont invariablement recrutés à Paris; aussi les passants qui font une halte chez nous, au retour des bains d'Outre-Rhin et qui, par conséquent, ont subi les épreuves de la cuisine allemande, ne sauraient trop s'en louer.

En dehors de ses hôtels, Spa compte une quantité de villas, de chalets, de maisons meublées, de boarding-

(1) Les principaux hôteliers de Spa ont fait insérer les gravures de leurs établissements respectifs à la suite de notre traité des eaux de Spa.

house et d'appartements de tout genre et de toute grandeur qui, s'accommodant à toutes les bourses, correspondent à l'infinie diversité des fortunes et des goûts. Dans
la plupart des maisons particulières, les propriétaires se
chargent volontiers, si on le désire, de pourvoir à un ou
plusieurs repas de leurs locataires. D'excellents restau-
rants, à prix fixe et à la carte, donnent la faculté aux
ennemis de la sujétion qu'implique l'heure inflexible des
tables d'hôte, de régler leur régime suivant leurs caprices et ceux de leur estomac.

Les distractions et les plaisirs abondent à Spa pendant
la saison. Chacun peut y puiser conformément à ses
dispositions d'esprit, son genre d'éducation, son état de
santé, ses goûts et ses préférences.

Deux corps de musique, l'harmonie d'un régiment de
ligne de l'armée belge et l'orchestre du Casino, se font
entendre à tour de rôle trois fois par jour : le matin de 8
à 9 heures à la source du Pouhon, l'après-midi de 2 à
4 heures dans la promenade de Sept-Heures et le soir, de
6 à 8 ou de 7 à 9 heures, dans le kiosque du parc ou, en
cas de mauvais temps, dans la galerie Léopold II.

Depuis quelques années, l'orchestre du Casino ou
grande symphonie, comprenant une cinquantaine d'exé-
cutants qui sont presque tous des artistes hors de pair
ou des professeurs de nos conservatoires de musique,
s'est acquis une grande réputation et a mérité les suffrages unanimes des plus fins connaisseurs du dilettan-
tisme cosmopolite. Elle soutient dignement, et sans fai-
blir, la comparaison avec les *kapelle* les plus vantées de
l'Allemagne. Elle interprète, avec la même perfection et
le même brio entraînant, le répertoire classique et les
morceaux d'opéras et d'opérettes.

Les concerts quotidiens qu'elle donne attirent la foule et forment, certes, la plus noble récréation qui puisse être offerte au public d'élite, qui se presse le soir sous les ombrages du parc ou sous les colonnades de la galerie Léopold II.

Les autres besoins artistiques de la colonie étrangère ne sont pas négligés davantage. Il y a d'abord le théâtre, qui ouvre ses portes quatre fois par semaine et qui est desservi par une vaillante troupe d'acteurs qui jouent le vaudeville et la comédie. Le directeur a toujours soin de monter les dernières pièces qui ont obtenu la vogue sur les grandes scènes de Paris et de Bruxelles, pendant la campagne précédente. Plusieurs fois pendant la saison, des artistes en représentation viennent faire diversion à l'ordinaire du théâtre et l'affiche porte, par exemple, les noms bien-aimés de Sarah Bernhardt, de Got ou des deux Coquelin.

Outre cela, la direction du Casino convie les abonnés à des concerts-gala, pour lesquels sont engagés des instrumentistes et des virtuoses en renom.

Tous les soirs, on danse au piano dans les salons du Casino. Deux ou trois fois par semaine, au gré des amateurs, ces soirées dansantes se donnent avec accompagnement d'orchestre.

Tous les samedis, grand bal de cérémonie. Une fois par semaine on organise une sauterie d'enfants. Rien de plus gentil que de voir ces bébés roses, attifés de leurs plus gais atours, sautiller, tournoyer, s'enlacer sous les yeux de leurs mères et prendre au sérieux leurs rôles de cavaliers et de danseuses.

Les réunions du soir se tiennent dans le Casino qui est l'ancienne Redoute ou maison de jeux. Ce bâtiment, qui remonte au siècle dernier, a été construit de 1764 à 1769, aux frais de la société d'actionnaires auxquels le Prince-Evêque de Liége avait octroyé la concession exclusive des jeux. Le Casino de Spa renferme des salons d'une grande beauté et d'un style architectural très pur. Le rez-de-chaussée présente, à gauche, un élégant café avec billards et tabagie; à droite, le salon-restaurant pour les dames, le vestiaire et l'escalier qui monte au premier étage, presqu'entièrement rempli par quatre magnifiques salons. Le premier où l'on pénètre, est l'ancien salon carré dit de la roulette, très beau spécimen du style Louis XVI. Il communique avec l'ex-salon de lecture qui, depuis cette année, a été transféré plus loin, entre le salon de conversation et la salle de bal. Le salon de conversation, de style renaissance, servait au trente et quarante; il donne accès à la galerie de tableaux qui compte des œuvres des meilleurs paysagistes spadois et quelques toiles de bons maitres belges. Cette galerie à laquelle on parvient aussi directement par l'escalier, conduit à la grande salle de bals et de concerts. Cette salle supportée par seize colonnes d'ordre corinthien est vraiment belle. Elle forme un carré long de 25 mètres sur 14 mètres de largeur. Le théâtre est situé immédiatement derrière. Dans ses mignonnes proportions, c'est la plus fraîche et la plus jolie bonbonnière que l'on puisse imaginer. Les jours de bal-gala un plancher mobile permet de la réunir à l'enfilade des salons du Casino.

A ceux qui aiment d'autres amusements, et qui ont un faible pour de plus fortes émotions, le Turf-Club, établi dans les salons de jeux de l'ex-Redoute, donne libéralement l'hospitalité. Pour y être admis, il faut être présenté par deux membres effectifs et l'on n'est définitivement

accepté qu'après un ballottage au scrutin secret. On peut
y participer aux mêmes plaisirs que dans les clubs analogues qui existent partout dans les villes importantes,
et l'on est certain d'y être entouré des mêmes garanties
d'honneur et d'irréprochable loyauté, qui sont le propre
des cercles les plus rigoristes. Car le Turf-Club spadois
n'est qu'une section détachée de l'association du même
nom qui fonctionne à Bruxelles, et qui est sous le patronage des plus grands noms de la Belgique.

La section spadoise du Turf-Club a assumé la mission
de présider aux courses de chevaux dont le spectacle, soit
dit entre parenthèse, fut importé pour la première fois
d'Angleterre sur le continent, à Spa en 1773.

Les réunions ont lieu six fois en moyenne par saison,
tantôt sur l'hippodrome de la Sauvenière pour les courses
plates, tantôt sur l'hippodrome du Sart pour les steaple-
chase.

Les prix affectés aux réunions de Spa sont assez forts
(8,000 francs par course), pour séduire les propriétaires
étrangers, français et allemands. Ces luttes hippiques
sont ainsi plus fertiles en émotions que si les écuries
seules du pays y prenaient part.

De l'aveu de tous les sportmen, l'hippodrome du Sart
situé sur les hauteurs, en pleine bruyère, est le plus pittoresque du continent. Les chevaux y galopent comme en
liberté. La piste est à peine marquée, rien d'artificiel. Les
obstacles sont tels que la nature les a créés.

Le Turf-Club donne aussi, dans l'intervalle des jours
de courses, de nombreux tirs aux pigeons sur la plaine
de la Sauvenière. Il procède à la réorganisation de la
chasse à courre qui a existé à Spa, il y a une quinzaine
d'années, sous la direction d'une Société portant le nom

de Vénerie ardennaise, mais qui était peu à peu tombée en désuétude. Enfin, il se propose de ressusciter, sous peu, un autre genre de sport, la chasse au faucon, qui faisait les délices des seigneurs, au moyen-âge, et qui n'est plus pratiquée, de nos jours, qu'en Ecosse, dans les steppes de l'Asie centrale par les chefs turcomans et en Algérie par les chefs des tribus arabes.

Les résidents anglais cultivent, eux, le Cricket et le Lawn-Tennis qui sont les jeux nationaux des enfants d'Albion. Dans ce but, ils ont fondé un club spécial qui est accessible, sans formalité, à tous leurs compatriotes et aux autres amateurs présentés par un ou plusieurs membres. Ils donnent, de temps en temps, des concours de jeux athlétiques, qui forment bien le spectacle le plus curieux et le plus attrayant que l'on puisse se figurer, et qui attestent l'entraînement et l'étonnante vigueur corporelle de l'énergique race anglo-saxonne.

Tant que dure la saison, les plaisirs succèdent aux plaisirs presque sans interruption. Un jour, c'est une fête champêtre dans le parc d'une fontaine extérieure avec l'accompagnement obligé de ce genre de festivité : concert en plein air, dîner en pique-nique, bal populaire, illumination à giorno des bosquets et des pièces d'eau, feu d'artifice, etc.

Une autre fois, c'est le tour d'une des grandes illuminations de la place Royale et du parc de la promenade de Sept-Heures. Ce dernier emplacement prête aux fêtes de nuit un cadre incomparable. A peine l'obscurité s'est-elle faite, que la majestueuse allée apparaît comme la nef immense d'une cathédrale gothique. Sous sa voûte est suspendue une longue file de lustres ruisselants de lumières. Ses colonnes sont reliées par des guirlandes de feu. Sous ses portiques, une foule compacte roule ses vagues; un pavé de têtes s'étend d'une extrémité à l'autre. Dans l'éloignement, une fontaine jaillissante, éclairée par les rayons électriques, semble projeter des gerbes embrasées. Le kiosque de musique resplendit comme un météore et lance au loin, dans le silence de la nuit, les accents mélodieux d'un chœur chanté par une des célèbres sociétés chorales dont la Belgique a le droit de s'enorgueillir. La galerie Léopold II lutte d'éclat avec l'allée de Sept-Heures. Tous les capricieux motifs de sa délicate architecture sont dessinés en lignes fulgurantes. Pour compléter ce coup-d'œil qui donne l'illusion d'une féerie, les flancs sombres de la montagne sont constellés d'étoiles; on y lit les noms des principales nations du monde tracés en lettres de feu et groupés tout autour du mot de Fraternité, qui scintille au sommet de l'échelle. Vers la fin de la soirée, quand les fusées du feu d'artifice sillonnent les airs, quand, à tout moment, des feux de bengale de différentes nuances s'allument dans les coins de l'enceinte et couvrent tout de leurs fantastiques réverbérations, les bravos retentissent de toutes parts. Personne ne reste insensible devant ce tableau magique.

En dehors de ces fêtes officielles, qui sont du ressort de la direction du Casino ou du Turf-Club, il s'en improvise une quantité d'autres qui émanent de l'initiative privée. Si nous n'avions pas peur de nous rendre coupable d'indiscrétion, nous pourrions nommer tel noble étranger qui, tous les étés, a l'habitude d'offrir gracieusement d'éblouissants cotillons à une foule d'invités et qui pousse parfois la générosité jusqu'à organiser, à ses seuls frais, des journées supplémentaires de courses aux chevaux. Nous pourrions citer tel château, situé aux portes de Spa, qui possède un vrai théâtre où des messieurs du meilleur monde et de grandes dames jouent la comédie. Nous ne passerions pas sans signaler telle autre propriété seigneuriale, dont les vastes pelouses servent périodiquement de lieu de rendez-vous à la jeunesse élégante qui s'y exerce à différents jeux d'adresse.

En résumé, on peut dire que si l'étranger qui vient à Spa avec le parti pris de s'ensevelir dans la retraite ou de se vouer exclusivement aux soins de sa santé, n'a pas de peine à s'isoler du bruit et du tumulte, que si l'amateur des beautés de la nature trouve de quoi satisfaire amplement ses goûts rustiques, par contre, l'homme du monde, pour qui les relations sociales et les plaisirs mondains sont devenus un besoin impérieux, ne se sentira pas dépaysé chez nous.

Pour les malades à proprement parler qui fréquentent notre station, la distraction est une nécessité de premier ordre ; car le genre de maladies pour lesquelles on demande la guérison à nos sources, ne déterminent pas seulement une diminution des forces corporelles, mais encore un alanguissement de l'esprit et une sorte de résignation apathique, qui confine de très près à la mélancolie. Pour concentrer toutes les chances de succès, la médecine doit, chez de pareils sujets, faire marcher de conserve, avec le traitement médical, toutes les autres influences susceptibles de relever leur moral affaissé.

Il ne faut pas perdre de vue que nos clients ordinaires ne sont pas, comme ailleurs, des gens à qui leurs rhumatismes interdisent toute locomotion ou que leurs articulations déformées condamnent à se traîner sur des béquilles. Il n'est pas question, chez nous, de malades atteints de calculs du foie ou des reins, qui sont exposés, au moment où ils s'y attendent le moins, à subir des crises terribles de coliques hépatiques ou néphrétiques. Enfin, il ne s'agit pas davantage de dartreux, que des affections cutanées ou autres rendent un objet de dégoût pour autrui.

Non. Spa voit accourir auprès de ses fontaines des jeunes filles qu'une croissance trop rapide a privées de leurs fraîches couleurs; des jeunes mères que les fatigues d'une maternité précoce ont fait pâlir; des hommes d'étude, des industriels, des commerçants, que la contention d'esprit, que les soucis d'affaires, que les entraînements qui sont inséparables de la vie dévorante que l'on mène dans les grands centres, ont débilités, énervés et finalement jetés en proie à l'anémie et aux maladies consécutives qui s'y rattachent.

N'oublions pas, dans cette revue, les habitants des pays chauds dont l'activité se déploie dans une atmosphère étouffante qui amollit leurs fibres, détend leur système nerveux et appauvrit leur sang.

N'oublions pas davantage, comme figurant pour un chiffre respectable parmi nos clients, ceux qui considèrent un séjour aux eaux comme un voyage d'agrément, comme un temps d'arrêt dans le cours de leurs travaux, comme un moyen palliatif dont ils usent pour diminuer les inconvénients d'un état habituel de malaise ou pour empêcher celui-ci d'outrepasser certaines limites, dans l'impossibilité où ils se trouvent momentanément d'en chercher la guérison radicale par un remaniement complet de leurs conditions hygiéniques. Évidemment, pour ces visiteurs, il est indispensable que la ville d'eaux sur laquelle ils ont jeté leur dévolu, leur procure, par ses charmes naturels aussi bien que par la variété des distractions qu'elle fait défiler devant eux, l'oubli passager de leurs tracas et de leurs préoccupations. Dans des cas pareils, on resterait à moitié désarmé si on n'avait pour toute ressource que les eaux, les bains et les douches. Plaisirs et distractions forment alors un appoint qu'il ne faut pas dédaigner. Chacun, du reste, en prend à sa guise et ils sont permis à tout le monde, malade ou non, pourvu qu'on ne s'y livre pas avec passion.

CHAPITRE III.

LES PROMENADES A SPA.

Jules Janin l'a dit avec raison, tout Spa n'est qu'une longue promenade. De tous les côtés, la végétation pousse des pointes vers l'intérieur de la ville ; de toutes parts, des avenues d'arbres touffus semblent inviter le malade, commé le flâneur, à goûter la fraîcheur de leurs ombrages.

La place Royale, avec la rue qui lui fait suite et qui porte le même nom, est le vrai centre de Spa. Elle est garnie d'une rangée d'ormes et de marronniers. L'un de ses côtés est occupé par une ligne d'élégantes maisons modernes ; sur l'autre, se dresse la superbe façade de l'établissement de bains dont le caractère monumental frappe et impose au premier aspect. Dès les premières heures du matin, elle est parcourue par les baigneurs qui se dirigent vers les bains ou qui en reviennent, ainsi que par les buveurs qui se livrent à l'exercice réglementaire, destiné à hâter la digestion de leurs verres d'eau. L'après-midi, la scène change. Aux baigneurs et aux malades se mêle une foule bigarrée qui va écouter la musique dans le parc ou qui en sort. C'est un pêle-mêle où se confondent les représentants de toutes les nations du monde, au milieu desquels on remarque souvent les plus charmants types de la beauté féminine.

Des cavalcades composées d'amazones intrépides et de fringants cavaliers arpentent la chaussée. Des équipages de maîtres et de petites voitures de louage traînées par les pétulants bidets du pays, emportent rapidement des sociétés qui vont en excursion aux environs. Les lourds omnibus des hôtels ébranlent le pavé.

L'élégance et souvent l'excentricité des toilettes, leurs tons généralement clairs et chatoyants jettent des notes gaies au milieu de cet incessant défilé. On dirait un kaléïdoscope vivant, dont les contours se modifieraient sans cesse. On jurerait un coin du boulevard que la baguette d'une fée aurait transporté en pleine Ardenne.

La place Royale, du côté opposé à la rue Royale, est coupée par la grille qui sert de fermeture au parc réservé. Là, vos regards sont tout d'abord arrêtés par la fameuse allée de Sept-Heures qui jouit d'une renommée universelle. Bien des voyageurs qui ont passé par Spa, il y a trente ans et plus, n'ont conservé de cette visite qu'un seul souvenir indélébile, c'est celui de cette splendeur de la nature.

La promenade de Sept-Heures se compose d'une allée de vingt mètres de large qui s'étend parallèlement à la montagne, sur un parcours de deux cent cinquante mètres. Elle est formée par deux rangées d'ormes plus que centenaires, qui ont été plantés en 1750 par un évêque d'Augsbourg. Plusieurs de ces arbres gigantesques ont jusque trente mètres d'élévation et entrelacent, à cette hauteur, leurs branches vigoureuses, encore couvertes d'une verdure vivace. Malheureusement, la vieillesse et les ouragans des dernières années ont creusé des vides irréparables parmi ces vétérans du règne végétal. Ceux

qui ont survécu, suffisent encore pour défendre le passage
aux rayons du soleil, et pour procurer de l'ombre et une
délicieuse fraîcheur aux promeneurs qui se réfugient sous
leurs rameaux séculaires.

Vis-à-vis de l'allée de Sept-Heures, l'Administration
communale a fait élever, il y a trois ans, une nouvelle
construction monumentale à laquelle on a donné le nom
de **Galerie Léopold II**. Elle a été inaugurée le 28 août
1878 et dédiée à notre Souverain bien-aimé. Elle comprend deux pavillons distants de 140 mètres l'un de
l'autre et reliés par un promenoir couvert. L'ensemble
extérieur des bâtiments est traité dans le style moderne,
dit néo-grec; la décoration intérieure est du Louis XVI
pour le pavillon Royal qui fait face à la place, et qui mesure trois cent douze mètres carrés, du Louis XV pour le
pavillon carré qui mesure deux cent vingt-cinq mètres.

Le promenoir a une largeur moyenne de 12 mètres; il
est muni de trois avant-corps rectangulaires dont le central est réservé à l'orchestre. Il est vitré à l'ouest et complètement ouvert à sa face principale qui regarde le parc.
Réuni aux galeries qui font le tour des deux pavillons, il
forme un long portique soutenu par 180 colonnettes en
fer. Par suite de la forme régulière du plafond, l'acous-
tique y est excellente.

La conception des plans et leur exécution font le plus
grand honneur au talent d'un jeune architecte de Spa,
M. Hansen. Il a réussi à donner à son œuvre beaucoup
d'unité, de délicatesse et d'harmonie. Elle a un autre
mérite, le plus grand que l'on puisse reconnaître à un
édifice voué à un usage public; elle répond parfaitement
à sa triple destination, qui est de servir de promenoir cou-

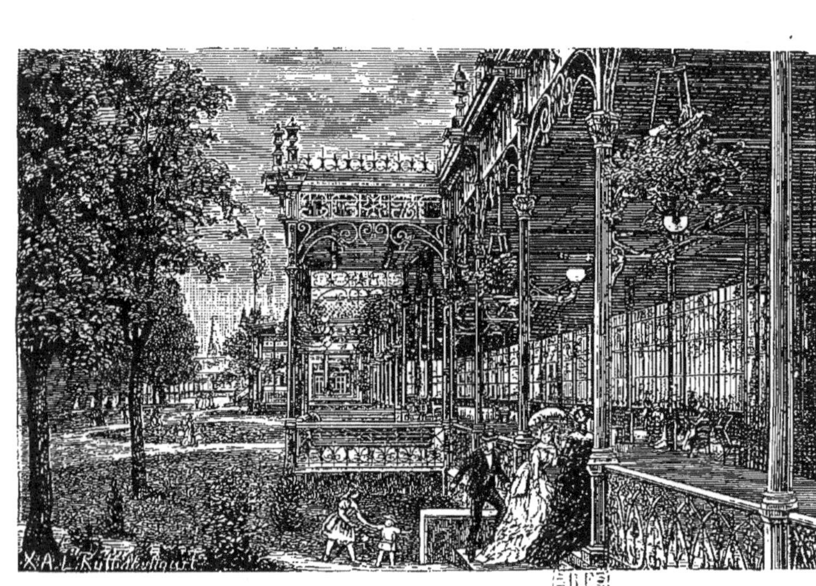

GALERIE LÉOPOLD II A SPA.

vert lorsqu'il pleut, d'abri pour les musiciens quand le temps est menaçant et de refuge pour la foule rassemblée autour du kiosque, où joue la musique de l'après-midi, lorsqu'une averse soudaine vient la surprendre, comme cela arrive parfois à l'improviste, au milieu des journées d'été les plus sereines.

Grâce à la Galerie Léopold II, qui n'a sa pareille dans aucune autre ville d'eaux du continent, tous les concerts peuvent être donnés en plein air jusque fort tard dans la saison. On n'y renonce qu'au moment où le froid des soirées d'automne contraint l'orchestre et ses fidèles auditeurs à chercher un asile dans le somptueux jardin d'hiver du Pouhon.

Les deux pavillons, ne renferment, chacun, qu'une seule et vaste salle sans étage ; ils communiquent de plein pied avec la galerie. Dans le pavillon carré, se tient le salon annuel de peinture qui est alimenté, non seulement par les artistes de la localité, mais encore par les peintres des diverses écoles belge, française et allemande.

Le pavillon Royal a une destination moins spéciale ; on l'utilise pour des réunions et des fêtes intimes.

Le parc renferme, outre l'allée de Sept-Heures et la Galerie Léopold II, un café-restaurant. Le reste du terrain est converti en un jardin anglais tout semé de vertes pelouses, de massifs de fleurs et de charmilles d'arbustes, qui servent de paravents à une quantité de bancs de repos. Il se termine par un rond-point, au centre duquel on a creusé un bassin avec des jets d'eau mignons et une population de poissons multicolores, qui font les délices des bandes d'enfants qui s'ébattent tout autour.

En franchissant, un peu plus loin, la grille du parc, on

a devant soi le commencement d'un des nombreux chemins qui découpent en échelons la pente des montagnes
schisteuses, qui circonscrivent Spa au nord et à l'est. Ces
larges sentiers conquis par la sape sur la roche vive, sont
toujours secs et propres ; des bouquets de chênes nains,
dont les racines noueuses rampent en se tordant sur le
sol pierreux, les préservent des ardeurs du soleil. Ils ont
une rampe douce qui en rend l'ascension facile, même
pour les personnes faibles et pour les malades. A mesure
qu'ils montent, on y a ménagé, de distance en distance,
des terrasses et des reposoirs qui font l'effet d'être sus-
pendus aux flancs du rocher, et d'où l'on plane sur la
vallée. Accoudé sur leurs balustrades, le promeneur découvre la petite ville couchée à ses pieds, comme dans un
plan en relief, avec ses rangées de maisons blanches, ses
grands hôtels et ses monuments, ses rues et ses places
publiques ; puis sa banlieue peuplée de villas, de chalets
et de châteaux ; sa campagne déchiquetée, comme un da-
mier, par le morcellement des cultures ; plus loin, la bor-
dure de forêts qui couvrent les faîtes des collines et, pour
arrière-plan, la ligne dure et nue des Hautes-Fagnes.

A chaque détour **des Promenades des montagnes,**
les détails du panorama changent sans rien perdre de
leurs attraits.

On peut ainsi, tantôt côtoyant des rocs à pic, tantôt
contournant de jolis vallons, décrire un demi-cercle autour de la ville, dont les différents aspects se présentent
tour à tour à l'œil ravi. Vers le milieu de ce trajet, on
aperçoit, à demi caché derrière des bosquets, un café-
restaurant placé sous l'invocation d'Annette et Lubin,
deux héros légendaires qu'un conte de Marmontel et une

pièce de théâtre ont tirés de leur obscurité. Le site est aimable, paisible. On peut s'y reposer et s'y rafraîchir. Entre autres consommations, on y débite de bon lait de chèvre.

Si, au lieu de poursuivre l'itinéraire semi-circulaire autour de Spa, on y coupe court au restaurant d'Annette et Lubin et qu'on s'élève plus haut, en longeant la prairie qui dépend de cette propriété, on atteint, en quelques minutes, le sommet du Spaloumont. De ce point dominant, la ville est devenue invisible, mais, en revanche, la vue s'étend librement sur un immense horizon.

Continue-t-on à marcher en tournant le dos à Spa, on se heurte bientôt à une bifurcation de plusieurs chemins dont le premier, celui de droite, mène à l'hippodrome du Sart; le second, à main gauche, descend brusquement dans une vallée en frôlant le pittoresque cimetière de Spa, enfoui dans une ceinture de noirs sapins qui essayent de le cacher aux vivants; en troisième lieu, celui d'en face, qui se dirige obliquement vers la lisière du bois, où il s'élargit et devient l'origine de **l'allée dite de Raikem.**

Cette promenade a été percée en pleine forêt; elle est carrossable et bien abritée; elle suit la crête de la montagne sur un développement de quatre kilomètres et rejoint la vallée près du village de Marteau, par une série de lacets superposés les uns aux autres. Elle rappelle, à s'y méprendre, certaines allées du bois de Boulogne ou de la forêt de Fontainebleau.

La promenade de Raikem est une de celles que nous recommandons avec le plus d'insistance à nos malades, à cause de sa tranquillité et de sa situation élevée. La chaleur du jour y est toujours tempérée par une brise rafraîchissante, que les poumons aspirent avec volupté. Les moins valides s'y feront conduire en voiture, mais, une fois parvenus sur le plan horizontal, ils mettront pied à terre pour se donner de l'exercice en consultant leurs forces, sans trop se fatiguer.

La montagne ou Heid-Fanard, dont la ligne de faîte est parcourue par le chemin Raikem, est en outre sillonnée par plusieurs sentiers et par trois promenades qui la coupent en biais et qui vont, en se fusionnant, mourir sur le seuil de la grille du parc, entre le chalet Céminès et la distillerie de MM. Schaltin, Pierry et C^{le}.

La promenade des Français, la plus basse des trois, a été construite à la suite d'un vœu formulé par la Grande Duchesse Marie de Russie, lors de son séjour à Spa. Elle est accessible aux voitures ; exposée en plein midi, bien défendue contre les vents, elle convient admirablement aux convalescents et aux valétudinaires.

La promenade de la Heid-Fanard commence à l'endroit où s'opère la descente du chemin de Raikem vers le Marteau. Elle suit d'abord la corniche d'une sorte de bastion constitué par une masse compacte de rochers presque perpendiculaires, d'où le regard plonge verticalement dans le fond où serpente le Wahay. Un peu plus loin, elle est convertie en un véritable berceau par les arbres qui se penchent au-dessus d'elle et qui forment un écran impénétrable aux rayons du soleil. Çà et là, une éclaircie dans le feuillage permet une vision passagère des coteaux voisins et de la cîme des ormes de l'avenue du Marteau. Des bancs de repos et des abris protecteurs sont échelonnés de distance en distance. La flânerie sur

cette route aérienne est délicieuse; c'est l'aveu de tous
les étrangers qui se sont donné la satisfaction d'en faire
la connaissance, et qui y retournent souvent, une fois
qu'ils en ont subi la séduisante attraction. Elle se rattache, par une voie de raccordement, à la promenade
des Français, qui passe à une trentaine de mètres au-dessous d'elle.

La promenade des montagnards qui part de l'angle
du chalet Céminès, grimpe presque tout droit jusqu'au
chemin de Raikem en se glissant le long d'un ravin.
Comme son nom le fait prévoir, il faut avoir le jarret
solide pour l'aborder. De l'abri qui la surmonte, on jouit
d'une fort jolie vue qui, pour les personnes ingambes,
vaut la fatigue de la montée.

Le piéton aguerri qui voudra faire, dans ces mêmes
parages, une course un peu plus prolongée et se procurer,
du même coup, une surprise qui dépassera immanquablement son attente, devra gagner le restaurant d'Annette
et Lubin par la rue de l'hôtel-de-ville et le chemin es-
carpé qui lui fait suite. Après s'être engagé dans l'allée
de Raikem, il choisira, à sa droite, la première voie char-
retière qui le conduira, en peu de temps, au centre du
plus romantique canton forestier que l'imagination d'un
poëte puisse rêver. Le sentier auquel il s'est confié est
agreste, peu commode, il va droit devant lui sans trop
se soucier des inégalités du sol et il finit par dégringoler
sans façon, par une pente brusque qu'obstruent les ronces
et les genêts, dans un charmant vallon qui semble ne pas
avoir d'issue. On est stupéfait du silence qui règne dans
ces lieux. On s'imaginerait être à une distance énorme de

toute habitation humaine et de tout vestige de civilisation. On dirait que rien n'y est changé depuis des siècles et que la main de l'homme a dédaigné d'y passer. Pas un bruit ne trouble cette solitude où retentissent seulement les pas de quelques rares pâtres et bûcherons. Pas une maison. Au loin, une demi-douzaine de chaumières, qui portent le nom de ferme Jamar, sont tapies derrière un rideau de hêtres. A perte de vue, une mer de verdure dont les ondulations suivent celles des collines qui moutonnent les unes derrière les autres, emprisonnant par places un lambeau de pré d'un vert pâle qui tranche, comme une émeraude, sur le fond plus sombre des taillis de mélèzes, de chênes et de bouleaux. Le sentier, après être descendu par une espèce d'ornière, saute au-dessus d'un ruisselet, vagabonde un peu dans une prairie, puis se rapproche d'un ruisseau turbulent qui, lors de la crue des eaux, se donne des airs de torrent et qui est connu dans l'idiôme du pays, sous le nom de Ru de Chawion. Ruisseau et sentier serpentent ensuite de conserve dans une étroite vallée, dont les deux versants sont garnis d'une haute et luxuriante futaie. Elle débouche bientôt dans la vallée du Wahay, près de la cabane d'un garde-barrière. Après avoir traversé le passage à niveau du railway et un ponceau, on se trouve sur la grande route de Theux à Spa par où l'on peut effectuer le retour, à moins qu'on n'aime mieux se rendre à la station de La Reid, distante de 250 mètres à peine et où tous les trains font arrêt.

La promenade du Ru de Chawion, dont nous venons de donner une bien pâle esquisse, mériterait d'être mieux connue des étrangers et plus fréquentée par eux, à cause de l'étrangeté de l'impression qu'elle laisse. Personne ne pourrait soupçonner l'existence, à moins de deux kilomètres d'une ville relativement importante comme Spa, d'un site empreint d'un tel cachet de sauvagerie.

La forêt de Theux, au sein de laquelle est dissimulée la promenade du Ru de Chawion, en recèle encore bon nombre du même type, quoique moins grandioses. Nous n'avons pas l'espace pour les décrire l'une après l'autre. Mais l'amateur de tournées pédestres, qui aime à varier ses plaisirs, trouvera là, à sa portée, à moins de deux kilomètres de la ville, un vaste champ d'exploration, dans lequel il pourra se lancer sans défiance, en prenant pour guides l'excellent itinéraire de Mr Albin Body et la carte de l'état-major belge ou celle non moins exacte dressée par Mr Van der Maelen.

Les promenades d'Orléans, des Artistes et de Meyerbeer.

Ces trois promenades ont entre elles une étroite ressemblance qui est due à l'identité de leur situation topographique aussi bien qu'à la conformité de leurs attributs géologiques. La description de l'une est applicable, à peu de chose près, aux deux autres. En effet, toutes trois sont reléguées dans de profondes échancrures du sol, qui servent de lit à des ruisseaux torrentueux qui prennent leurs sources dans les réservoirs inépuisables des Hautes-Fagnes marécageuses.

La nature a jeté au fond de ces gorges des amas de

blocs de quartz et des grosses pierres roulées pêle-mêle.
Le ruisseau, contrarié dans son cours par ces obstacles,
bondit au-dessus d'eux et forme une échelle de mignonnes
cascades étagées les unes au dessus des autres et séparées par des lacs en miniature. En temps ordinaire, il ne
fait entendre qu'un fort murmure mais, après des pluies
d'orage, il grossit sa voix et gronde furieusement. Les
eaux, brisées sur les arêtes des cailloux sonores et vivement fouettées dans leur chute, saturent l'atmosphère de
leurs vapeurs et la tiennent toujours fraîche, quelque
chaleur qu'il fasse dans les campagnes d'alentour. Les
deux berges des ravins disparaissent sous un fouillis
d'herbes, de ronces et de fougères qui tapissent leurs parois pierreuses, en laissant émerger quelques énormes
blocs erratiques à tête grise, semblables aux moraines des
Alpes. De toutes parts, de chaque fissure du rocher, les
frênes, les bouleaux, les hêtres élancent leurs troncs
droits à une grande hauteur, où ils forment une voûte
feuillue que le soleil a de la peine à percer de ses flèches
d'or, qui constellent le sol d'une multitude de cercles
lumineux. Tantôt sur un bord du ruisseau, tantôt sur
l'autre, on a entaillé le roc pour créer un chemin bien
uni, propre et imperméable, où la bottine cambrée de
l'élégante la plus timorée peut se poser en toute sécurité.

Le sentier passe et repasse d'une rive sur l'autre à
l'aide de ponts rustiques en bois, vrais joujoux, d'une
légèreté qui s'harmonise bien avec le restant du paysage.
Dans chaque recoin, en face des plus jolies chutes, on a
disposé des bancs de repos.

Quand, par une ardente journée d'été, on pénètre dans
un de ces trois ravins tout ruisselants de verdure, où la
lumière tamisée et adoucie entretient un clair-obscur qui

délasse les yeux brûlés par l'éclat du dehors, on se sent pénétré de bien-être, on est enveloppé d'une paix profonde, d'une quiétude assoupissante.

La Promenade d'Orléans commence à la fontaine de la Sauvenière et finit, 800 mètres plus bas, à proximité de la route du Tonnelet.

Le nom qu'elle porte, rappelle un touchant souvenir historique. En 1787, à la veille de la tourmente révolutionnaire, Madame la Duchesse d'Orléans, accompagnée de ses enfants dont l'aîné fut plus tard le roi Louis-Philippe, se rendit à Spa pour y prendre les eaux dans l'espoir de rétablir sa santé ébranlée. Elle y tomba malade et sa guérison se fit assez longtemps attendre. Pour célébrer cet heureux événement, ses jeunes enfants, sous l'inspiration de Mme de Genlis, leur gouvernante, se mirent à dessiner une promenade dans le bois inculte qui entourait, à cette époque, la Sauvenière, source préférée de leur mère. Ils y travaillèrent de leurs propres mains et firent dresser, sous un bosquet, au milieu de leur défrichement, un autel en marbre dédié à la Reconnaissance. L'inauguration eut lieu en grande pompe, en présence de Mme la Duchesse d'Orléans, et avec le respectueux concours de la population spadoise. Mme de Genlis nous a laissé, dans ses mémoires, une relation détaillée de cette fête émouvante.

L'autel de la Reconnaissance subsista intact jusqu'en 1792.

Il fut alors rasé par les soldats républicains, qui avaient envahi la Belgique, et brisé en mille morceaux, sans pitié pour le motif qui avait présidé à son érection. Lorsqu'en 1837, le premier Roi des Belges et la Reine Marie-Louise honorèrent Spa de leur présence, on leur fit visiter la Sauvenière et on leur montra l'emplacement vide de ce monument de la piété filiale. La reine, émue à l'aspect de cette dévastation de l'œuvre à laquelle son père avait collaboré, en fit part au roi Louis-Philippe qui donna immédiatement des ordres pour que l'autel renversé fût remplacé par une colonne de marbre noir, haute de deux mètres, entourée d'une grille en fer et portant l'inscription qu'on y lit encore aujourd'hui. Depuis lors, tous les princes de la famille d'Orléans, qui ont successivement résidé à Spa, ont fait de ce monument le but de leurs pieux pélerinages. Le dernier qui a incliné au-dessus de lui sa belle tête pensive est le Duc de Montpensier, en 1875. Il avait avec lui sa fille, l'infortunée princesse Christine, à qui une cure aux eaux de Spa avait été conseillée, et qu'il eût la navrante douleur de perdre deux ans après.

Pour se rendre à la **Promenade des Artistes,** on monte la rue de la Sauvenière jusqu'à la passerelle du chemin de fer.

Là, on tourne à droite et on suit une belle route qui passe devant le superbe château de la Havette, dont l'heureux propriétaire, M. le comte Albéric du Chastel, a fait une des résidences seigneuriales les plus remarquables de notre pays, en y accumulant les trésors uniques de ses riches collections d'art et de curiosité. A l'angle de la grande pelouse qui précède le château, on aperçoit l'ouverture de la gorge qui loge la Promenade des Artistes.

Incontestablement, c'est la plus sauvage et la plus curieuse des trois; elle est moins courue parce qu'elle ne se raccorde pas à une fontaine, comme ses sœurs.

L'immortel auteur des *Huguenots* et de *Robert*, qui affectionnait tout particulièrement notre ville où il est revenu, nombre d'années, habiter durant la belle saison, avait une prédilection marquée pour la Promenade des Artistes. Il lui consacrait la plus grande partie de ses journées; il s'y rendait tantôt à pied et plus souvent juché sur un âne et dans le plus bizarre accoutrement. La légende prétend qu'il y a composé les chants les plus sublimes de ses partitions les plus inspirées.

Une tradition analogue veut que Grétry, lors d'une excursion à Spa, ait trouvé au pied des mêmes cascades, le motif du fameux air : « Si l'Univers entier m'oublie » qu'il plaça dans son opéra de *Richard Cœur-de-Lion*. Il y a peu de paysagistes des écoles belge et hollandaise qui n'y soient venus chercher d'heureux sujets d'étude.

La Promenade Meyerbeer a reçu le nom du grand compositeur, comme un hommage de reconnaissance et d'admiration, que les autorités de Spa devaient vouer à la mémoire de l'hôte fidèle qui s'était acquis, dans notre ville, une popularité sans pareille; tout le monde, jeune ou vieux, riche ou pauvre, se découvrait respectueusement devant lui.

Partant du jardin et de la pièce d'eau de Barisart, cette promenade va se souder au parc de la Géronstère. Les accidents de terrain qui la parsèment ont été baptisés de noms empruntés aux héros des drames lyriques du maître. Ainsi, il y a le pont de la chèvre sur lequel on croirait, pour peu qu'on se laisse aller à la rêverie, voir gambader l'ombre de Bellah. Plus haut, on a construit avec des assises de lourdes pierres non dégrossies un escalier de géants. C'est l'escalier du Prophète. Avec un peu d'imagination et de bonne volonté on pourrait, sans trop d'efforts, y évoquer, debout sur la dernière marche, la silhouette de Jean de Leyde drapé dans son costume de triomphateur.

Les malades et les personnes qui, par indolence ou par faiblesse, ne se sentiraient pas le cœur de faire pédestrement ces trois promenades, dont la plus longue n'excède pas, aller et retour, une distance de 6 kilomètres, pourront se faire mener en voiture à l'un ou à l'autre de leurs débouchés supérieurs. La descente sera un jeu. Au besoin, la voiture ira stationner à l'issue inférieure pour les ramener en ville.

A ceux qui détestent de toujours se conformer aux chemins battus et frayés, nous donnons le conseil de faire l'acquisition de la brochure de M. Albin Body, et, munis de ce guide infaillible, de se lancer hardiment dans cette foule de sentiers solitaires qui se cachent sous le couvert de la forêt, entre les trois promenades d'Orléans, des Artistes et de Meyerbeer. Nous leur assurons qu'ils ne se repentiront pas de leur confiance. Quant à nous, sous peine d'allonger outre mesure notre travail, nous ne saurions entrer dans ces descriptions minutieuses. Nous nous bornerons donc à citer, parmi les itinéraires à suivre, la Promenade de Belle-Heid, la Promenade du bois de la Sauvenière, celle de la ferme de Bérinsenne et celle de Barisart à Creppe.

CHAPITRE IV.

PROMENADES ET EXCURSIONS AUTOUR DE SPA.

Il n'entre pas dans nos intentions de nous livrer à une description détaillée de toutes les promenades et excursions, de plus ou moins longue haleine, que l'étranger peut entreprendre aux environs de Spa. Pour ne pas trop sortir de notre rôle de médecin, nous énumérerons d'abord les courses que les malades et leurs familles peuvent se permettre en voiture, dans l'espace d'une après-midi, sans porter préjudice à la régularité de leur cure, parce qu'ils seront rentrés en ville à temps pour boire leurs eaux et ne pas dîner trop tard. Ensuite nous indiquerons, mais d'une façon plus sommaire, les buts d'excursions plus lointaines qui exigent le sacrifice d'une journée entière. Nos clients ne devront pas s'en priver pour cela. Un ou plusieurs jours de vacance, qu'ils s'octroyeront pendant la durée du traitement, même le plus sérieux, n'en compromettront jamais l'heureuse terminaison. Au contraire, cette diversion a son utilité. Le malade reprend sa discipline avec plus d'entrain et de courage.

§ I. — Le tour des fontaines.

Le tour des fontaines est la promenade classique de Spa, celle dont on ne peut pas se dispenser, ne passât-on que quarante-huit heures en ville. On la commence par le Tonnelet et on la finit par Barisart, en suivant une route macadamisée qui décrit, à mi-côte des montagnes, un arc de cercle dont ces deux fontaines occupent les deux bouts. On rencontre, chemin faisant, l'une après l'autre, les sources minérales dont nous parlerons en détail dans un chapitre suivant. Peu de personnes accomplissent cette course à pied; elle exige trois bonnes heures de marche. On prend plutôt une de ces petites voitures, populaires à Spa, dont on peut s'improviser hardiment l'automédon et qui sont attelées de bidets ardennais, petits chevaux du pays, à la taille un peu lourde, à l'encolure un peu épaisse, à la tête un peu large, mais qui ont des qualités inappréciables pour une contrée accidentée comme la nôtre : leur docilité, la sûreté de leur pied et leur ardeur infatigable.

§ II. — La vallée de la Hœgne.

On quitte Spa par le boulevard des Anglais qui sert de prolongement à la rue du marché. Ce boulevard, ouvert seulement en 1868, a vu ses plantations prospérer et grandir avec une force extraordinaire. Aujourd'hui, ses massifs sont remplis d'arbres vigoureux : marronniers, ormes, tilleuls, platanes qui donnent de l'ombre à profusion. Les allées touffues qu'ils forment commencent à devenir le rendez-vous favori des buveurs, spécialement dans la matinée, à cause de leur rapprochement des sources du Pouhon et du Prince de Condé, dont elles sont distantes de quelques centaines de mètres à peine. Sur la droite du boulevard des Anglais, on a bâti, dans les dernières années, un temple anglican très original, mais malheureusement inachevé, et plusieurs coquettes villas.

Quand on a laissé derrière soi le boulevard des Anglais, on continue par la route de Limbourg qui contourne et longe, à gauche, des montagnes alternativement cachées sous un manteau de pins sylvestres ou bien nues, arides, dépouillées par de malencontreux défrichements.

On monte lentement jusqu'au village de Tiège, qui est assis sur le rebord du plateau de séparation entre le bassin du Wahay et celui de la Hœgne. A partir de là, le chemin descendant s'enclave de plus en plus entre des escarpements boisés et des ravins où sautillent des filets d'eau limpide.

Au bas de la côte on aperçoit, à gauche, le petit hameau de Polleur dont on est séparé par un pont: à droite, le débouché de la vallée de la Hœgne. De ce point jusqu'à sa source, qui sort des Hautes-Fagnes, ce ruisseau impétueux est emprisonné dans une profonde tranchée à parois presque verticales. Pour peu que des pluies d'orage, par exemple, augmentent le volume de ses eaux, il devient un torrent déchaîné qui roule ses flots avec un fracas étourdissant sur le pavé de rocs décharnés qui lui sert de lit. Il est dommage que l'on ne puisse pas contempler à son aise, et de près, le spectacle émouvant de cette furie sauvage. Mais le défilé de la Hœgne n'est guère abordable que pour les piétons robustes, qui ont le pied assez sûr pour fouler d'étroits sentiers que parcourent seuls les chasseurs de chevreuils et de sangliers.

Après avoir franchi le pont, on traverse le village de Polleur, dont les maisons proprettes révèlent une grande aisance et, après une seconde enjambée sur le ruisseau, on enfile une route bien plane, bien douce, le long de la lisière des bois qui inclinent sur elle leurs rameaux protecteurs contre la chaleur du jour. La Hœgne n'est plus un torrent indiscipliné; elle s'est métamorphosée en un cours d'eau paisible et débonnaire qui fait consciencieusement tourner les roues d'un moulin et de plusieurs usines.

Elle coule tranquillement au milieu de vertes prairies, à demi perdue sous un rideau de saules et d'aulnes. Sur sa rive droite, le terrain se redresse sous la forme de coteaux superposés, coupés de chemins rocailleux. Sur leur plan incliné, les fermes et les villages sont étagés. Il n'y a pas une parcelle de terre qui ne soit cultivée avec un soin infini; c'est un échiquier où, pendant la belle saison, toute la gamme des verts est représentée au grand complet.

Après un trajet de 4 kilomètres, pendant lequel la route se faufile constamment à la marge de la forêt, on voit poindre à droite, sur un tertre détaché, presque confondus avec la végétation environnante, des tronçons de murailles, des tours éventrées que la mousse ronge et que le lierre et d'autres plantes grimpantes recouvrent de leur tapis. Ce sont les débris qui restent du vieux château féodal de Franchimont. On tourne presque à la base des ruines et, après avoir franchi un pont, on rejoint la route vers Spa.

§ III. — Les ruines de Franchimont.

On prend par **l'allée dite du Marteau** qui se termine près du hameau du même nom. Cette avenue magnifique est composée de quatre rangées parallèles de vieux ormes

et de tilleuls. Autrefois, avant l'inauguration de la ligne
ferrée de Pépinster à Luxembourg, c'était par cette imposante colonnade que les chaises de poste, amenant les
étrangers à Spa, faisaient leur entrée à fond de train.

Malgré les dégradations qu'elle a subies en ville, malgré le dépérissement de files entières d'arbres, l'avenue
du Marteau, à partir des châteaux qui s'élèvent sur ses
accotements, a conservé un air de majestueuse grandeur
qui la met encore sur un pied d'égalité avec les célèbres
avenues de Lichtenthal à Bade et d'Étigny à Luchon. Les
branches de ses arbres séculaires, qui ont gardé toute
leur sève, forment au-dessus de la tête du passant des
dômes de verdure compacte que les rayons du soleil sont
impuissants à percer. La douce fraîcheur qui y règne constammment est encore accrue par le ruisseau du Wahay
qui court d'un côté, tandis que l'ombre de la montagne se
se projette sur l'autre.

L'allée du Marteau a encore un autre mérite, fort apprécié en pays montueux, c'est d'être tout à fait de niveau.
Aussi, est-elle une des promenades les plus recherchées
par les malades qui essayent leurs forces et par les
baigneurs en général. Du matin au soir, elle est animée
par le continuel va-et-vient des cavaliers et des équipages.

Au delà des maisons de Marteau, on pénètre dans le
vallon encaissé où le Wahay décrit de brusques circuits.
A chaque tournant, les collines boisées à déclivités rapides, qui limitent l'étroite enceinte où le petit cours d'eau,
la route et le railway se glissent à peine, semblent marcher l'une à la rencontre de l'autre de manière à effacer
toute issue. La halte de La Reid qu'on rencontre à l'extrémité de cette espèce de défilé est une lourde, massive

et disgracieuse bâtisse qui fait l'effet d'un blockhaus destiné à en défendre les approches.

Peu après, la vallée prend plus d'ampleur et on ne tarde pas à se trouver en vue du mamelon que surmontent les remparts en ruine de Franchimont. Cet amoncellement de décombres, ces pans de murs croulants que le temps émiette et que le lierre seul protège contre la destruction des siècles, n'ont plus rien qui soit digne de fixer l'attention de l'antiquaire. Mais personne ne regrettera la légère fatigue que lui aura causée l'ascension de la butte qui les supporte, car il sera amplement indemnisé par la jouissance du beau panorama qui se déploie autour de lui et qui est dû à la convergence des quatre vallées venant de Spa, de La Reid, de Polleur et de Theux.

Le nom de Franchimont est attaché à un épisode héroïque des guerres barbares qui ont ensanglanté la Principauté de Liége au xve siècle. A l'époque où les armées combinées de Charles-le-Téméraire assiégeaient la ville de Liége, six cents habitants du pays de Franchimont, qui comprenait alors le territoire occupé de nos jours par les communes de Theux, Polleur, Sart et Spa, conçurent l'incroyable projet de sortir la nuit de la ville, déjà presque réduite à merci, et de se précipiter, tête baissée, au milieu du camp ennemi. Guidés par les propriétaires des maisons que le duc de Bourgogne et le roi de France avaient choisies pour pied-à-terre, ils devaient s'emparer de ces deux princes, morts ou vifs, et forcer à la retraite les troupes alliées, par suite du désordre que jetterait dans leur rang l'enlèvement de leurs chefs. Cette tentative désespérée, marquée au coin d'une folle mais noble témérité, n'échoua que par suite d'une fatale méprise et les six cents Franchimontois succombèrent jusqu'au dernier, en vendant chèrement leur vie. Philippe de Comines ne cache pas, dans ses mémoires, l'admiration que lui inspira leur sublime dévouement. Le Téméraire lui, s'en vengea lâchement, en mettant à sac et en ruinant de fond en comble les lieux qui avaient donné naissance aux six cents héros. Le peuple leur a voué un véritable culte qui se perpétue de génération en génération.

Les personnes qui, après leur visite aux ruines de Franchimont, disposeraient encore d'une heure ou deux, ne sauraient mieux les utiliser qu'en poussant à quelques kilomètres plus loin, sur la route de Pépinster, pour jeter un coup-d'œil sur deux ravissantes propriétés particulières appartenant aux familles Lejeune de Verviers. La première ou **Villa de Juslenville** est sise le long du chemin dont une longue muraille blanche la sépare ; mais un sentier public, qui part du pont de Juslenville, coupe en travers, à mi-côte, toute l'étendue des bois qui en dépendent et permet au piéton de l'admirer à son aise, sans indiscrétion. Jardins anglais, gazons peignés et doux comme du velours, cottages, belvéder, chalet-bergerie, sans exagération, tout y est enchanteur. La reine Hortense, lors de son séjour à Spa en 1810, y demeura trois jours et affirma qu'elle y avait goûté les plus doux instants de sa vie. La princesse Pauline Borghèse y résida également.

La seconde est **le château de Sohan,** bâti presque vis-à-vis, mais sur les hauteurs, en pleine forêt. La route carrossable qui y monte, en suivant un ravin, est d'un pittoresque achevé. C'est à Sohan que Las-Cases, le fidèle compagnon de Napoléon Ier, écrivit, à la suite de son

exil volontaire, la majeure partie de son Mémorial de
Ste-Hélène.

§ IV. — La grotte de Remouchamps, la vallée d'Aywaille et le château des quatre fils Aymon.

On suit l'avenue du Marteau et la route de Spa à Theux
jusqu'à la première station du chemin de fer. A un demi-
kilomètre plus loin, on remarque un carrefour muni d'un
poteau qui indique le chemin vers La Reid. On commence
à monter insensiblement et on traverse des villages
comme Hestroumont et La Reid, entourés de champs bien
cultivés et de belles prairies. Parvenu au sommet de
cette longue rampe, on rencontre une zône désolée de
bruyères, entrecoupée de mares stagnantes et piquée de
houppes de genévriers et de maigres bouleaux. On ne
s'attarde pas longtemps dans ce désert. car la descente
débute presque aussitôt et se rapproche du bassin de l'Amblève en dessinant une immense courbe. Peu à peu, on
découvre, à gauche, les cîmes boisées qui trahissent le
cours de la rivière ; à droite, une ligne de rochers grisâ-
tres que l'on prendrait pour des falaises, si l'on était dans
le voisinage de l'Océan ; devant soi, noyée dans une brume
bleuâtre, une double arête orientée du sud au nord : ce
sont les rochers qui jalonnent le trajet de l'Ourthe et
enfin, au-dessus d'eux, les plaines illimitées de la Hes-
baye.

Au bas de la côte, à gauche des premières maisonnettes de Remouchamps, Montjardin, le pimpant castel
de M. le Chevalier X. de Theux, est bâti à pic sur le
talus de l'Amblève et mire, dans ses eaux transparentes,

ses tourelles et ses balcons, ses terrasses et ses jardins.

Certes, la grotte de Remouchamps ne peut pas soutenir la concurrence avec des merveilles de la création comme les grottes d'Antiparos, de Fingal, de Monmouth, etc. Elle est même beaucoup inférieure à celles de Han-sur-Lesse et de Rochefort. Néanmoins, elle est très curieuse à explorer et elle intéressera vivement tous ceux qui n'ont jamais eu l'occasion de faire un voyage souterrain dans une de ces mystérieuses excavations, creusées par les eaux, où l'assemblage bizarre des stalactites et des stalagmites produit les formes les plus fantastiques : figures d'hommes et d'animaux, cascades et draperies d'albâtre, fûts de colonnes, etc., le tout d'une blancheur marmoréenne et étincelant des mille couleurs du prisme sous le reflet des torches brandies par les guides. D'ailleurs, à Remouchamps, cette excursion dans le sein de la terre a été singulièrement facilitée et mise à la portée des personnes les plus peureuses. Partout les sentiers ont été nivelés, les gouffres protégés par des garde-fous, les descentes munies d'échelles presque commodes.

De Remouchamps, à Aywaille, la route, après avoir passé sur la rive gauche de l'Amblève, se déroule à plat dans une plantureuse vallée, où les gras pâturages s'alignent à côté de terres couvertes de riches moissons.

Elle est clôturée au nord par une barricade composée de roches granitiques qui surgissent toutes droites du sol et dont les parois dénudées, presque verticales, n'offrent pas d'autres solutions de continuité que d'étroites fissures où poussent des broussailles et de rares arbustes tout rabougris. Tel est le théâtre qui vit s'accomplir un fait d'armes épique pendant les luttes que la première révolution française eut à soutenir contre l'Europe coalisée. Le 18 septembre 1793, les troupes de Jourdan, lancées à la poursuite de l'armée autrichienne, trouvèrent son aile gauche fortement retranchée au-dessus de la barrière des rochers de Remouchamps et de Sougnez. De là, ses batteries foudroyaient la vallée. Toute attaque venant de la vallée paraissait insensée, impossible. Mais l'infanterie française, emportée par un élan presque incompréhensible, aborda de front ce formidable rempart et, s'accrochant à la moindre saillie, l'escalada sous le feu plongeant de l'ennemi qui fut débusqué à la bayonnette, culbuté et refoulé en pleine déroute, jusqu'au delà du Rhin ; cet engagement est connu dans l'histoire sous le nom de bataille d'Esneux. Soixante ans plus tard, dans la campagne de Crimée, les zouaves donnèrent, au monde étonné, une seconde édition de cet exploit de leurs aînés de 1793 en balayant, par un assaut furibond, les escarpements de l'Alma, jugés inaccessibles par le Prince Mentschikoff.

Le petit bourg d'Aywaille ne possède rien de remarquable, sauf une très bonne auberge, l'Hôtel du Luxembourg, où l'on peut déjeûner et dîner sans crainte. On y abandonne généralement sa voiture et l'on fait à pied le reste du trajet (3 kilomètres) jusqu'aux ruines. Pour celui qu'un peu d'exercice ne rebute pas, le meilleur itinéraire est le suivant : après avoir franchi le pont suspendu sur l'Amblève, on se fait indiquer, par le premier habitant venu, le chemin de halage qui va par les prés, en longeant la rivière, jusqu'à un établissement métallurgique.

Arrivé dans la cour même de l'usine, on voit s'élancer

d'un seul jet, à 60 mètres d'élévation, une énorme muraille formée par un seul banc de calcaire, uni comme une dalle gigantesque, sans la moindre crevasse, sans la plus petite aspérité. A peine distingue-t-on d'en bas que son bord supérieur est ourlé par des tronçons de vieux murs qui semblent y être incrustés et en faire partie constituante. Ce sont les seuls fragments qui survivent de l'antique **château de l'Amblève** ou, comme le veut obstinément la voix populaire, des quatre fils Aymon. Pour les examiner de plus près, on passe l'eau dans une barque et on s'enfonce dans un chemin creux, assez malaisé, mais que les senteurs des pervenches et des aubépines embaument en été. L'enceinte du manoir défunt est obstruée par les décombres et envahie par la végétation. Seuls, des vestiges de fondations, quelques blocs de maçonnerie et l'ouverture béante des caves, témoignent de l'existence, en ces lieux, d'une puissante forteresse dont l'origine remonte au VIIIe siècle et qui a fait partie des apanages de l'opulente famille des comtes de la Marck. Ce vrai nid de vautour n'a pas eu l'honneur, comme tant de ses pareils, de périr sous les coups de l'ennemi. Son sort a été moins glorieux; il a été simplement jeté bas et démantelé, pierre par pierre, dans les dernières années du XVIe siècle, par les manants d'alentour. L'assise choisie pour poser le donjon, sur l'extrême saillie d'un abime pareil, a réellement quelque chose qui étonne. Si l'on veut sonder, de cette place, la profondeur du précipice, on se sent gagner par le vertige. La vue du haut des ruines est imposante, elle comprend Aywaille, tout son territoire à vol-d'oiseau ainsi qu'un rayon considérable de la vallée de l'Amblève, en aval de cette localité.

§ V. — Sart et les Hautes-Fagnes.

Le départ se fait par le boulevard des Anglais et la route de Limbourg jusqu'au plateau, situé à 200 mètres au-dessus de Spa, où se succèdent les villages de Tiège et de Sart que l'on effleure en les laissant à sa gauche. Peu après, on quitte la région des terres susceptibles d'une culture régulière et on entre dans le cercle de la fagne stérile.

A mesure qu'on progresse, on voit bâiller, à gauche, une profonde et sombre coupure du sol qui fait penser, tellement sa tranche est nette, à ces canons dépeints par les voyageurs dans les Lhanos de l'Amérique. La Hœgne mugit au fond de cet entonnoir. A main droite, la sauvage forêt du Hatray figure un vaste hémicycle, au milieu duquel le Wahay prend sa source et que la ligne du chemin de fer de Luxembourg franchit sur un haut remblai.

Un peu au-dessus du passage à niveau de la voie ferrée, les spacieux bâtiments d'une ferme éveillent l'attention par leur importance, qui semble être hors de proportion avec l'aridité du pays. Ils forment le quartier général d'un domaine prospère qu'un agronome éminent et pourvu d'une dose peu commune de persévérance est parvenu à y créer, malgré l'inclémence de la température et l'ingratitude du sol. On est tout ébahi d'y trouver des récoltes de toute beauté et, dans les enclos de luxuriantes prairies, un bétail florissant. Passé Coquaifagne — c'est le nom de cette exploitation modèle — on continue à cheminer à travers un paysage morne et austère. On frôle une agglomération de pauvres cabanes couvertes

de chaume — Baronheid — puis on incline vers le village
de Francorchamps, qu'on abandonne à sa gauche pour
remonter vers Spa par une longue rampe. A mesure
qu'on s'y hausse, l'horizon s'éclaircit et prend plus d'en-
vergure. Quand on a laissé derrière soi un groupe de
maisons plantées sur un étroit plateau et connues sous la
désignation expressive de Malchamp, le regard enveloppe
le panorama le plus prestigieux de tous nos environs.

On occupe le point central d'une lande immense, couverte d'un manteau uniforme de bruyère rase, d'un gris
roussâtre, où campèrent, il y a bien des siècles, les
Francs de Chilpéric, après leur défaite par Charles Martel.
De ci, de là, un étang miroite au soleil, un buisson de
genévriers pointe sa faible pyramide, un hêtre isolé et
tout contorsionné par le vent a la mine d'un égaré, un
bouleau mélancolique agite ses branches échevelées. Un
vol de corbeaux tourbillonne lourdement en frisant les
monticules. Un épervier plane immobile dans les airs.

De ce premier plan, qui est partout encadré par des
forêts et des sapinières, le regard, glissant par dessus
les dépressions de terrain qui marquent le trajet du
Wahay, de la Hœgne et de la Vesdre elle-même, par
dessus les cloisons montagneuses qui séparent ces cours
d'eau, embrasse librement une immense superficie de
pays et va se reposer sur le magnifique amphithéâtre
qui, de Liége à Verviers, monte vers Herve et sur les
gradins duquel sont assis des villes, des villages et une
foule de châteaux, de fermes et de maisons blanches. A
son extrême limite, une longue ligne droite de hauts peupliers se profile sur l'azur du ciel. C'est la route internationale qui unit la Hollande à l'Allemagne, Maestricht à
Aix-la-Chapelle.

Quand le temps est très clair, l'œil nu ou armé d'une lunette distingue, à demi noyées dans une buée bleuâtre, les escarpes blanchissantes de la citadelle de Liége, distante, à vol d'oiseau, de neuf à dix lieues. Après avoir contemplé à loisir ce spectacle empreint d'une incontestable grandeur, on effectue le retour à Spa par la route et les bois de la Sauvenière, en longeant, à droite, l'hippodrome du même nom qui sert aux courses du printemps et de l'été.

Ne dirait-on pas que l'aspect de cette nature âpre et désolée, loin d'avoir des séductions, devrait plutôt inspirer de la tristesse, assombrir l'humeur et éloigner les promeneurs? Ne croirait-on pas que les curieux qui en ont tâté une première fois ne seront plus disposés à recommencer un second essai? Eh bien, c'est l'inverse que nous constatons. En effet, nos Hautes Fagnes possèdent une force d'attraction qui captive les étrangers et les ramène, maintes fois, aux mêmes endroits. Il se dégage de ces solitudes silencieuses et grises un charme indéfinissable, une impression d'accalmie et d'oubli, une sensation d'allègement du corps et de l'âme qui, s'unissant aux effets physiques déterminés par la vivacité, la fraîcheur et la raréfaction modérée de l'air qu'on y respire, procurent un bien-être intime qu'on n'oublie plus et qui donne la tentation de renouveler la même expérience.

Pour notre part, nous exhortons toujours nos malades à porter de préférence leurs pas de ce côté, certain qu'ils en retireront profit et contentement.

§ VI. — La cascade de Coo.

L'on sort de Spa par la rue du Waux-Hall à laquelle

se soude immédiatement un véritable berceau de verdure, constitué par une double rangée de robustes tilleuls, qui se prolonge sans interruption jusqu'à la forêt de la Géronstère.

On passe à côté de la source et du parc de la Géronstère qu'on laisse à sa droite et on ne cesse pas de monter, à travers bois, pendant plusieurs kilomètres, avant d'atteindre la crête de la montagne.

Là, si on fait volte-face, on jouit de la même perspective que celle que nous avons essayé de dépeindre à propos de la promenade des Hautes-Fagnes.

Le plateau qui vient ensuite, et qui sert de trait-d'union entre le versant de Spa et celui de l'Amblève, n'est pas large ; il est vite franchi et aussitôt apparaît un nouveau tableau qui n'a plus du tout la même physionomie que celui qui vient à peine de s'évanouir. Le cercle de l'horizon est plus restreint ; on a, pour ainsi dire, sous ses pieds le val de l'Amblève qui ressemble, vu de ce poste dominant, à un cirque oval fermé par la chaîne des Ardennes. De l'arête principale de cette chaîne, se détachent de nombreuses ramifications qui s'isolent et prennent des proportions de montagnes. Plusieurs dépassent leurs voisines et affectent la forme de pitons arrondis en pains de sucre. Sur leurs pentes inclinées et dans leurs replis, se blottissent des villages et des maisonnettes à demi-voilés par leur ombre.

Au milieu de cet amoncellement de croupes qui moutonnent les unes derrière les autres, la rivière est comme perdue. On la devine plutôt qu'on ne la voit. De temps en temps, un éclair fugitif la trahit au fond d'une échancrure, où elle reluit comme un ruban d'argent étalé sur un tapis vert foncé. Tous les contours de ce paysage sont gracieu-

sement ondulés et fondus dans une teinte gris-bleuâtre.
Il possède un cachet d'originalité qui a le don de toucher,
d'émouvoir doucement. Il excite même une certaine surprise, parce qu'il contraste brusquement avec la sévérité
et la nudité de la lande que l'on vient de fouler. C'est une
miniature de la Suisse, une réduction de certains districts
des Pyrénées, moins les glaciers éternels, moins les pré-
cipices béants, moins les glissades meurtrières et le danger foudroyant des avalanches. Certes, il n'y faudrait pas
chercher les saisissantes émotions qui remuent l'ascen-
sioniste quand, après s'être péniblement hissé à des altitudes alpestres de 2500 à 3500 mètres, il aborde les para-
rages qui ont été les témoins des cataclysmes d'une
période géologique antérieure à la nôtre.

La route dévalle rapidement, creusée en écharpe,
comme une rainure, dans les flancs de la montagne. On
est là comme sur un balcon aérien, d'où l'on passe en
revue les détails du panorama qui défilent à la suite les
uns des autres.

Dans la vallée, le chemin se dédouble en deux branches
qui divergent, l'une à droite et la seconde à gauche, pour
se fusionner de nouveau à deux kilomètres et demi du but
de la promenade. L'un prend par Andrimont, Chevron-
heid, le moulin de Ruy et Roanne; l'autre par La Gleize.

Il serait ridicule de vouloir établir la moindre comparaison entre la cascade de Coo et les chutes plus ou moins
célèbres de Giessbach, de l'Aar, du Rhin à Schaffouse, etc.
Elle est formée par l'Amblève qui, après un circuit d'une
lieue, vient passer du côté opposé au pied du rocher devant lequel elle s'était détournée, tandis qu'une partie
de ses eaux, passant par une coupure du roc, franchit
d'un seul bond la différence de niveau des deux parties

de la rivière. Pour celui qui n'a pas vu les cascades de la Suisse et des Alpes, celle de Coo excite l'étonnement et provoque la rêverie ; il ne peut, sans efforts, s'arracher à la contemplation de ce spectacle toujours le même et toujours varié dans sa monotonie. Pour les autres, après un léger sentiment de déception, ils finissent par l'admirer de bon cœur.

Lorsque ses eaux sont grosses, le saut vertical qu'elles exécutent suffit pour produire un grondement qui assourdit l'oreille. La nappe liquide rebondit avec une force prodigieuse contre le roc nu qui la brise et la rejette en gerbes d'écume. Elle se couvre entièrement d'un tourbillon de mousse blanche irisée, dans laquelle les rayons du soleil font étinceler les myriades de diamants du prisme.

En faisant même abstraction de la chute de la rivière, le vallon qui l'abrite est si coquet et si hermétiquement emprisonné par des monticules tout débordants de verdure, il y règne un calme si profond, les prairies au milieu desquelles on peut dresser le couvert et déjeuner ou dîner sur l'herbe, offrent un tapis velouté d'un vert si réjouissant, le nouveau café-restaurant est si bien planté sur une terrasse en l'air, comme un décor d'opéra, la mignonne chapelle du village complète si heureusement l'illusion, enfin, les fritures de truites et d'anguilles, récemment pêchées dans l'Amblève, répandent une odeur si appétissante, que, vraiment, il faudrait avoir le caractère bien morose pour regretter la longueur du chemin que l'on a parcouru, pour venir de Spa à Coo, sous prétexte que la pauvre cascade ardennaise ne se précipite pas d'aussi haut que sa grande sœur canadienne et ne fait pas entendre, comme elle, ses rugissements à plusieurs lieues à la ronde.

Il existe, pour l'usage des gens ou plus pressés ou plus parcimonieux, un moyen plus expéditif et plus économique de visiter la cascade de Coo. C'est la ligne du chemin de fer de Spa à Luxembourg. On prend son billet pour Trois-Ponts, cinquième halte où tous les trains font arrêt. De là, on n'a plus que trois quarts d'heure de marche. On suit un sentier qui prend son origine entre les maisons les plus rapprochées de la petite gare et qui va d'abord à mi-côte dans les taillis, puis à travers les prairies. On retourne à Trois-Ponts par la route carrossable, à droite de l'Amblève.

§ VII. — La vallée de l'Amblève. — Winamplanche. Desnié. — Stoumont.

On suit l'avenue du Marteau jusqu'au petit hameau qui porte le même nom. Là, un poteau indique, à gauche, une chaussée tout unie qui est tracée dans un vallon égayé et rafraîchi par un ruisseau clair et leste. Au sortir du village de Winamplanche, première étape, on entame une montée qui, avec plus ou moins d'inclinaison, n'a pas moins de dix kilomètres de développement avant d'aboutir au plateau précédant la vallée de l'Amblève. Avant d'entrer dans le second village, appelé Desnié, il convient de faire une pause et de jeter un regard en arrière. On découvre une des plus attrayantes perspectives de toute la banlieue de Spa. On domine, à droite, un océan de verdure qui ondoye aussi loin que l'œil peut le suivre. Ses flots battent la base d'un cap trapu qui porte le village de Creppe, dont le clocher aigu perce le ciel. Winamplanche repose au fond d'un entonnoir formé par les penchants des collines qui l'enserrent. On dirait une mosaïque sertie dans un anneau verdoyant. En face et à gauche, nouvelle et immense nappe de végétation représentée par les forêts de Staneux et de Theux. Plus loin, Spa tapie sous ses montagnes et dont l'étendue paraît être doublée, triplée, par sa soudure apparente avec les maisonnettes éparses de Nivezé, qui semblent prolonger la ville jusqu'aux confins des fagnes.

Au delà de Desnié, pauvre agglomération de cabanes dont les habitants ont beaucoup de mal à tirer leur subsistance d'un sol froid et rebelle, on pénètre de rechef dans la fagne aux horizons infinis, couverte en majeure partie de genêts et de maigres bruyères, alternant avec une mousse fauve qui cache perfidement des flaques d'eau marécageuse.

Rien ou presque rien ne vient rompre la monotonie du trajet. On entrevoit seulement, à gauche, dans un pli de terrain, une réunion de spacieux bâtiments en briques. C'est la ferme-modèle fondée à grands frais dans ce désert inhospitalier par un ancien bourgmestre de Spa, M. Henri Peltzer, qui, en ne ménageant pas ses capitaux et en usant des procédés perfectionnés que la mécanique et la chimie mettent au service des agronomes progressistes, à su faire éclore des récoltes merveilleuses dans ces sillons qui paraissaient être voués à la stérilité la plus absolue.

On arrive enfin au versant de l'Amblève, et la vallée souriante, dont nous avons précédemment ébauché une impuissante peinture, vient rasséréner l'esprit un peu attristé par l'aspect morne de la lande.

La descente s'opère vivement. A mi-côte, on trouve, à sa droite, un énorme rocher qui fait saillie dans le vide comme un éperon et sur lequel on peut s'aventurer sans péril. On se croirait là sur la plate-forme d'un donjon qui commande la contrée et qui permet à la vue de fouiller d'un trait les profondeurs de la vallée. Stoumont, à moitié invisible encore, occupe le premier palier de la montagne. Les pitons qui indiquent Coo sont à gauche tout estompés de brumes. Vis-à-vis, on reconnaît le joli hameau de Targnon couché à l'embouchure de la Lienne, sauvage ruisseau qui se dégage d'une profonde anfractuosité, où il est tellement enfoui sous le feuillage, que, de loin, on ne peut que vaguement soupçonner son existence. A droite, l'Amblève s'enfuit en faisant résonner ses eaux contre les monstrueux monolithes de granit qui encombrent son cours et qui montrent leurs têtes grises au-dessus de sa surface cristalline.

Stoumont n'est **pas un but définitif** d'excursion ; c'est plutôt un prétexte, **une halte temporaire** d'où, en mesurant d'avance l'espace que l'on veut parcourir et le temps que l'on compte y mettre, **on peut rayonner en divers sens. Naturellement, on peut** revenir sur ses pas, mais c'est l'itinéraire qui est le moins à recommander. Mieux vaut poursuivre le tour que l'on a entrepris, par exemple en gagnant Remouchamps et Aywaille par la route neuve, douce et bien nivelée qui, côtoyant fidèlement les plis et replis de l'indocile rivière, vous initiera aux surprises et aux enchantements de cette adorable portion du bassin de l'Amblève. On peut encore choisir la route qui relie Stoumont à La Gleize et qui ramène à Spa par la Géronstère. Enfin, les personnes qui sont contraintes d'être avares de leurs moments, peuvent, en quittant la ville assez tôt, embrasser dans la même promenade toute la partie de la vallée de l'Amblève comprise entre Stoumont et Coo.

§ VIII. — Malmédy, la vallée de la Warge et Stavelot.

Malmédy est une petite ville de 5000 âmes, wallonne de mœurs, d'origine et de langage, qui a été annexée à la Prusse à la suite des événements de 1814-1815. Elle est située à 14 kilomètres de Spa. C'est un charmant but d'excursion que l'on aurait grandement tort de négliger; car il fournit l'occasion de jouir de l'incomparable vue panoramique que l'on admire au point central des Hautes-Fagnes, par où passe la route de Malmédy, et dont nous avons essayé de faire précédemment une peinture, malheureusement bien incolore.

On prend par la route de la Sauvenière jusqu'au village de Francorchamps, *Francorum-campus*, dont l'étymologie indique clairement qu'il fut l'endroit où s'étaient cantonnés, en 768, les Francs austrasiens de Chilpéric qui furent taillés en pièces par Charles Martel, non loin de là.

A un demi-kilomètre à l'est de Francorchamps, la route franchit l'Eau-rouge, obscur filet d'eau qui sert de frontière entre la Belgique et l'empire d'Allemagne ; puis elle grimpe assez péniblement le long d'une côte ardue. Après un court trajet à plat, la descente se fait sur le versant d'une rivière un peu plus considérable, la Warge, et l'on découvre Malmédy adossé à des collines et dans une vallée qui a beaucoup de rapports avec celle de Spa, mais dans des proportions plus exiguës.

Après deux heures de traversée de la lande, Malmédy donne l'impression d'une oasis, d'un nid de verdure, qui fait plaisir aux yeux.

Malmédy est plus renommé par ses importantes tanneries et par sa papeterie Steinbach, dont les produits spéciaux sont très appréciés dans toutes les parties du monde, que par les sources d'eau ferrugineuse qui sourdent sur plusieurs points de son territoire. On a très consciencieusement capté celles qui sont les plus voisines de la ville. On les a appropriées en vue de l'expédition au dehors. Il s'est même fondé une société par actions dans le but de les exploiter.

Malmédy possède un très bel hôtel, l'Hôtel du Cheval Blanc, où l'on peut se restaurer en toute confiance. Si le bourg lui-même est insignifiant, on ne peut guère se dispenser de jeter un coup-d'œil sur ses faubourgs, que les riches tanneurs ont peuplé de charmantes maisons de plaisance, baptisées de noms gracieux comme : Mon Bijou, mon Repos, etc.

Pour éviter le retour par le même chemin que l'on a pris au départ, il vaut mieux faire une courte visite à la ville de Stavelot qui n'est distante que de 5 kilomètres. Une route bien empierrée, presque plane, unit les deux localités dans la pittoresque vallée de la Warge.

Stavelot n'a absolument rien qui soit digne de retenir le promeneur. Elle fut autrefois la capitale de la principauté du même nom qui avait vingt lieues de circonférence, englobait Malmédy et comptait 30,000 habitants.

Le supérieur de sa célèbre abbaye de Bénédictins, Prince du Saint Empire, en était le chef temporel.

§ IX. — Le barrage de la Gileppe.

Une visite au barrage de la Gileppe, qui est bien certainement un des travaux d'art les plus audacieux que le génie civil ait exécutés dans l'Europe entière, fait partie du programme que tout étranger résidant à Spa doit remplir.

Le moyen le plus expéditif et le plus économique pour s'y rendre, consiste à prendre à Spa le train du chemin de fer jusqu'à Dolhain, première station au delà de Verviers, sur la ligne de l'Allemagne. A Dolhain, on n'est plus qu'à 4 kilomètres environ du but et on peut aisément s'y transporter à pied en une bonne heure de temps. Des voitures sont à la disposition de ceux qui, plutôt que de se fier à leurs jambes, préfèrent un autre moyen de locomotion.

Les personnes qui, avec raison, se décideront à faire d'une pierre deux coups, à voir la Gileppe et à jouir d'une journée entière à la campagne, partiront directement de Spa en équipage. Une excellente route unit maintenant notre ville à la Gileppe. Elle va, par monts et par vaux, tantôt s'élevant à des hauteurs d'où la vue s'élance sur un champ d'observation sans bornes, tantôt plongeant dans des vallons rafraîchis par des filets d'eaux murmurantes et émaillés de prés fleuris ou de bouquets de bois. Par ci, par là, on coupe une languette de terrain où la bruyère a maintenu son empire et où genêts et genévriers se substituent aux arbres fruitiers.

A mesure qu'on se rapproche de la vallée de la Vesdre, les fermes, les villages, les usines se juxtaposent, annonçant le voisinage d'une contrée que l'industrie peuple et vivifie.

Enfin, après un trajet assez long, mais pendant lequel la diversité des sites préserve de l'ennui, à un dernier tour de roue, on voit apparaître, comme planant dans les airs, une gigantesque figure de pierre; c'est le colossal lion de la Gileppe. La formidable muraille, à laquelle il sert de frontispice et sur le couronnement de laquelle il est accroupi, ne devient visible qu'un instant après. L'impression surpasse toute attente et les gens les moins enclins à l'enthousiasme ne cachent pas leur surprise.

Pour avoir la pleine et entière jouissance de cette merveille de l'art humain qui vous stupéfie, il faut, en esprit, se reporter à l'aspect de ce val perdu, où roulaient jadis les eaux d'un torrent inconnu, à la lisière de la sauvage et mystérieuse forêt du Hertogenwald, avant que la main de l'homme eût fait sortir de terre cette œuvre rendue plus étonnante par la solitude et le désert qui l'environnent.

Le barrage de la Gileppe a été construit dans l'intention d'obtenir un réservoir capable d'emmagasiner, en tout temps, une masse d'eau suffisante pour alimenter les nombreux établissements de la vallée de la Vesdre, dans lesquels on se livre au lavage et à la teinture des laines. La rivière qui, jusque là, avait exclusivement servi à cet usage, à cause de la prodigieuse extension qu'a pris, à Verviers et dans les localités avoisinantes, le travail de la laine, ne fournissait plus qu'une eau trop rare ou souillée par des manipulations trop multipliées. Les intérêts, l'existence même d'une industrie de premier ordre étant menacés, le gouvernement belge n'hésita pas à intervenir et ne marchanda pas les millions pour apporter un remède efficace à une situation périlleuse.

Les travaux de la Gileppe défient toute description. Les

chiffres seuls conservent leur éloquence. Nous leur laisserons la parole.

La montagne artificielle que représente le barrage, ferme une vallée entière, arrête le cours d'un ruisseau et crée un lac de 80 hectares.

Le barrage a 47 mètres de haut, 4 mètres de plus que la Colonne Vendôme, 2 mètres de plus que l'Arc de Triomphe de l'Etoile. Sa longueur, à la base, est de 82 mètres ; plus il s'élève, plus sa longueur augmente ; il a au sommet 235 mètres. Son épaisseur, à la base, est de 66 mètres et de 15 au sommet. Le volume total des maçonneries qui y entrent est de 248,470 mètres cubes, mille fois moins que la grande pyramide de Chéops. Son poids total est de 571,481,000 kilogrammes. La superficie du lac est de 80 hectares, deux fois environ la superficie du Champ de Mars, à Paris. Il contient, lorsque les déversoirs fonctionnent, 12,000,000 (douze millions) de mètres cubes d'eau.

Le lion invraisemblable, qui sert d'écusson au mur, est un type qui sort tellement des proportions ordinairement adoptées par la statuaire, qu'il faut, de toute nécessité, appeler encore une fois les chiffres à son aide pour en donner une idée approximative. Son piédestal a 8 mètres de haut. Lui-même mesure 13 mètres de hauteur, 16 mètres de longueur et 5 mètres de largeur. Une seule griffe a 1 mètre 62. Le gros de la queue a 1 mètre de diamètre et le mufle a 2 mètres 50 de longueur. Le lion est constitué par la réunion de 183 blocs de pierre équivalant à 350 mètres cubes. Son poids est de 300,000 kilogrammes.

CHAPITRE V.

L'INDUSTRIE DE SPA.

L'industrie de Spa consiste exclusivement, depuis le commencement du xviiie siècle, dans la peinture de bois teints par l'eau ferrugineuse, polis, sculptés et vernis. Plus récemment, on a introduit un genre nouveau, la sculpture de fleurs : pensées, myosotis, muguets, etc., ou d'insectes : mouches, papillons, scarabées, etc. ; qui sont imités avec une adresse extraordinaire, découpés avec une finesse et peints avec une surprenante fidélité.

La fabrication des bois de Spa comprend une infinité d'articles pour la création desquels le caprice du patron et celui de l'ouvrier se donnent libre carrière. On voit, pendant la saison, aux étalages des principaux fabricants, une foule d'objets, depuis les bibelots à bon marché, boucles d'oreille, broches, coupe-papier, etc., jusqu'aux productions plus sérieuses, boîtes à gants, bonbonnières, nécessaires de toilette, coffrets à bijoux, albums, etc., dont les panneaux sont couverts de tableaux représentant des fleurs, des sujets de genre et des paysages. On peut, sans exagération, les ranger parmi les œuvres d'art. Il y a bien peu d'étrangers qui s'éloignent de Spa sans faire provision de ces charmants ouvrages, aussi séduisants par leur bon goût que par le fini de leur travail.

L'industrie des bois de Spa a été fort goûtée aux expositions universelles de Vienne en 1873 et de Paris en 1878, ainsi qu'à l'exposition nationale de Bruxelles en 1880. Elle y a remporté plusieurs médailles et diplômes de mérite. Elle donne lieu à un mouvement d'exportation plus important qu'on ne croirait.

Les grandes industries du fer et de la laine, qui ont accumulé les richesses dans les villes qui entourent Spa, n'ont jamais pu s'implanter chez nous. Car, que deviendrait la propreté immaculée de la petite ville, la pureté de son atmosphère, la bonté de son climat, si de hautes cheminées d'usines déversaient continuellement dans l'air leur noir panache de fumée, si des résidus chimiques souillaient les eaux limpides du ruisseau, si la poussière couvrait toutes les maisons d'une couche sale uniforme, si, enfin, le souffle bruyant des machines éveillait sans cesse les échos de la vallée? « Spa verrait bientôt s'éloigner d'elle les touristes, qui aiment à contempler les charmes de la nature, les malades qui recherchent une douce et paisible solitude; tous ceux, en un mot, qui désirent échapper au fracas des grandes villes et se soustraire, pour un temps donné, au bruit assourdissant de l'enclume et du marteau. Spa industriel ne serait plus cette brillante et coquette station qui attire les pélerins de toutes les parties du monde » (1).

Nous devons cependant faire une exception en faveur de la fabrique de liqueurs que MM. Schaltin, Pierry et Cie ont établie au fond de la promenade de Sept-Heures. Ces Messieurs ont créé une nouvelle liqueur, l'Elixir de Spa,

(1) Joseph GOFFIN. *Guide à Spa et ses environs.* Paris.

qui a conquis sur les marchés européens la place qui vient immédiatement après la Chartreuse.

L'exportation des eaux minérales, provenant des sources qui sont la propriété de la ville, se fait par l'intermédiaire d'un fermier qui est actuellement Mme Ve Luc Marcette.

Pour les eaux du Pouhon du Prince de Condé, il faut s'adresser aux propriétaires, MM. Schaltin, Pierry et Cie, à Spa.

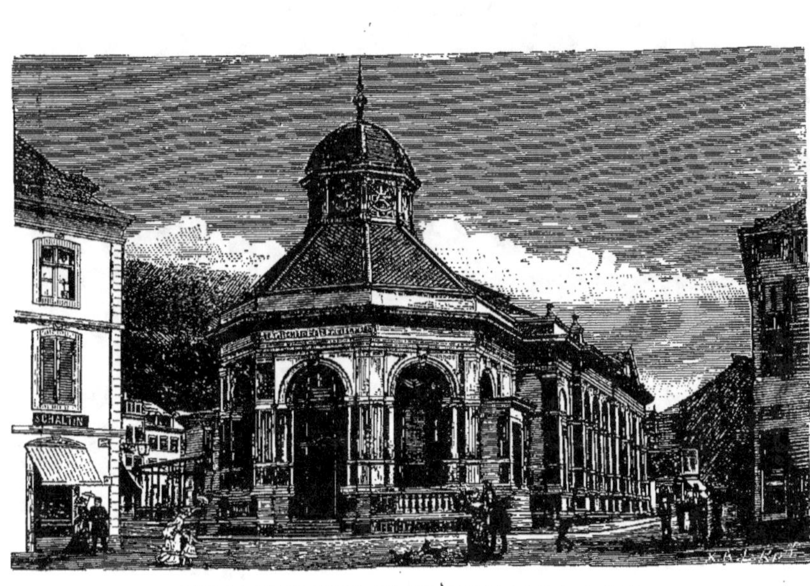

SOURCE DU POUHON DE PIERRE-LE-GRAND A SPA.

DEUXIÈME PARTIE.

DE LA CURE A SPA :

VERTUS & MODE D'EMPLOI DES EAUX & DES BAINS.

HYDROTHÉRAPIE. ALTITUDE & CLIMAT.

HYGIÈNE DES MALADES.

CHAPITRE I.

DES SOURCES A SPA.

On compte à Spa sept sources utilisées pour le service des malades ; deux en ville même : le Pouhon de Pierre-le-Grand et le Pouhon du Prince de Condé et cinq dans les environs : la Sauvenière et le Groesbeck, la Géronstère, le Barisart et le Tonnelet.

Du Pouhon de Pierre-le-Grand.

Cette source, située au centre de la ville, à 250 mètres

au-dessus du niveau de la mer, est la plus anciennement connue, la plus célèbre et la plus fréquentée. Sa température flotte entre 9° et 10° centigrades, sa densité est de 1,0014785. Elle débite 15 litres par minute, au niveau de sa décharge, soit 21,000 litres par 24 heures.

Jusqu'en 1878, elle était enfouie sous un mesquin portique construit en 1820, par ordre et aux frais de LL. AA. RR. le prince et la princesse d'Orange. Depuis un an, le vœu, si longtemps formulé par tous les organes de publicité de voir disparaître cette disgracieuse colonnade, a enfin été exaucé. Grâce à la munificence des Chambres belges et au puissant patronage de S. M. le roi Léopold II, le Pouhon possède enfin un abri, ou pour parler plus exactement, un palais digne de lui et de la renommée universelle de Spa. Ce monument a été bâti, avec une célérité remarquable, en moins de deux ans. Les fondations ont été jetées en automne 1878 et, pour le commencement de la saison 1880, tout était achevé. Il se compose d'un pavillon dont le frontispice porte en lettres d'or la dédicace : « *A la mémoire de Pierre-le-Grand* » destinée à rappeler et à perpétuer le souvenir de la mémorable guérison de l'immortel fondateur de l'empire des czars, par l'usage des eaux de Spa, en 1717. Le pavillon est surmonté d'une coupole dont la flèche est à 26 mètres au-dessus du sol et sous lequel se trouve le puits où jaillit la source. Il communique de plein pied avec une salle immense, de 29 mètres de longueur sur 17 mètres de largeur et 15 mètres de hauteur, à toit vitré, sobrement décorée, largement éclairée par de hautes fenêtres cintrées. On l'a convertie en jardin d'hiver en la garnissant de grands palmiers, de fougères arborescentes, de jets d'eaux, de parterres de fleurs et d'arbustes, de groupes de tables et de causeuses rustiques. Le plancher est remplacé par une splendide mosaïque qui a été exécutée par d'habiles ouvriers italiens. A l'aide d'appareils perfectionnés de chauffage on peut entretenir, dans tout ce vaste local, telle température que l'on veut. Le soir, des sun-burners appendus sous la voûte vitrée et une quantité de girandoles de gaz projettent partout des flots de lumière blanche. Ce brillant éclairage, tombant d'aplomb sur les feuilles à reflet métallique des végétaux exotiques, produit le plus saisissant effet.

A deux pas de la source, une porte à triple battant donne accès à une galerie couverte qui fait, à l'extérieur, le tour de l'édifice et de la rotonde qui lui est accolée. Elle est à l'usage des buveurs qui affectionnent, avant tout, le plein air.

Sous le pavillon, l'attention est attirée par un buste en bronze de Pierre-le-Grand, dont le prince Demidoff a fait présent à la ville de Spa par l'entremise de Jules Janin. On y remarque également, au-dessus de la source, une table en marbre ornée des armes du Czar et d'une inscription commémorative de son heureux rétablissement. Pierre Ier l'offrit à la ville, en 1718, avant de rentrer dans ses Etats, comme un éclatant hommage de sa reconnaissance.

L'érection de la Trinkhalle a donné satisfaction à un besoin vivement ressenti à Spa.

Cette lacune comblée, nous n'avons plus à craindre de parallèle avec aucune ville d'eaux de toute l'Europe; au contraire, toutes les comparaisons tourneraient à notre avantage. N'importe quel temps règne au dehors, les malades peuvent maintenant faire leur cure, et se livrer à la promenade obligée, dans de spacieux et confortables locaux où ils sont garantis contre le vent, la pluie et le froid. Le matin, de sept à huit heures, au moment où la plupart des buveurs prennent leurs eaux, l'orchestre du Casino joue dans la grande salle qui est pourvue, dans cette intention, d'une tribune à moitié dissimulée dans l'épaisseur des maçonneries, afin d'amortir le son. Le soir, les personnes délicates, frileuses, sensibles aux brouillards et à la fraîcheur, celles à qui l'on interdit justement de s'attarder sous les arbres du parc, sauront où se réfugier et passer une heure ou deux agréablement, en causant ou en faisant une lecture récréative. Un cabinet de lecture est mis à leur portée.

En un mot, la Trinkhalle de Spa est un asile luxueux et gai en même temps que la ville met libéralement à la disposition des étrangers qui, par nécessité ou par convenance personnelle, doivent se tenir à l'écart du va-et-vient plus bruyant du Casino.

L'eau du Pouhon de Pierre-le-Grand est parfaitement limpide et transparente. Aussitôt qu'on l'a puisée, on voit une quantité de bulles cristallines de gaz acide carbonique tapisser les parois du verre, tandis que le surplus du gaz va crever en pétillant à sa surface. Sa saveur est acidule, piquante, un peu styptique, avec un goût franchement ferrugineux ; elle forme une boisson extrêmement rafraîchissante et agréable pendant les chaleurs d'été. Quand la pression atmosphérique baisse, à la suite de pluies ou de brouillards prolongés, l'acide carbonique se dégage rapidement et l'eau du Pouhon devient plus lourde, moins digestible et elle prend un goût d'encre plus prononcé. *Le Pouhon de Pierre-le-Grand est la source qui convient le mieux dans toutes les anémies et les chloroses, quand l'estomac est indemne de toute irritation catar-*

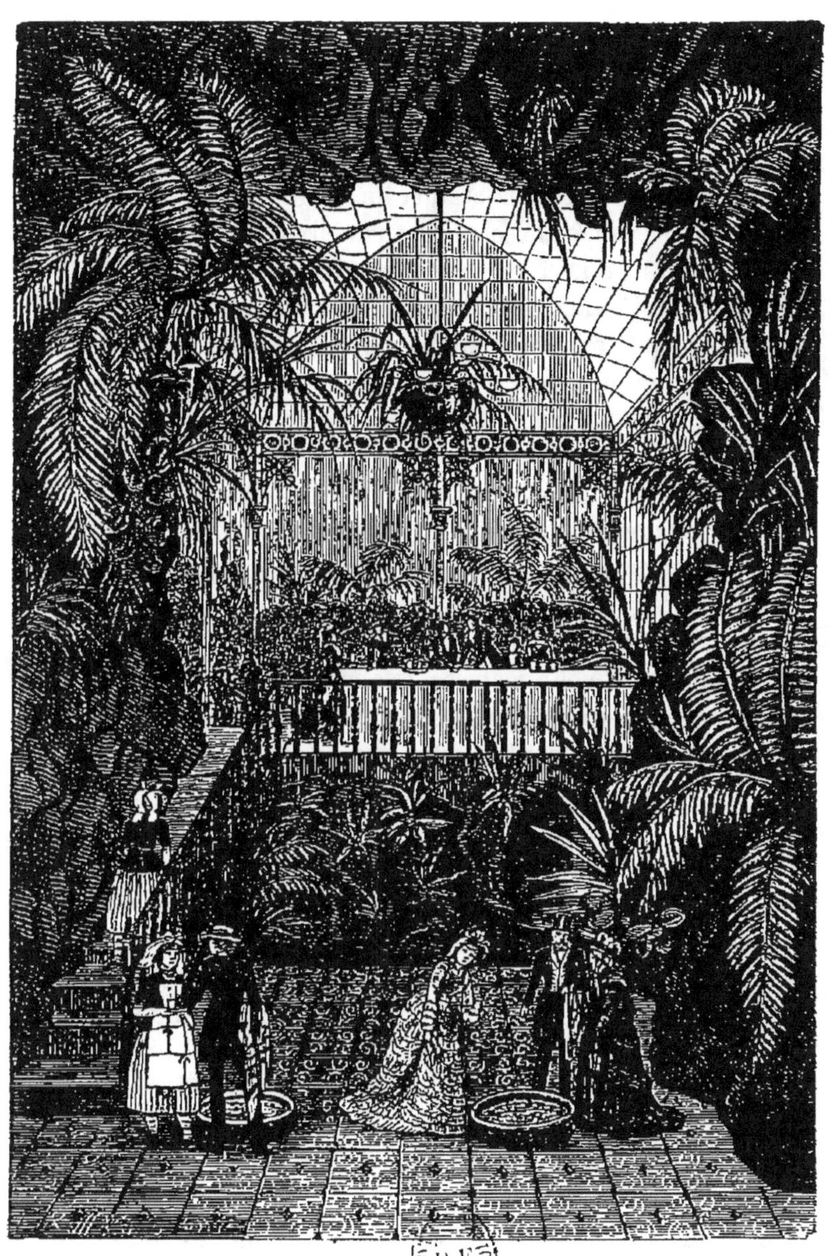

SOURCE DU POUHON DU PRINCE DE CONDÉ A SPA.

rhale ou que la gastralgie n'a pas rendu la muqueuse stomacale trop susceptible. Dans cette dernière hypothèse, il est prudent d'entamer la cure par une autre source moins minéralisée en fer ou mieux pourvue de sels alcalins, pour en arriver au Pouhon de Pierre-le-Grand, dès que la tolérance est établie. Dans les états chloroanémiques qui sont compliqués d'hémorrhagies passives ou de flux muqueux excessifs, il faut débuter, à moins de contre-indication formelle, par l'eau du Pouhon de Pierrele-Grand qui l'emporte alors sur toutes les autres fontaines de Spa, à cause de sa plus grande astringence.

Nous réprouvons de toutes nos forces les tendances de certaines personnes qui semblent vouloir annihiler toutes nos autres sources au bénéfice du seul Pouhon de Pierrele-Grand, qui serait ainsi mis en possession d'une royauté tyrannique, dont nos ancêtres n'avaient aucune idée. Pour nous, médecins-praticiens, plus nous avons de sourcessœurs à notre disposition, plus nous devons nous estimer heureux, car il y a des malades — et tous les ans nous en rencontrons dans notre clientèle étrangère — qui ne digèrent les eaux du Pouhon de Pierre-le-Grand sous aucune forme et quelque artifice que l'on emploie. A peine les a-t-on fait passer à une autre source, que tout rentre dans l'ordre et que ces malades qui, sans cela, auraient dû quitter notre ville, sont tout joyeux de pouvoir continuer leur cure avec régularité et profit.

Du Pouhon du Prince de Condé.

La source ou plutôt les deux sources connues sous le nom de Pouhon du Prince de Condé N° 1 et N° 2 sortent de terre et sont captées dans les souterrains d'une maison appartenant à MM. Schaltin, Pierry et Cie et située rue Dundas, à cinquante pas du Pouhon de Pierre-le-Grand.

Les propriétaires, qui sont des hommes d'initiative et d'intelligence, comprenant que le progrès est une question de vie ou de mort pour une ville d'eaux, n'ont pas reculé, eux, simples particuliers, devant une dépense relativement considérable, pour annexer à leur source une trinkhalle qui, avec des proportions plus modestes, offre aux buveurs une protection tout aussi efficace que la coûteuse construction du Pouhon de Pierre-le-Grand. La salle qu'ils ont fait élever, en 1879, a une superficie de huit mètres sur dix, plus qu'il ne faut pour la promenade d'ordonnance entre les prises d'eau minérale. Sa forme est quadrangulaire, sa toiture vitrée, son pavement en belle céramique. Les murailles disparaissent sous un revêtement de rocailles criblées de cavités où poussent une foule de plantes ornementales, palmiers, lataniers, bananiers, fougères dont les frondes se marient élégamment avec des corbeilles de fleurs et un lacis de lianes grimpantes. Les deux sources pétillent dans deux vasques de marbre noir, au fond d'une grotte artificielle qui est ornée. avec le même goût, d'une profusion de plantes tropicales.

Comme presque tous les étrangers qui affluent au Prince de Condé sont des malades sérieux qui prennent fort à cœur leur cure, on n'y est pas dérangé par les allées et venues des simples curieux et des badauds. Les jours de mauvais temps, les messieurs s'y promènent en long et en large, tandis que les dames, assises autour des tables, se distraient en babillant ou en travaillant à des ouvrages de main. C'est coquet, paisible et du meilleur ton.

Il est regrettable que les deux sources du Pouhon du Prince de Condé n'aient pas été soumises à l'analyse des mêmes chimistes qui ont examiné toutes les autres eaux minérales de Spa; nous serions ainsi munis d'un document officiel qui couperait court à des controverses plus passionnées qu'utiles, dont la rivalité des deux Pouhons a été le prétexte et l'occasion. Le chimiste français Ossian Henry qui a analysé le Pouhon du Prince de Condé a obtenu les chiffres suivants que nous donnons sous toute réserve :

Pour 10,000 parties en poids :

Bi-carbonate de soude.	0,56
Bi-carbonate de magnésie	1,48
Bi-carbonate de chaux	2,15
Bi-carbonate de fer.	2,70
Chlorure de sodium	0,25
Sulfate de soude.	0,01

Or, la nouvelle analyse de 1870-71 ne donne au Pouhon de Pierre-le-Grand que 1 gramme 96 centigrammes de bi-carbonate de fer sur 10,000.

Le docteur Lersch, d'Aix-la-Chapelle, a, de son côté, dosé le fer et il alloue, pour 10,000 parties en poids, 1,236 de bi-carbonate de fer au Condé N° 1 et 1,121 au Condé N° 2 contre 0,768 au Pouhon de Pierre-le-Grand. L'on voit que ces deux analyses, quoique différant beaucoup quant aux chiffres, ne se contredisent pas au fond, puisque les deux savants s'accordent sur ce point capital, que le Pouhon du Prince de Condé est plus riche en fer que le Pouhon de Pierre-le-Grand; de plus, il renferme proportionnellement à son fer plus de bi-carbonates alcalins.

Cette dernière particularité nous édifie sur un fait expérimental qui nous a frappé depuis des années, nous qui ne cherchons que la vérité sans prévention et sans parti pris, à savoir que l'eau du Pouhon du Prince de Condé, malgré sa grande richesse en fer, est plus douce, moins longue à digérer, et pèse moins sur les estomacs affaiblis que celle du Pouhon de Pierre-le-Grand. Nous sommes heureux d'être corroboré dans cette opinion par notre très honorable confrère feu le docteur Cutler, médecin anglais, résidant à Spa, qui, longtemps avant nous, avait pour ainsi dire retrouvé la source du Prince de Condé et discerné, avec infiniment de sagacité, ses remarquables vertus. Le docteur Cutler a, de ce chef, bien mérité de la ville de Spa et de sa nombreuse clientèle. Avec lui nous déclarons que l'eau du Prince de Condé est plus légère, plus facile à digérer que celle du Pouhon de Pierre-le-Grand. Elle doit lui être préférée, au commencement de la cure ou pendant toute sa durée, chez les personnes dont l'estomac est très sensible, qui ont la langue légèrement blanche ou jaunâtre et qui accusent des symptômes de dyspepsie irritative.

A notre avis, c'est un bonheur pour une ville d'eaux comme Spa de posséder, dans son sein, à quelques pas seulement l'une de l'autre, deux sources douées des mêmes caractères généraux mais précieuses par la pondération différente de leurs éléments minéralisateurs et pouvant se remplacer mutuellement en cas de besoin. De cette façon, le médecin n'est jamais pris au dépourvu et ne se trouve jamais non plus dans la triste obligation de ne pouvoir soulager un malade, parce qu'une source unique ne serait pas tolérée par lui.

La source du Prince de Condé est, sous le rapport de

la digestibilité, la reproduction, dans l'enceinte de la
ville, des sources extérieures qui, par les jours de mauvais temps, ne sont pas accessibles aux malades, à cause
de leur éloignement. Grâce à elle, toute cure commencée
soit à la Sauvenière, à la Géronstère ou à Barisart
pourra être poursuivie, sans interruption, en dépit des
périodes de pluies qui sont si contrariantes dans nos climats tempérés.

Les eaux du Prince de Condé ont les mêmes propriétés
physiques que celles du Pouhon de Pierre-le-Grand :
même pureté, même transparence, même dégagement
d'acide carbonique. Elles s'en distinguent par une saveur
et une odeur légèrement bitumineuses, variables pour chacune des deux sources et qui font que les habitués ne les
confondent jamais l'une avec l'autre.

De la Sauvenière et du Groesbeck.

Ces deux sources jumelles jaillissent du roc schisteux
à deux kilomètres et demi de la ville, sur la route de Spa
à Stavelot et Malmédy, à 410 mètres d'altitude, c'est-à-
dire 160 mètres plus haut que le Pouhon de Pierre-le-
Grand. Leur densité est de 1.0006315 et de 1.00070, leur
température de 10°2 et 10°1 centigrades. Presque conti-
guës, elles ont la même composition chimique, sauf des
nuances dont il est permis de faire abstraction. La Sauvenière a été très anciennement connue. Il est plus que
probable que les légionnaires romains, qui traversaient
le pays il y a dix-huit siècles, en suivant la voie militaire
dont les débris existent encore au milieu des fagnes, y
ont trempé leurs lèvres. Au dix-septième et au commen-

cement du dix-huitième siècle, sa vogue était tellement grande qu'il fallait s'inscrire dès la veille pour être servi. C'était la source préférée des prêtres et des religieux, ce qui lui avait fait attribuer le nom de Fontaine ecclésiastique. Pour cette raison, on avait coutume d'y célébrer la messe tous les jours sur un autel dédié à St-Remacle. Il n'y a pas longtemps, cette pratique se retrouvait encore auprès de quelques sources des Hautes-Pyrénées, à Mahourat de Cauterets, par exemple.

Il y a des personnes qui attribuent à la Sauvenière et au Groesbeck une diversité d'action, mais sans apporter la moindre preuve à l'appui de cette allégation toute gratuite, à laquelle nous n'accordons pas la moindre créance. Leurs eaux ont un goût acidule plus prononcé que celui du Pouhon et une saveur plus piquante au palais; elles tiennent moins d'acide carbonique en dissolution fixe; elles font entendre un bouillonnement sonore parce que le gaz s'exhale plus vite sous une pression atmosphérique amoindrie. Elles sont beaucoup plus pauvres en fer que le Pouhon, mais, par contre, les bi-carbonates alcalins y atteignent un chiffre plus élevé.

Plusieurs médecins ont cru découvrir dans cette prédominance des sels alcalins le secret des qualités diurétiques des eaux de la Sauvenière et du Groesbeck, ainsi que celui de leurs bons effets dans les lésions catarrhales des reins et de la vessie. L'observation clinique est exacte et notre propre expérimentation confirme l'excellence de ces sources dans les maladies catarrhales des voies urinaires. Mais l'interprétation chimique est évidemment erronée. En effet, le Groesbeck, qui passe pour être plus diurétique que la Sauvenière, contient moins de bi-carbonates alcalins que cette fontaine (1.4065 contre

2.6295) et — détail assurément imprévu — moins que le Pouhon lui-même (1.9281). D'autre part, la Géronstère, que personne n'a jamais prônée comme poussant à la diurèse, a plus de sels alcalins que la Sauvenière (3.4088 contre 2.6295) et deux fois plus que le Groesbeck (3.4088 contre 1.4065).

Ces incohérences et ces contradictions, imputables à l'analyse, sont la condamnation du système qui a la prétention, mal fondée, de rapporter tous les bons effets d'une cure thermale aux seules réactions chimiques que les eaux fomentent au milieu de notre économie.

Dans notre chapitre réservé aux affections catarrhales et inflammatoires chroniques des voies urinaires, nous reviendrons sur cette question et nous expliquerons l'efficacité diurétique et anti-catarrhale des eaux de la Sauvenière et du Groesbeck, par des déductions physiologiques plus rationnelles et plus probantes.

Les sources de la Sauvenière et du Groesbeck sont comme enfouies dans un site des plus pittoresques que l'art a discrètement contribué à embellir. Des chênes et des hêtres de la stature la plus majestueuse les protègent de leurs rameaux touffus ; des promenades pleines d'ombre, de mystère et de fraîcheur sont dessinées tout autour dans un bois où se dressent des arbres de la plus noble prestance. Un peu au-dessus et à gauche des deux fontaines, un mail ou avenue de tilleuls et d'ormes presque centenaires, débouche sur une terrasse qui surplombe une gorge agreste où se précipite le ruisseau de la promenade d'Orléans. De ce poste, on domine un paysage enchanteur.

En quittant les sources, les amateurs de courses pédestres ont le choix de descendre par la promenade d'Orléans, tracée dans un ravin parcouru par un cours d'eau mignon, qui sautille de roches en roches en formant des cascades et des lacs en miniature ; ou bien ils peuvent s'engager dans un sentier qui les mènera, à travers des taillis serrés et une magnifique futaie de hauts sapins, jusqu'à la lisière du village de Nivezé (1). S'ils sont en humeur de faire une plus longue excursion, ils grimperont sur les Hautes Fagnes par la route de Stavelot, ou bien ils gagneront la Géronstère par le chemin carrossable qui s'embranche en face du restaurant de la Sauvenière. Partout, ils respireront un air pur, léger, aromatisé par les senteurs des bruyères et des arbres résineux ; partout, leurs yeux seront réjouis, à chaque éclaircie du feuillage, par la vue d'horizons lointains et de paysages dont la sauvagerie naturelle est adoucie et comme estompée par les teintes mélancoliques propres à l'Ardenne.

De la Géronstère.

La Géronstère est située à trois kilomètres et demi au nord-ouest de la ville, à moitié chemin vers la crête de la montagne qui s'étend en forme de croissant au midi de Spa, au centre d'une véritable forêt, à 430 mètres d'altitude, soit 190 mètres plus haut que le Pouhon et au confluent des routes de Spa, de la Sauvenière, de Barisart et de la vallée de l'Amblève. Sa température est de 10°,1 centigrades ; sa densité de 1.000802.

La nature de l'Ardenne a semé avec profusion ses

(1) Cette belle futaie est actuellement détruite, hélas ! par l'impitoyable manie de déboisement dont nos administrations publiques semblent être animées.

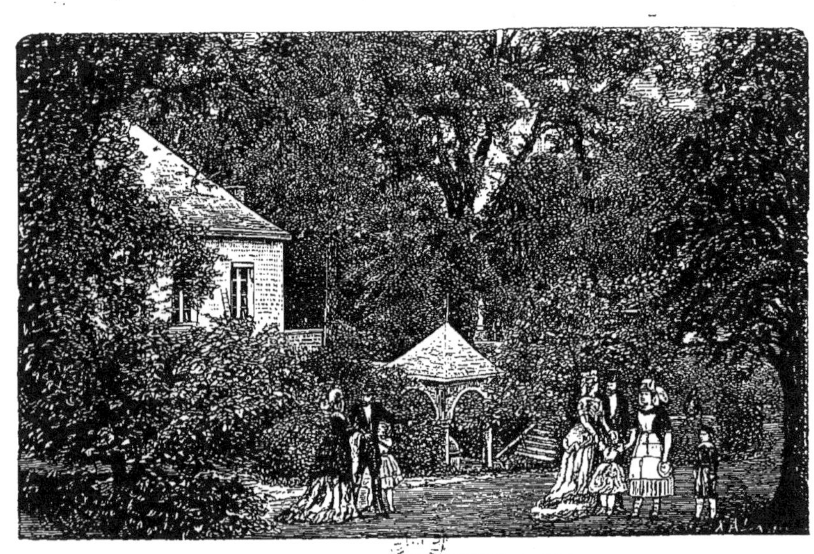

SOURCE DE LA GÉRONSTÈRE A SPA.

charmes autour de cette source célèbre dont le parc peut hardiment soutenir la comparaison avec tout ce qu'il y a de plus grandiose dans les plus belles résidences de l'Europe. Arbres séculaires du port le plus imposant, allées ombragées de taillis vivaces, bosquets toujours garantis contre les rayons ardents du soleil, pelouses verdoyantes, parterres de fleurs, d'arbustes et de buissons fleuris, murmure des cascades voisines de la promenade Meyerbeer, tout conspire pour faire de ce parc de la Géronstère une retraite champêtre incomparable pour y passer, dans un doux far niente, les journées caniculaires de l'été.

La source a été captée il y a six ans et, depuis lors, elle est dissimulée sous un abri provisoire. Son eau se distingue de celle des autres sources par son goût un peu fade, moins styptique, moins acidule ; elle répand, par intervalles, une odeur *sui generis* qui a beaucoup d'analogie avec celle de l'hydrogène sulfuré. Un certain nombre de médecins et de chimistes se sont empressés d'en conclure que la Géronstère est une source sulfuro-ferrugineuse ; d'après eux, ce serait par son soufre qu'elle opérerait la guérison de certaines variétés de bronchites chroniques et de phthisies pulmonaires contre lesquelles on la préconise à juste titre.

Mais d'autres médecins et d'autres chimistes nient la présence du soufre à l'état de dissolution permanente et constante dans la Géronstère. Leur opinion a reçu une éclatante confirmation par les conclusions que les savants professeurs de chimie des Universités de Gand et de Liége ont formulées, dans leur rapport sur la composition des eaux minérales de Spa qui sert d'avant-propos à l'analyse qu'ils ont faite collectivement en 1870-1871. On lit aux pages 11 et suivantes de leur consciencieux travail :

« I. Les réactifs les plus délicats, tels que le chlorure
» de cadmium, l'acide arsénieux, les sels de plomb, etc.,
» ne nous ont fourni que des résultats tout à fait négatifs,
» de sorte que si ces eaux (de la Géronstère) renferment
» de l'acide sulfhydrique, il doit s'y trouver en quantités
» extrêmement minimes et par suite indosables.

» II. L'atmosphère gazeuse de la Géronstère présente
» nettement l'odeur et les réactions de l'hydrogène sul-
» furé, tandis que l'eau de cette source reste insensible
» à l'action des réactifs ordinaires et ne présente qu'une
» odeur incomparablement plus faible.

» III. Les eaux de Spa tiennent en solution des quan-
» tités assez notables d'oxygène. Or, la présence de ce
» dernier gaz est incompatible avec celle de l'acide sulf-
» hydrique.

» IV. Les eaux de Spa ne sont donc pas naturellement
» sulfurées, mais contiennent l'hydrogène sulfuré d'une
» façon accidentelle, intermittente, en rapport avec l'élé-
» vation de la température. »

Ces extraits ne peuvent plus désormais laisser subsister de doute dans l'esprit de nos lecteurs sur la non présence du soufre à l'état de composé fixe dans les eaux de
Spa, en général, et, tout particulièrement, dans celles de
la Géronstère, du moins à une dose telle qu'un médecin
allopathe puisse l'invoquer comme agissant d'une manière appréciable dans les maladies de la poitrine. Nul
doute que le soufre y existe à des doses infinitésimales
dont nos confrères homœopathes pourraient fixer la valeur curative.

Nous nous sommes livré à cette courte digression chimique dans le but de trancher un litige insoluble jadis à

cause de l'insuffisance des vieilles analyses, mais résolu
définitivement par le travail magistral des professeurs de
Liége et de Gand. Aussi, nous ne pouvons plus prendre au
sérieux les praticiens qui s'obstineraient à soutenir, malgré l'évidence de la démonstration des chimistes de 1870,
que l'eau minérale de la Géronstère contient du soufre,
parce que leur odorat perçoit, de temps à autre, des émanations d'hydrogène sulfuré dans l'atmosphère de la
source.

Nous ne pouvons nous empêcher de sourire en relisant
quelques écrits sur les eaux de Spa dont les auteurs affir-
ment, au chapitre de la Géronstère, avoir guéri une foule
d'affections des voies respiratoires, laryngites, bronchites,
asthmes, phthisies pulmonaires, voire même des maladies
de la peau, à l'aide d'un principe actif, le soufre, qui, en
réalité, ne fait que des apparitions fugitives dans l'atmosphère de cette source et qui, en tous cas, ne peut pas
être décélé dans l'eau minérale elle-même par les réactifs les plus sensibles dont dispose la chimie moderne.
Un autre tort de ces écrivains, c'est de ne pas avoir pré-
cisé les formes cliniques des maladies de poitrine que les
eaux de la Géronstère amendent et guérissent ; cette absence de tout déterminisme scientifique a, d'après des
confidences que nous avons reçues, éveillé la défiance et
l'incrédulité des médecins étrangers à Spa et jeté la défa-
veur sur une médication, excellente en elle-même, à la
condition qu'on ne lui demande que ce qu'elle peut rationnellement donner.

Néanmoins, les faits de guérison de maladies des bronches et des poumons, qui ont fondé la réputation de la
Géronstère, sont frappés au coin de la plus parfaite authenticité et lui restent acquis. Point n'est besoin du

soufre pour les comprendre, comme nous le ferons voir dans les paragraphes où nous nous occuperons de l'altitude de Spa et dans les chapitres réservés aux affections chroniques des voies pulmonaires (phthisies et bronchites).

A côté de qualités chimériques dont la Géronstère serait redevable à sa prétendue contenance en soufre, elle en possède d'autres bien plus irrécusables, savoir son altitude beaucoup plus élevée, son site forestier, sa moindre saturation en fer et sa plus grande richesse en bi-carbonates salins, comparativement au Pouhon de Pierre-le-Grand. Aussi, l'utilise-t-on, avec un succès constant, chez des malades qui seraient incommodés, de prime abord, par les eaux trop fortes du Pouhon, chez les jeunes filles non encore formées, chez les femmes nervosiques, etc., etc.

Du Barisart.

La source du Barisart se trouve à la distance d'un kilomètre environ de la ville, sur la route qui, passant par le Vieux-Spa, se dirige vers la Géronstère où elle grimpe par une rampe en lacets jetée sur les flancs de la montagne. Le Barisart occupe le fond d'un délicieux petit vallon ; une avenue de peupliers, de platanes et de trembles y mène en longeant les bords d'un ruisseau. La source est recueillie dans un cylindre en fonte et cachée sous une grotte artificielle très originalement bâtie, au moyen de la superposition de blocs de rochers, comme on en voit éparpillés dans tous les environs de Spa. Tout contre la source, on a construit un joli pavillon servant de café-restaurant auquel on a joint un chalet qui contient des écuries et des remises. Les grandes pelouses soigneusement peignées, les sentiers ombreux tracés dans les bosquets, la mignonne pièce d'eau où se reflète le rideau de la forêt, donnent à Barisart un cachet spécial et distinct de celui des autres fontaines. Barisart plaît, il charme. Aussi, est-il fréquenté assidûment, l'après-midi surtout, par les promeneurs qui ne veulent pas faire une longue trotte à pied (1).

Comme saveur, Barisart se rapproche plus du Pouhon que de la Sauvenière et de la Géronstère quoique, d'après l'analyse, elle renferme beaucoup moins de fer et moins de sels alcalins que la première de ces sources. L'acide carbonique y est très-abondant. Son eau laisse échapper, par moments, une odeur sulfureuse plus fugace et moins désagréable que celle de la Géronstère. Les chimistes ont découvert que ce phénomène est dû à la réaction de l'eau ferrugineuse sur le tube en fonte qui emprisonne la source. La fonte est attaquée; il y a dégagement d'hydrogène, et cet hydrogène naissant réduit les sulfates avec production de sulfures et conséquemment d'acide sulfhydrique. On peut facilement constater que la caisse en fonte qui, reçoit les eaux, au moment où elles sourdent de la roche, est rongée d'une épaisseur de plusieurs millimètres jusqu'à l'endroit qui correspond au niveau du liquide. Conclusion : le Barisart n'est aucunement sulfuré par lui-même; son atmosphère comprend de l'hydrogène sulfuré, par suite de la corrosion du tube en fer qui sert au captage.

La source du Barisart ne jouit pas d'attributions thérapeutiques spéciales, sauf qu'elle se digère mieux que le Pouhon de Pierre-le-Grand et qu'elle doit avoir la préé-

(1) Ad. Joanne. *Spa et ses environs.* Paris, 1870.

minence sur lui, si l'on en croit certains médecins, dans les dyspepsies et les flatulences intestinales.

Elle a encore un privilége, moins énigmatique celui-là, c'est de ne pas être éloignée de la ville de plus d'un kilomètre, ce qui permet aux moins ingambes de s'y rendre à pied. Un ordre du jour on ne peut plus salutaire, que nous nous efforçons d'inculquer à nos clients assez valides et de bonne volonté, consiste à se lever, vers les six heures, en été, et à aller boire l'eau du Barisart. En cheminant le long de l'allée qui y conduit sur un terrain presque plat, on respire avec délices l'air frais du matin et les émanations odorantes des prés et des bois brillants de rosée. On se promène dans le parc, tout en buvant son verre d'eau à petits traits, et, vers les huit heures, avant les grandes chaleurs, on peut être rentré chez soi, heureux, content, bien dispos de corps et d'esprit, l'estomac creusé par cet exercice matinal. On déjeune de bon appétit, puis, après s'être reposé un peu, on flâne sous les ombrages de la promenade de Sept-Heures et, vers les onze heures, on prend soit un bain, soit une douche, d'après l'ordonnance du médecin. C'est ainsi que nous entendons l'emploi de la journée, dans une ville d'eaux, pour ceux qui n'y sont amenés que par le souci de leur santé.

Du Tonnelet.

Cette fontaine se trouve à une demi-lieue au nord-est de Spa, à mi-côte de la montagne où sont situées la Sauvenière et la Géronstère.

Le Tonnelet a eu depuis un siècle ses jours de splendeur et de décadence, ses heures d'engouement irréfléchi et ses périodes d'abandon. Ses hauts et ses bas ne sont, à notre avis, pas plus fondés les uns que les autres. Le Tonnelet peut rendre les mêmes services que les autres sources ferrugineuses de Spa dont il n'est distingué par aucune propriété essentielle.

Il n'est pas beaucoup prescrit par les médecins, ni visité par les malades; cela tient, sans doute, au grand nombre de sources dont on dispose à Spa. On lui accorde des vertus vermifuges. On a probablement vu que des enfants bouffis, lymphatiques et anémiques, à qui l'on faisait suivre une cure au Tonnelet, expulsaient une grande quantité de vers lombricoïdes. Résulte-t-il de là que les eaux de cette source soient vermicides ou vermifuges? Pas le moins du monde. Cela prouve tout bonnement — ce que d'ailleurs tous les médecins savent — que les vers intestinaux pullulent chez les enfants malingres, à gros ventre, dont l'appétit laisse à désirer, dont les selles sont irrégulières et dont les urines blanches, saturées d'urates et de phosphates terreux, dénoncent une nutrition vicieuse. Or, un des meilleurs moyens pour chasser les parasites et s'opposer à leur reproduction, est de rendre du ton à toute l'économie, ce dont les eaux ferrugineuses s'acquittent à merveille. Si donc le Tonnelet est vermifuge, c'est par une voie bien détournée et bien indirecte.

CHAPITRE II.

DE L'ANALYSE DES EAUX MINÉRALES DE SPA.

L'analyse officielle des différentes sources de Spa a été confiée, en 1870, à quatre chimistes belges réunis en commission, savoir MM. Chandelon et Kupfferschlaeger, professeurs de chimie à l'Université de Liége et MM. Donny et Swarts, professeurs de chimie à l'Université de Gand.

Ces Messieurs se sont livrés pendant une année entière à des recherches aussi approfondies que minutieuses. De leur collaboration, qui donne au public médical toutes les garanties possibles de science et d'impartialité, est sorti un rapport dont la conclusion comprend le tableau suivant de la composition des sources ferrugineuses de Spa.

Pour 10,000 parties d'eau en poids :

	POUHON.	TONNELET.	NIVEZÉ.	SAUVENIÈRE.	GROESBECK.	GÉRONSTÈRE.	BARISART.	BAINS (réservoir sud).
Densité.	1,0014785	1,0007900	1,0008630	1,0006315	1,00070	1,000802	1,000890	1,000729
Température centigr. en été.	10°,8	9°,8	9°,7	10°,2	10°,1	10°,1	10°,2	14°
Acide carbonique libre . . .	25,5278	21,5230	21,4238	24,0707	21,9220	20,1077	23,9540	19,7182
Bicarbonate de sodium. . .	1,2222	0,6593	0,1259	0,6035	0,2158	0,3553	0,1334	0,1066
Id. potassium . .	0,1182	0,0236	0,0319	0,0784	0,0813	0,0661	0,0315	0,0354
Id. calcium. . . .	0,4050	0,5612	0,6216	1,2655	0,5670	1,6163	0,4143	0,6793
Id. magnésium .	0,1825	0,1332	0,2044	0,6821	0,5420	1,3711	0,6697	0,2075
Id. **fer**.	**1,9647**	**0,6230**	**0,9901**	**0,7715**	**0,7056**	**0,5565**	**0,5166**	**1,0848**
Id. manganèse. .	0,0386	0,0162	0,0242	0,0162	0,0143	0,0157	0,0138	0,0165
Chlorure de sodium.	0,5402	0,0766	0,1009	0,0829	0,0729	0,1420	0,1577	0,0998
Sulfate de sodium	0,2316	0,0367	0,2937	0,0438	0,0240	0,0287	0,1284	0,2754
Silice.	0,4900	0,1400	0,1140	0,1088	0,0813	0,1580	0,3126	0,1150
Alumine	0,1430	0,0650	0,1000	0,0458	0,0457	0,0345	0,0552	0,0783
Hydrogène sulfuré	0,0011039	—	0,000040157	—	—	0,004283456	—	0,00812166
Résidu sec	6,1100	1,3000	1,6900	2,1470	1,9880	2,8650	0,5550	1,7000

Matières organiques indéterminées; traces de lithine, d'acide phosphorique et d'acide nitrique; oxygène, azote et hydrogène carboné.

Un simple coup-d'œil, jeté sur cette analyse, nous apprend que la vraie caractéristique des eaux de Spa est le fer et que les autres matières solides, notamment les sels alcalins, n'y sont pas représentées à des doses telles qu'on puisse admettre qu'elles exercent, par elles-mêmes, une influence, digne d'être mentionnée, sur le corps humain, ou bien qu'elles soient capables de masquer ou d'entraver l'action du fer.

Les eaux de Spa ont deux qualités dominantes qui sont : 1º leur richesse extraordinaire en fer considéré en lui-même, mais surtout si on le met en opposition avec l'ensemble des autres substances solides ; 2º leur non moins grande richesse en gaz acide carbonique.

L'eau martiale de Spa offre, par conséquent, le type des eaux dites ferrugineuses acidules, c'est-à-dire de celles qui sont sans mélange avec une quantité assez considérable d'autres sels, pour que le moindre préjudice soit porté au libre développement de l'activité thérapeutique du fer.

Nous allons tâcher de convaincre nos lecteurs du bienfondé de cette proposition qui, pendant près d'un siècle, n'a été révoquée en doute par personne, sauf dans ces vingt dernières années, et bien à tort, suivant nous. Nous avons, dans cette intention, dressé un tableau comprenant l'analyse des eaux ferrugineuses acidules les plus fréquentées actuellement ; nous y avons fait figurer exclusivement les principes chimiques qui sont les plus intéressants à connaître pour notre démonstration, savoir : le bi-carbonate de fer, les bi-carbonates alcalins et l'acide carbonique. Nous nous sommes servi des analyses les plus récentes. Pour Schwalbach de celle qu'a faite le célèbre chimiste allemand Frésénius et qui est entièrement com-

parable au travail des professeurs Chandelon, Kupfferschlaeger, Donny et Swarts, les méthodes employées
ayant été les mêmes. Pour le Pouhon du Prince de Condé,
nous avons dû nous contenter, faute de mieux, de l'analyse plus ancienne du chimiste français Ossian Henry.
Pour St-Moritz, nous avons choisi, comme étant la dernière en date, l'analyse faite en 1874 par le docteur
A. Husemann, de Coire (1).

(1) *Der Kurort St-Moritz und seine Eisensaüerlinge,* von Dr Aug
Husemann. Zürich, 1874.

Contenance en bi-carbonate de fer, en bi-carbonates alcalins et en gaz acide carbonique des principales sources de Spa, Schwalbach et Saint-Moritz. — Pour 10,000 parties d'eau en poids :

	I. SPA. Pouhon de Pierre-le-Grand.	II. SPA. Pouhon du Prince de Condé.	III. SPA. Sauvenière.	IV. SCHWALBACH. Stahlbrunnen.	V. SCHWALBACH. Weinbrunnen.	VI. SAINT-MORITZ. Vieille source.	VII. SAINT-MORITZ. Source de Paracelse.
I. Bi-carbonate de fer	*1,9647*	*2,70. .*	*0.7715*	*0,8577*	*0,6433*	*0,3309*	*0,3864*
Bi-carbonate de sodium	1,2222	0,73. .	0,6035	0,2062	0,2453	2,7235	1,8151
Bi-carbonate de calcium	0,4050	3,09. .	1,2655	2,2130	5,7212	12,2691	13,0195
Bi-carbonate de magnesium	0,1825	2,10. .	0,6821	2,1223	6,0512	1,9700	2,0218
Bi-carbonate de potassium	0,1184	. . . . .	0,0784	. . . . .	. . . . .	. . . . .	. . . . .
II. Total des bi-carbonates alcalins .	*1,9281*	*5,92. .*	*2,6295*	*4,7256*	*12,1085*	*17,0164*	*16,9122*
III. Acide carbonique libre	*25,5278*	*Non dosé*	*24,0707*	*29,8167*	*27,1087*	*30,5741*	*53,8680*

L'inspection de ce tableau nous prouve que :

1° Les deux Pouhons de Spa *possèdent* respectivement *trois fois plus de fer* que le Stahlbrunnen et le Weinbrunnen de Schwalbach (2 grammes 70 centigrammes et 1 gramme 96 centigrammes, contre 83 centigrammes et 64 centigrammes, dans 10,000 grammes d'eau).

Pour Saint-Moritz, l'écart est bien plus grand encore. Les deux Pouhons de Spa *contiennent* respectivement *huit et six fois plus de fer* que la vieille source et la source Paracelse (2 grammes 70 centigrammes et 1 gramme 96 centigrammes, contre 38 et 33 centigrammes, dans 10,000 grammes d'eau).

La tradition, qui a toujours affirmé que *Spa était la Reine des eaux ferrugineuses acidules*, est donc confirmée de la façon la plus solennelle par les résultats des analyses faites presque simultanément, dans ces dix dernières années, en Allemagne, en Suisse et en Belgique, par des chimistes dont les noms font autorité dans la science. Cette primauté de notre station n'a pas été sans offusquer un certain nombre de médecins, surtout parmi ceux qui pratiquent auprès de sources similaires aux nôtres. Gênés, dirait-on, par la supériorité que nos eaux doivent à leur minéralisation vraiment unique au point de vue du fer, ces confrères insinuent qu'il n'est pas indispensable que les malades chloro-anémiques absorbent une aussi notable quantité de fer minéralisé, pour obtenir leur guérison. A l'appui de cette assertion, un peu en dehors des idées reçues, voici leur raisonnement : « La chlorose » et l'anémie se déclarent lorsque la proportion normale » du fer contenu dans le sang, et qui est évaluée à six gram- » mes environ chez l'homme adulte, vient à baisser de un » ou de deux grammes. Pour guérir la chloro-anémie ou

» ses conséquences pathologiques, il suffit donc d'incor-
» porer au sang un ou deux grammes de fer seulement, et
» cela dans le délai de quatre à cinq semaines, qui est
» celui d'une cure ordinaire. Or, pour combler ce faible
» déficit, toute eau martiale est surabondamment char-
» gée de principes ferrugineux, si l'on tient compte, d'une
» part, de la quantité de fer qui existe dans l'eau miné-
» rale administrée chaque jour et si, d'un autre côté, on
» additionne les doses pendant toute la durée du traite-
» ment. »

Disons tout de suite que si l'on adoptait cette manière
toute mathématique d'envisager les choses, le fer lui-
même deviendrait un luxe inutile et pourrait être rayé
de la nomenclature de nos traités de thérapeutique. Les
malades trouveraient toujours, dans leur régime seul,
une masse de fer bien supérieure au gramme ou aux
deux grammes qui manquent dans leur sang. Car l'on
sait que toutes les substances alibiles, dont nous usons
pour notre nourriture, renferment du fer sous la forme
de l'une ou l'autre combinaison chimique. D'ailleurs, cette
théorie quasi-mécanique, en vertu de laquelle le fer, donné
comme médicament, irait tout uniment remplacer dans
les globules du sang les molécules ferrugineuses défi-
cientes, jusqu'à concurrence de leur chiffre physiologique,
va trop à l'encontre de la marche habituelle des phénomènes de la vie animale et ne compte, pour ainsi dire,
plus d'adhérents dans la génération médicale contemporaine.

Il est probable, presque sûr, que le fer remplit dans
l'organisme malade un rôle plus noble ; il exerce sur nos
tissus une action vivifiante, inconnue dans son essence,
mais bien distincte de l'excitation vulgaire qui est con-

sécutive à l'application d'un corps irritant. Ce fait a été expérimentalement démontré par Claude Bernard, en ce qui concerne l'estomac. L'illustre physiologiste du Collége de France a vu que la présence d'une solution médicinale de fer dans l'estomac du chien, y provoquait une rougeur générale de la muqueuse, due à la turgescence vitale de ses vaisseaux. Il y aurait lieu de se demander maintenant si cette excitation se continue lorsque le fer, reçu dans le torrent circulatoire, est mis en contact avec les globules et avec les tissus qui les engendrent. Cette conjecture est très vraisemblable, bien qu'elle n'ait pas encore reçu la sanction de l'expérimentation directe. Mais, quoiqu'il en soit, par ce que nous savons de la partie saisissable de l'action du fer sur la muqueuse stomacale, il devient évident que la stimulation salutaire occasionnée par les composés ferrugineux est, et doit être, jusqu'à un certain point, en rapport direct avec la dose ou le degré de concentration sous lequel ils sont présentés à l'estomac.

Nous pouvons donc hardiment conclure, sur le domaine de notre spécialité, que l'activité thérapeutique d'une eau ferrugineuse naturelle correspond à son degré de minéralisation ; plus celui-ci sera élevé, plus l'impulsion modificatrice et curative imprimée à l'estomac et consécutivement au sang, sera prompte et énergique.

Nous mettons de côté les eaux ferrugineuses irritantes ou trop astringentes à cause des sulfates de fer qui les saturent. Il en est de même de celles que le mélange exagéré avec d'autres substances salines altère à tel point, qu'elles produisent sur l'estomac des modifications anatomiques diamétralement opposées à celles que Claude Bernard a notées.

Il est sous-entendu également qu'il y a des ménagements à garder pour que notre conclusion demeure valable ; il faut, par exemple, proportionner la dose du fer à la constitution de chaque malade en particulier, éviter de surmener l'estomac par un excès de médicament qui changerait l'afflux simple du sang en congestion catarrhale et inflammatoire, qui détruirait l'appétit, fermerait les voies de l'absorption, en un mot, augmenterait le mal au lieu de le diminuer.

Un fait clinique, que tout médecin rencontre dans sa pratique journalière, vient corroborer notre jugement sur l'utilité relative des doses plus ou moins fortes de fer. Que voit-on dans les cas de chloro-anémie ? Chez un bon nombre de malades, des prises très petites, quasi-homœopathiques de fer, assurent la guérison, en un temps donné ; mais, par contre, dans un plus grand nombre de cas, dans les plus anciens et les plus rebelles, on est obligé d'administrer des quantités beaucoup plus considérables de fer, comme s'il fallait présenter au sang des doses massives de ce métal, pour qu'il s'en approprie d'excessivement minimes.

La minéralisation exceptionnelle des eaux de Spa a encore un avantage qui n'est pas à mépriser ; le malade n'a pas besoin, pour s'acheminer sûrement vers la guérison, d'ingurgiter quotidiennement, comme ailleurs, un trop grand volume d'eau minérale qui, à la longue, produit le dégoût, la satiété et la révolte de l'estomac.

Enfin, dernier argument, n'est-il pas vrai que les eaux ferrugineuses fortes sont les seules qui aient attiré et fixé la faveur des malades et des médecins ? Les sources ferrugineuses médiocrement minéralisées, qui existent au nombre de plusieurs centaines en Europe, n'ont aucune notoriété étendue et ne desservent qu'une clientèle locale.

2° Les eaux de Spa, sauf le Pouhon du Prince de Condé, sont pourvues de moins de bi-carbonates alcalins que celles de Schwalbach et de Saint-Moritz. Mais, par une sorte de compensation, le bi-carbonate de soude, qui est doué d'une puissance digestive infiniment supérieure à celle des bi-carbonates de magnésie et de chaux, y est plus abondant. Sans vouloir entrer, à ce propos, dans une discussion de chimie pathologique qui serait inopportune, nous pensons que la somme des sels alcalins, tenus en dissolution dans les eaux de Spa, est tout ce qu'il faut pour servir d'adjuvant à la bonne digestion et à l'absorption rapide du bi-carbonate ferreux, du moins chez le genre de malades à qui nous conseillons la cure de Spa avec une confiance illimitée. Dans d'autres sources dites ferrugineuses, mais que l'on devrait plus exactement réunir sous le titre commun de ferrugineuses et salines mixtes, à Franzensbad, à Pyrmont, à Driburg, à Rippoldsau, à Forges, etc., etc., nous voyons, à côté du fer, le chiffre des carbonates et du sulfate de soude grossir d'une façon tout à fait démesurée. Aussi, ces eaux ne conviennent plus à la même série de malades que les nôtres, mais répondent plutôt à des éventualités morbides, où l'indication du fer va s'effaçant peu à peu devant d'autres nécessités du traitement.

Un détail encore qui est curieux et qui avait passé inaperçu avant l'analyse officielle des eaux de Spa : les professeurs belges y ont mis en évidence le bi-carbonate de potasse que les chimistes allemands n'ont découvert ni à Schwalbach, ni à Saint-Moritz. Ce sel potassique, étroitement uni au bi-carbonate de fer, assisterait-il ce dernier dans son œuvre de régénération du sang? Il serait plus que téméraire de hasarder la moindre hypothèse sur ce terrain tout à fait inexploré ; mais il n'est pas moins avéré que, dans le sang de l'homme, les sels de potasse se concentrent sur les globules et qu'ils sont, d'après le docteur professeur Gubler « aussi nécessaires que le fer » lui-même, à la constitution de ces organites (globules) » et à leur fonctionnement régulier. »

3° *Les eaux de Spa contiennent sensiblement la même proportion de gaz acide carbonique que celles de Schwalbach et de St-Moritz* (25 grammes 52 centigrammes et 24 grammes 07 centigrammes, contre 29 grammes 81 centigrammes et 27 grammes 10 centigrammes, dans la première station ; contre 30 grammes 57 centigrammes et 33 grammes 86 centigrammes dans la seconde — par 10,000 grammes d'eau minérale.

Ces différences sont négligeables et sans aucune importance, aussi bien au point de vue chimique qu'au point de vue médical.

La révélation de la quantité exacte d'acide carbonique libre contenu dans nos eaux, dont nous sommes redevables à la nouvelle analyse, nous procure le moyen de ruiner de fond en comble une étonnante comparaison entre Spa et Schwalbach, que nous trouvons consignée dans une petite brochure (1), publiée sous les auspices de la direction de cette station d'Outre-Rhin et qui a été répandue, dans le public, par milliers d'exemplaires. Nous lisons à la page 28 de ce factum scientifico-administratif : « *Le volume d'acide carbonique renfermé dans les* » *eaux de Spa est à celui des eaux de Schwalbach,* » *comme 14 est à 53.* » En d'autres termes, Schwal-

---

(1) *Die Königlichen Trinck- und Bade-Anstalten zu Schwalbach.* Wiesbaden, Druck von Adolph Stein, 1870.

bach posséderait, dans ses sources, près de quatre fois plus de gaz que nous dans les nôtres. Après cela, il ne faut pas être surpris si les écrivains allemands, à la page 27 du même opuscule, nous apprennent que la totalité du fer des eaux de Schwalbach étant représentée par 100, celle des eaux de Spa n'atteindrait que 95, pour le même volume de liquide.

Nous venons de mettre sous les yeux de nos lecteurs les documents officiels à l'aide desquels il ne leur sera pas difficile de trancher ce litige, en parfaite connaissance de cause ; de voir où est la vérité, où est l'erreur. Nous présumons que l'administration de Schwalbach a péché par ignorance et nous passons outre, sans plus de réclamation.

4° Les eaux de St-Moritz doivent être classées dans les ferrugineuses les plus faibles (0,33 et 0,38 de bi-carbonate de fer sur 10,000). Nous nous empressons d'ajouter que les médecins de cette localité sont les premiers à convenir de la faible minéralisation de leurs eaux, avec une honnêteté et une franchise dignes des plus grands éloges.

Le docteur Biermann, à la page 31 de son livre (1) sur St-Moritz, tient le langage suivant : « Parmi les sources » ferrugineuses les plus employées, celles de St-Moritz » appartiennent aux plus faibles en ce qui concerne leur » richesse en fer. Si, néanmoins, l'expérience, basée sur » leur action curative leur a assigné un rang parmi les » plus fortes, cela ne tient pas d'une façon exclusive à » leur composition chimique, mais principalement à l'in- » fluence du climat des hautes montagnes. »

(1) *Das Oberengadin. — Sein Climat und seine Quellen als Heil-werthe,* von Dr A. Biermann ; Leipsig, impr. de Otto Wegand, 1875.

CHAPITRE III.

DE L'ÉTABLISSEMENT DE BAINS A SPA.

La balnéothérapie est princièrement logée à Spa dans
un fastueux édifice qui dresse sa façade monumentale sur
la Place Royale, au beau milieu de la ville, et qui n'a son
pareil dans aucune ville d'eaux de l'Europe, excepté à
Bade, sous le rapport des aménagements balnéo-hydro-
thérapiques, du luxe, du confort et de la somptuosité ar-
chitecturale. Pour sa description, nous puiserons nos
renseignements dans une brochure que l'Administration
communale de Spa a expressément fait rédiger, lors de
l'inauguration de ses Bains, et dans la lettre de feu le
docteur Laussedat qui y est annexée et qui a paru dans
l'*Art médical* de Bruxelles.

Le monument des Bains de Spa est l'œuvre maîtresse
d'un des architectes les plus distingués de la Belgique,
M. Suys, à qui nous devons également la Bourse de commerce de Bruxelles. Il occupe une superficie de 100 mètres
de longueur sur 43 mètres de largeur. Sa façade a
35 mètres de largeur et ses façades latérales 80 mètres
de longueur. Il est entièrement construit en pierres de
taille blanches et orné, à l'extérieur, de corniches, de
linteaux et d'encadrements de fenêtres sculptés. Cette
riche décoration est encore rehaussée par des statues et
des groupes allégoriques dont les motifs sont empruntés
à la destination de l'édifice. Au sommet du fronton, qui

termine la façade principale, on a placé le groupe symbolique d'Hippocrate distribuant les secours de son art à l'humanité souffrante.

Le bâtiment se compose d'un ample soubassement, d'un rez-de-chaussée où l'on accède par un large perron à double rampe, et d'un premier étage. Il est entouré d'une belle grille ouvragée et isolé, sur trois de ses faces, par des rues larges de 12 mètres; sur la quatrième, par un square public.

On entre par un vestibule aux dimensions grandioses; ses murs sont couverts de peintures représentant des sujets aquatiques, bien à leur place dans l'antichambre d'un temple balnéaire : urnes épanchant leur nappe liquide, plantes marines qui s'inclinent comme si elles suivaient le fil de l'eau ou qui s'enroulent en volutes autour des pilastres. A droite et à gauche, deux salons d'attente pourvus d'un somptueux mobilier : l'un, à droite, pour les hommes, l'autre, à gauche, pour les dames. L'établissement est divisé en deux moitiés symétriques pour la séparation des sexes. A l'étage, au lieu de salles d'attente, il y a deux pièces meublées avec recherche et contenant des bains réservés aux grands personnages. Le personnel, très complet et très expérimenté, peut satisfaire aux exigences les plus minutieuses.

L'établissement est alimenté par des sources intarissables, qui s'infiltraient autrefois dans les prairies marécageuses du village de Nivezé. En 1867, sous la direction de M. Jules François, inspecteur-général du corps des mines de France et avec la coopération aussi savante que dévouée de M. Van Scherpenzeel-Thim, ingénieur principal des mines belges, ces terrains tourbeux furent explorés, au moyen de tranchées à ciel ouvert, pour mettre à nu les naissants d'eau minérale.

Vingt-trois griffons furent ainsi dénudés et réunis par le forage d'un puits artésien. C'est de là que, par un système souterrain de tuyaux en fonte de 2850 mètres de longueur, l'eau minérale est amenée à l'établissement, sans variation aucune dans sa composition ni dans sa température. Elle y est répartie entre plusieurs immenses réservoirs en tôle de fer, de la contenance de 7,200 litres chacun, installés sous les combles et clos hermétiquement, ou du moins mis hors du contact de l'air extérieur, par un matelas d'acide carbonique et par un trop plein à syphon. On s'est ainsi assuré qu'elle parviendrait sans altération aux baignoires et aux douches. L'eau, au moment où elle est recueillie dans ces bâches, porte avec elle une force de pression de cinq atmosphères et demie, la différence de niveau entre le captage de Nivezé et l'établissement de bains étant de 55 mètres.

L'établissement comprend dans son ensemble :

1º 52 cabinets de bains avec 54 baignoires. Six de ces cabinets ont une douche mobile, dite douche Tivoli ; seize sont précédés d'un salon-vestiaire à cheminée.

2º Deux salles de grandes douches à forte pression avec vestiaire et poêle à vapeur.

3º Deux grandes salles de douches ordinaires et hydro-thérapiques avec bassin d'immersion, vestibule-salon, vestiaire à cheminée, cabinets avec lits de repos et de massage et poêle à vapeur.

4º Deux salles d'hydrothérapie proprement dite (hydro-sudopathie) avec salon-vestiaire chauffé à la vapeur et fauteuils de sudation.

5º Deux salles pour douches en cercle, douches de siége

et pour bains de pieds à eau courante, avec vestiaire chauffé à la vapeur.

6° Deux plongeons ou grands bassins d'immersion, avec salon-vestiaire et douches à volonté.

7° Deux salles pour douches ascendantes fixes complètes.

8° Deux salles pour bains de boues ferrugineuses.

9° Un pavillon occupé par un service complet de bains, de douches à vapeur, de fumigations sèches et humides, de bains russes, d'étuves à gradin, avec vestibule, salon d'attente chauffé par la vapeur, cabinets avec lits de repos et de massage.

Les douches ont une pression qui varie de douze à quatorze mètres, selon l'étage où les appareils sont installés. Toutes les douches et les bains sont facultativement chauds, tempérés ou froids, alimentés par l'eau douce ou par l'eau minérale.

Afin de garder l'eau ferrugineuse pour bains dans ses conditions originelles et de la soustraire à tout dédoublement chimique, par l'effet de l'application directe du calorique, les baignoires sont chauffées suivant la méthode de Schwartz. Elles sont en cuivre étamé à deux têtes et à double fond formé par un coffre en fonte et en cuivre. Elles contiennent environ 400 litres et sont remplies en deux minutes. Un tuyau, pourvu d'un robinet qu'on ferme à volonté, fait affluer la vapeur bouillante dans le vide du double fond; le plancher supérieur est échauffé dans l'espace de quelques minutes et communique sa chaleur à l'eau. qui est ainsi portée à la température voulue, sans déperdition de gaz et sans précipitation d'aucun de ses principes fixes.

Pour les douches, l'eau minérale est amenée directement de ses réservoirs sur les lieux d'emploi, si elle doit y être utilisée à sa température propre. Dans le cas où l'on doit la chauffer, elle passe des réservoirs dans des bâches métalliques, où elle est rapidement élevée à la température requise, au moyen d'un serpentin qui remplace ici le coffre à vapeur de la baignoire.

Un bain de Spa, apprêté comme nous venons de dire, est, au moment où le malade va y entrer, clair et limpide, effervescent et mousseux ; à voir la masse d'acide carbonique qui monte bruyamment du fond de la baignoire et qui crépite à la surface de l'eau, on croirait que le bain est en pleine ébullition. Il en sort une buée de vapeurs qui, suivant les oscillations de la température et de la pression atmosphérique de l'air, répand une odeur plus ou moins accentuée d'hydrogène sulfuré. Les chimistes de 1870 ont prouvé que ce gaz n'existe pas dans l'eau des sources de Nivezé, à l'instant où elles se ramassent dans le tube collecteur, mais qu'il se produit tout le long de la conduite en fonte que l'eau minérale suit sur un parcours de 2850 mètres, avant de se déverser dans les réservoirs. L'acide sulfhydrique, ainsi formé, se dégage de l'eau à mesure qu'elle remplit la baignoire et imprègne plus ou moins l'atmosphère de la chambre. Dans le bain même, il n'en reste que des traces, qui sont trop minimes pour agir sur la peau et pour être absorbées par elle, en un mot, pour opérer une action thérapeutique quelconque. Ce serait donc une maladresse de vouloir infliger au bain martial de Spa les propriétés des bains sulfureux et de partir de là, pour le préconiser, au même titre, contre les rhumatismes et les maladies cutanées. Abandonnons sans jalousie les rhumatisants aux bains d'Aix-la-Chapelle et les dartreux aux bains sulfureux des Pyrénées. Maintenons ferme, à nos bains ferrugineux, leur cachet tonique et reconstituant exclusif, dont l'indication est assez fréquente en médecine pour satisfaire toute notre ambition.

CHAPITRE IV.

DE L'ACTION PHYSIOLOGIQUE DES EAUX DE SPA.

Pendant les premiers jours de la cure, les eaux de Spa
provoquent souvent, chez des sujets très faibles, une
ivresse passagère, un état d'agacement nerveux et d'inquiétude musculaire, une accélération des battements du
cœur. On a rapporté, et non sans raison, ces phénomènes
à l'action de l'acide carbonique qui, absorbé par les veines
de l'estomac, va exciter le cerveau et la moelle. Mais
bientôt les centres nerveux s'habituent à ce contact et
l'éréthisme cesse par le fait de l'accoutumance.

Les eaux de Spa réveillent ou stimulent l'appétit ; pas
de douté à cet égard ; une demi-heure et moins après les
avoir bues, on sent comme un vide à la région de l'estomac avec le pressant besoin de prendre de la nourriture.
La digestion devient plus facile et plus rapide ; les personnes qui ressentaient auparavant, après chaque repas,
de la pesanteur, du gonflement épigastrique et un brisement général des membres, avec de l'incapacité intellectuelle et de la propension au sommeil, s'aperçoivent moins
du travail digestif ; elles sont plus allègres et il leur
semble que le poids habituel qui les étouffait est soulevé
de leur poitrine.

Au bout de quelques jours, les fonctions de l'intestin
sont impressionnées ; il est rare qu'il survienne un peu
de reláchement ; le plus souvent, c'est la constipation qui

domine. Dans le premier cas, les eaux agissent sur la tunique musculaire de l'intestin dont elles augmentent la tonicité ; de là, une expulsion plus fréquente et une plus grande mollesse des matières fécales, parce qu'elles sont plus vivement malaxées. Dans le second cas, elles diminuent le mouvement péristaltique et restreignent les sécrétions des glandules intestinaux ; de là, un obstacle au cheminement des fèces qui deviennent plus dures et plus serrées. Elles prennent une coloration d'un noir vert foncé, due à l'excédant du fer non absorbé ou à la naissance de sulfures de fer. L'expérience nous divulgue que les eaux sont d'autant plus agissantes que les fonctions de l'intestin sont moins dérangées et que les selles restent normales, quoiqu'un peu plus consistantes.

Lorsque ces irrégularités de la défécation ne dépassent pas certaines limites, il est inutile d'intervenir. Mais si la constipation devenait une incommodité gênante pour le malade, il faudrait la combattre. Les remèdes pour cela ne manquent pas ; parmi les praticiens de Spa, les uns donnent les eaux minérales purgatives de Birmensdorff, de Frederichshall, de Pullna ou de Hunyadi-Janos ; les autres, l'électuaire de tamarin, les blue-pills, les pilules à base de podophylline, les pilules écossaises, etc., etc. Pour notre part, nous accordons la préférence à une vieille formule de la pharmocopée allemande, la poudre de réglisse composée, à prendre une cuillerée à café le soir, en se mettant au lit. Cette composition laxative, très anodine, a pour avantage de ne pas congestionner l'intestin ; elle provoque une seule évacuation, le lendemain au réveil, sans la moindre colique. Si, malgré ces correctifs, la constipation récidivait avec opiniâtreté, l'on se trouverait bien d'administrer, de concert avec un des moyens précédents, de petites doses de noix vomique, pour contrebalancer cette semi-paralysie des muscles de l'intestin que l'on observe dans les états chloro-anémiques graves, qui entrave toute absorption et rend, par conséquent, illusoires les effets des eaux sur la nutrition.

Les eaux de Spa sont diurétiques. L'abondance de la diurèse est l'indice le moins trompeur de leur pénétration dans le torrent circulatoire. « Les eaux passent bien » dit-on alors, et leurs effets physiologiques se manifestent à coup sûr. Lorsque, au contraire, les eaux encombrent longtemps l'estomac, les urines ne deviennent pas limpides et copieuses en proportion du volume du liquide ingéré, et aucun signe thérapeutique favorable ne se montre. Ce défaut de digestion est temporaire ou durable; il tient à des causes variées, parmi lesquelles l'embarras des premières voies est la plus ordinaire; il faut y remédier par un ou plusieurs purgatifs, et, entretemps, suspendre le traitement, pour y revenir quand l'estomac sera débarrassé de ses saburres. Dans les cures de longue haleine, l'énergie de la diurèse faiblit et le besoin d'uriner ne suit plus de si près l'absorption de l'eau minérale. Il y a des malades qui se mettent martel en tête à cause de ce changement. On doit les rassurer en leur apprenant que c'est la règle et que les eaux n'agissent pas moins bien pour cela.

Il n'est pas rare que des femmes très nerveuses soient sujettes, dans les premiers temps de leur cure à Spa, à des vertiges, à des palpitations de cœur, à des maux de tête et à une insomnie plus ou moins opiniàtre. Ces légers accidents, dont on doit accuser partiellement l'acide carbonique contenu dans nos sources, s'expliquent encore par un certain degré d'anémie cérébrale, par la translation d'un climat dans un autre, par l'intervention d'une altitude plus élevée et enfin par le passage d'une vie trop sédentaire à une vie plus agitée, au grand air de nos montagnes. Ils sont fugitifs et s'évanouissent aussitôt que la constitution des malades se raffermit; ils ne réclament guère autre chose que des perles d'éther dans la journée et quelques grammes de bromure de potassium le soir.

Il n'est pas rare non plus de constater, chez ces mêmes femmes à système nerveux mal équilibré et très irritable, que leurs douleurs névralgiques habituelles subissent une recrudescence, ou bien renaissent après s'être assoupies depuis plus ou moins longtemps. Cette aggravation ou cette récidive des névralgies n'est que momentanée ; elle est due à l'excitation inséparable de toute cure d'eaux; elle se dissipe à mesure que l'état du sang se perfectionne. Mais, loin de se croiser les bras en attendant, le médecin doit traiter rigoureusement ces complications, pour soustraire ses clientes à des souffrances aiguës, qui les jettent dans un état d'énervement et de profond découragement. C'est ici que les injections sous-cutanées narcotiques doivent être employées avec prudence, mais sans perte de temps. Ce mode d'administration des médicaments héroïques fait merveille; il est d'autant plus impayable pour la médecine thermale, qu'il laisse l'estomac libre et qu'il n'apporte aucun obstacle à la continuation de la cure; en effet, on délivre ainsi les patients d'un épiphénomène des plus importuns, sans cesser l'usage des eaux en boisson, puisqu'on ne les condamne pas à avaler des drogues; tout se réduit à une petite opération qui ne fait pas plus mal qu'une piqûre d'aiguille.

Signalons encore des femmes fluettes et délicates, à système musculaire comme atrophié, élevées dans la mollesse et dans l'oisiveté, presque déshabituées de la marche, qui, dès les premiers moments de leur arrivée à Spa, se plaignent d'un brisement général des membres et de l'impossibilité où elles se trouvent de se mouvoir, comme on le leur prescrit. Ces intéressantes malades s'aigrissent vite et récriminent à la fois contre le médecin qui les a envoyées aux eaux et contre celui qui les soigne sur place. Leur état pénible d'anéantissement peut être causé par une élaboration imparfaite des eaux, due elle-même à une atonie presque absolue ou à un état saburral chronique des organes digestifs; ou bien il tire son origine de la transition trop brusque d'une inaction complète à une activité corporelle qui, malgré toute sa modération, est encore au-dessus de leurs forces. Dans la première supposition, on a la ressource des amers francs, tels que le quassia et la noix vomique; dans la seconde, il serait souverainement imprudent de vouloir triompher quand même de l'insurmontable aversion, que toute tentative de locomotion inspire à ces malades; mieux vaut les prendre par la douceur, raisonner avec elles, leur faire sentir l'urgence de l'exercice et les conduire ainsi, par une lente persuasion, à surmonter insensiblement leur apathie. En usant de ces ménagements extrêmes, et, tout en parlementant, on a parfois la satisfaction d'aboutir à des succès aussi consolants qu'imprévus.

Ce que nous venons de décrire, forme la série des effets primitifs et précoces des eaux. Les symptômes que nous allons maintenant passer en revue sont plus tardifs; ils attestent les modifications survenues dans la composition élémentaire du sang et l'impression subie par les divers systèmes de l'organisme, au contact d'un liquide nourricier plus riche en globules, plus apte à tonifier et à stimuler physiologiquement les fibres et les tissus.

Le pouls éprouve des changements très remarquables et dignes de toute notre attention ; s'il a été large mais très mou et très dépressible, comme cela arrive dans les anémies hydroémiques, il se concentre et soulève mieux le doigt explorateur. Il acquiert plus d'ampleur et plus de résistance, s'il a été petit, fuyant, mal frappé, parce que la puissance contractile du cœur avait été amoindrie, comme celle de toutes les autres masses musculaires, ou parce que la circulation avait langui, par suite du jeu pneumatique imparfait des poumons. Il se régularise et se ralentit, s'il a été capricieux, inégal et intermittent, à cause des palpitations cardiaques qui, elles-mêmes, étaient subordonnées à l'altération globulaire du sang.

La gêne respiratoire, qui est la compagne obligée de toute anémie un peu avancée, fait place à une expansion plus facile de la cage thoracique et à une aisance plus grande des inspirations, qui deviennent en même temps plus profondes. Les malades ne gémissent plus de ce manque d'air, qui leur interdisait tout déplacement et leur rendait si laborieuse l'ascension de la moindre côte, ou celle d'un escalier de quelques marches seulement ; ils sont les premiers stupéfaits d'être en état de franchir certaines distances et de faire des courses, qu'auparavant ils n'osaient pas entreprendre, tellement ils étaient hors d'haleine, après avoir fait quelques pas.

Les battements tumultueux du cœur, qui se joignaient à l'essoufflement. dès que les malades se mettaient en mouvement, et qui les effrayaient le plus, parce qu'ils leur faisaient craindre l'existence d'une affection organique du cœur, perdent de leur violence.

Avec la cessation de ces troubles de la respiration et

de la circulation, s'évanouissent aussi les symptômes accessoires qui s'y rattachaient intimement, savoir : la frilosité et l'engourdissement des extrémités inférieures.

Chez les femmes chloro-anémiques, les règles font leur réapparition quand elles avaient été perdues, ou coulent plus abondamment quand elles avaient été en décroissant, petit à petit. Lorsqu'il y avait eu suppression, le sang revient d'abord en très minime quantité et imprime sur le linge des taches rose-pâle, entourées d'une auréole aqueuse ; mais, par la persévérance dans la cure, il récupère, avec le temps, la couleur qu'il avait antérieurement.

Au contraire, dans les chloroses dites ménorrhagiques, c'est-à-dire dans celles qui sont compliquées par une véritable hémorrhagie périodique, la perte mensuelle devient moins profuse et traîne moins en longueur.

Les eaux ferrugineuses de Spa ne sont donc pas des agents emménagogues à proprement parler, pas plus que le fer lui-même ; comme lui, elles augmentent ou diminuent le flux menstruel, en aidant à la régénération du sang et en raffermissant les fibres de la matrice. On doit leur dénier toute action excito-motrice sur les organes génitaux internes, comme c'est le cas pour quelques médicaments, tels que le seigle ergoté, le sulfate de quinine, etc...

Chez des femmes moins sérieusement atteintes de chloro-anémie, et, d'ailleurs, régulièrement menstruées, on observe que la période avance parfois, après qu'elles ont bu les eaux pendant une semaine ou deux ; cette petite perturbation inquiète souvent à tort les malades ; elle n'a aucune signification fâcheuse ; au contraire, nous la considérons comme étant de bon augure, car elle nous apprend qu'il se fait une révolution dans toute l'économie et que les eaux ne restent pas inopérantes.

L'impuissance cérébrale, qui est le triste apanage de pas mal d'anémiques, se dissipe très vite à Spa. Nous désignons, par ces termes, cet état aussi singulier que démoralisant qui naît lorsque la substance du cerveau est irriguée par un sang trop appauvri, dans ses éléments essentiels, pour exciter, d'une façon convenable, les fibres nerveuses. Les malades de ce genre ne s'aperçoivent de rien, tant que leur esprit est au repos, tant qu'ils se promènent au grand air et qu'ils ont devant eux le panorama de la campagne. Mais il n'en est plus de même si, rentrés chez eux, ils veulent s'adonner au travail de tête le plus insignifiant, s'ils prennent en main un livre ou un journal. A peine ont-ils lu quelques pages, qu'il leur semble que leurs yeux se voilent, que leurs tempes sont serrées comme dans un étau et que la calotte du crâne leur pèse, comme du plomb, sur le cerveau. Que, dépités, ils jettent leur livre ou leur journal dont les caractères tournoyent devant leurs yeux, le malaise se fond aussitôt. Mais, s'ils se raidissent et essayent de continuer leur lecture, la vue devient plus sombre, le mal de tête plus compressif et il s'y mêle des nausées, des vertiges et des hallucinations sensoriales, en un mot, tous les symptômes d'un véritable mal de mer.

Cet ensemble de phénomènes était autrefois attribué à une congestion active de l'encéphale, qui méritait d'être vigoureusement attaquée par les saignées, les sangsues, la diète, les purgatifs drastiques et la glace sur le front. De pareils remèdes exaspéraient les souffrances, mais cela ne déconcertait pas les médecins, qui y trouvaient un motif de plus pour insister sur leur médication. Le patient allait de mal en pis; il était alors déclaré atteint de méningite et, plus d'une fois, il succombait, moins aux conséquences de sa maladie qu'à celles du traitement malencontreux dirigé contre elle. Depuis que la clinique moderne a démontré que l'anémie cérébrale se révélait par les mêmes manifestations extérieures que la congestion du cerveau, nous la traitons par les toniques et les ferrugineux et il est plus que rare que nous subissions un revers. Aussi la méningite spontanée, cette terreur des vieux praticiens, est-elle en train de passer à l'état de rareté pathologique.

L'anémie cérébrale est une affection qu'il nous est donné d'observer fréquemment à Spa, parce qu'elle est propre aux gens des classes les plus instruites de la société, dont la capacité intellectuelle est souvent exploitée par eux, au-delà de ce que comporte leur résistance physique. Il arrive que sa physionomie n'est pas aussi tranchée que dans la description que nous venons d'esquisser, qu'elle est fruste, suivant l'heureuse expression de l'illustre Trousseau, et, dans ce cas, elle peut être méconnue, au détriment du malade. Pour ce qui nous concerne, nous en avons vu des spécimens typiques qui ont été radicalement guéris par une cure de six semaines.

Les urines des chloro-anémiques sont pâles et très aqueuses; lorsque le nervosisme se joint à la chloro-anémie, elles laissent souvent déposer des sédiments et se couvrent d'une pellicule irisée, comme graisseuse. A mesure que l'amélioration se prononce, durant la cure de Spa, leur teinte jaune normale reparaît et les dépôts deviennent invisibles.

Le sang acquiert un nombre considérable de nouveaux globules rouges, ainsi qu'on peut aujourd'hui en donner la preuve directe, à l'aide de l'ingénieux instrument du docteur Malassez, le compte-globules; il perd l'eau et la fibrine qu'il avait en excès et gagne, au contraire, des sels et de l'albumine.

Pendant que ces transformations s'opèrent à l'intérieur du corps, dans les appareils de la vie végétative et dans le sang, des signes physiques les traduisent à l'extérieur et permettent au médecin d'en suivre l'évolution. Ces signes sont le rétablissement de l'aptitude fonctionnelle des organes et le retour de la circulation dans les canaux capillaires, là où elle avait cessé d'être perceptible.

Ainsi, les traits des malades perdent leur teinte blanche, blafarde ou d'un jaune de cire. Une nuance rosée pointe d'abord sur les pommettes et se répand, de proche en proche, sur les joues. La muqueuse des gencives et du palais reconquiert ses tons rouges ; les culs-de-sac des conjonctives oculaires, au lieu de leur reflet nacré, revêtent de nouveau cette couleur rouge veloutée qu'on leur connaît. Les veines ne dessinent plus sous la peau de minces cordons bleus livides, qui tranchaient sur la blancheur environnante. La peau elle-même, au lieu d'être sèche et froide au toucher, paraît plus pleine, plus élastique et plus moite.

La sclérotique des yeux se dépouille de sa teinte d'un bleu transparent, qui donne un air de langueur et de tristesse si caractéristique aux malades chloro-anémiques.

La force musculaire renaît ; les exercices corporels, que les malades n'accomplissaient qu'au prix d'efforts inouïs, s'effectuent avec facilité ; c'est la fin de ce sentiment intime de perpétuelle faiblesse, qui allait parfois jusqu'à causer des syncopes le matin. L'esprit se rassérène et les idées hypochondriaques s'envolent.

CHAPITRE V.

ACTION PHYSIOLOGIQUE DU BAIN DE SPA.

Quand on entre dans un bain ferrugineux de Spa, chauffé à la température de 24° à 26° R., qui est celle dont use la généralité des baigneurs, on éprouve d'abord une sensation de constriction et de fraîcheur qui peut aller jusqu'à la chair de poule et jusqu'à un frisson fugitif. Mais, au bout de deux ou trois minutes, on est pénétré par une douce chaleur qui parcourt toutes les parties du corps.

Chez de rares sujets, et principalement chez des femmes dont la peau est très fine et richement vascularisée, cette chaleur si agréable se convertit en picotements qui ressemblent tout à fait à ces éclairs, à ces scintillements nerveux que communiquent les rhéophores d'une machine à électricité statique.

La surface de la peau se couvre d'une quantité prodigieuse de petits globules gazeux qui forment, par leur enchevêtrement, comme une toile d'araignée transparente, brodée de perles cristallines. A la moindre secousse, les mailles de cette cuirasse se défont, l'eau mousseuse bouillonne et ses innombrables bulles vont éclater en pétillant à la surface du bain. Le baigneur jouit d'un bien-être indéfinissable. Sa poitrine se dilate avec aisance, sa respiration est facile et profonde, son cœur bat plus lentement, sa tête est plus dégagée, son esprit est plus ouvert, son estomac crie famine et il se sent tout disposé au mouvement, et d'une humeur plus riante qu'auparavant.

Nous avons pris la peine de constater sur nous-même que le rhythme du cœur est influencé par le bain ferrugineux. A partir de la cinquième minute, et jusqu'à 15 ou 20 minutes, les pulsations décroissaient, chez nous, de 70 à 65 ou 63, pour rattraper la normale après les 20 minutes écoulées et même la dépasser un peu.

Toute la peau est envahie par une coloration rouge uniforme, d'une intensité, variable suivant les sujets, mais qui tranche d'une façon surprenante sur la pâleur relative des portions tégumentaires qui ne sont pas immergées. La sécrétion de l'urine est augmentée et l'on est pressé par le besoin de vider la vessie. Une fois rhabillé, on est plus gai, plus ingambe et on éprouve le désir de faire un bon repas, tellement la faim devient impérieuse.

Après avoir tracé le tableau sommaire des effets bienfaisants qui font rarement défaut à la suite du bain ferrugineux de Spa, voyons s'il nous est donné d'en interpréter le mécanisme physico-vital, chez un malade chloro-anémique.

D'abord, l'eau du bain, étant à une température inférieure à celle du corps, détermine un certain refoulement du contenu des vaisseaux périphériques vers la profondeur du corps, suivi immédiatement d'un reflux centrifuge du liquide sanguin dans les réseaux vasculaires superficiels. De là, une première mise en activité des forces réactionnelles de la vie, qui sommeillaient par l'absence d'une excitation suffisante, au milieu d'un organisme appauvri et défaillant. Simultanément, l'acide carbonique de l'eau minérale irrite les derniers épanouissements, tant des nerfs de la sensibilité qui se ramifient dans les papilles de la peau, que des nerfs sympathiques qui, sous le nom de vaso-moteurs, rampent sur les parois des vaisseaux capillaires, à la contractilité desquels ils sont préposés. Sous l'impression du stimulus qui leur est appliqué, ceux-ci se rétractent d'abord et se dilatent ensuite d'une manière permanente, parce que la cause incitante première ne cesse pas d'agir sur eux. De là, un afflux considérable du sang et une rubéfaction intense des téguments.

Cette attraction et cette importante dérivation hydraulique, s'opérant du dedans vers le dehors, désobstruent les viscères internes, par une soustraction modérée du sang qui a une propension à y stagner, chaque fois qu'il existe une débilité générale se rattachant à une imperfection du liquide sanguin par aglobulie. Car alors le système nerveux, qui règle la circulation, insuffisamment alimenté lui-même, perd, en partie, son pouvoir excito-moteur sur le cours du sang dans les voies circulatoires.

Les canaux vasculaires internes étant ainsi partiellement désemplis, en conséquence de la fixation d'une partie de leur contenu à la périphérie du corps, aussitôt la tension monte dans le système artériel; les battements du cœur deviennent moins fréquents, mais plus forts. Le sang oxygéné parcourt plus lentement les réseaux capillaires et reste plus longtemps en contact avec la trame de tous les tissus. Cette modalité nouvelle de la circulation provoque une oxydation plus parfaite, un accroissement des échanges nutritifs, une élévation de la chaleur animale et une plus grande exhalation d'acide carbonique par les poumons. La précipitation de ce mouvement d'assimilation et de désassimilation a un double résultat :

d'une part, il sollicite l'apport d'éléments réparateurs qui doivent être puisés dans l'alimentation et, d'autre part, il facilite la réabsorption et le passage dans les voies excrétoires, comme l'urine et la bile, des matériaux organiques usés par le tourbillon de la vie et qui doivent être rejetés au dehors.

Il y a donc un appel plus énergique de matières alibiles, une usure perfectionnée de toutes les particules vivantes et une élimination plus rapide des déchets de la nutrition. Le sang, qui est le milieu où se déroulent tous ces phénomènes, s'épure et sa composition tend à se rapprocher de la normale. Quoi d'étonnant alors à ce que l'appétit se réveille, pour suffire à une consommation plus active et que la torpeur musculaire se dissipe? Car c'est dans les muscles que s'accumulent les résidus de la vie et, quand ce dépôt excède une certaine mesure, le système locomoteur perd son aptitude fonctionnelle. Voilà l'apathie des anémiques, leur incapacité motrice; voilà l'origine de cette fatigue ininterrompue qui les accable et que l'on confond, à tort, avec de l'indolence ou du mauvais vouloir.

Ainsi, en résumé, entrée dans le sang de principes alimentaires qui régénèrent ses globules et dépuration meilleure de cette chair coulante : telles sont les conséquences indéniables du bain ferrugineux de Spa. Nous prions nos lecteurs de remarquer combien l'induction physiologique concorde, sur ce point, avec les données empiriques de l'observation. Ajoutez à cela, les propriétés analeptiques de l'eau minérale en boisson et l'action éminemment tonique du climat et de l'altitude de nos montagnes, et vous ne serez pas surpris qu'un grand nombre d'anémiques et de valétudinaires recouvrent, tous les ans, chez nous, leurs forces perdues.

Dans des cas peu nombreux, il est vrai, mais qui se rencontrent, de loin en loin, dans notre pratique balnéaire, on tombe sur des individus réfractaires à l'action médicatrice du bain ferrugineux ; ils sortent de la baignoire plus anéantis et plus courbaturés qu'auparavant. Leur peau ne rougit pas, mais reste pâle et exsangue. Le secret de cette dérogation à une loi presque générale réside dans un manque d'excitabilité du système nerveux de la peau, qui ne répond qu'imparfaitement, ou pas du tout, à la stimulation de l'acide carbonique. On tâche de venir au secours de cette innervation paresseuse, par des frictions faites avec des gants-brosses anglais, ou avec un linge rude. Mais ces efforts restent presque toujours infructueux ; il serait même imprudent de s'y attarder. Il est préférable de renoncer au bain et d'en venir, sans crainte, aux douches hydrothérapiques qui, par leur basse température et leur force de projection, tirent le système nerveux de son inertie et évoquent la réaction nervoso-sanguine, que l'application plus anodine du gaz acide carbonique n'avait pas réussi à mettre en branle.

Par un contraste singulier, on peut se trouver aux prises avec des cas diamétralement opposés. Il existe des personnes tellement sensibles à l'impression d'une eau minérale saturée d'acide carbonique, comme la nôtre, que la congestion cutanée devient trop intense et que l'afflux énorme de sang qui se fait de la profondeur des organes vers la périphérie, produit une anémie aiguë du cerveau, du cœur et des poumons. C'est dans ces cir-constances qu'on voit la peau revêtir une coloration rouge livide, et qu'il survient des vertiges et des défaillances. Il faut savoir respecter ces idiosyncrasies qu'il est impossible de prévoir et supprimer les bains. Tout au plus peut on faire la tentative, si on désire les continuer, de couper l'eau ferrugineuse avec moitié d'eau douce.

Nos lecteurs doivent conclure de notre silence que nous n'admettons aucunement l'absorption, par la peau, du fer et des sels contenus dans un bain d'eau minérale de Spa.

Nous sommes, sur ce point, d'accord avec presque tous les médecins hydrologistes qui ont fait, de cette question de doctrine, une étude approfondie et qui ont employé, pour la résoudre, des solutions salines beaucoup plus miscibles à nos humeurs que les sels de fer. Le docteur Demarquay, de Paris, dont la science a récemment déploré la mort prématurée, a mis dans des bains jusqu'à 150 grammes d'iodure de potassium, et il a noté que les urines des individus, qui y étaient restés une heure entière, ne contenaient que des traces indosables de ce sel potassique si soluble. D'autres savants ont fait séjourner des hommes dévoués dans des bains où ils avaient dissous des quantités fabuleuses de sels arsenicaux ou d'un terrible poison, le sulfate d'atropine, et n'ont pas aperçu, au bout de plusieurs heures, le plus petit symptôme d'intoxication.

Notre opinion personnelle, en pareille matière, est d'une bien mince valeur. Nous nous permettrons cependant, en ce qui concerne nos propres eaux, de mentionner, à titre de renseignement, que nous avons fait sur nous-même un assez grand nombre d'expériences et que jamais, après un bain de 15 à 30 minutes, nous n'avons pu découvrir, à l'aide des réactifs les plus sensibles, la moindre trace de fer, dans les urines que nous rendions.

En déniant au tégument externe toute faculté absorbante pour les principes ferrugineux et salins qui sont tenus en dissolution dans le bain de Spa, nous nous privons volontairement, pour l'explication de ses effets thérapeutiques, de la participation des molécules médicamenteuses que l'on croyait jadis s'immiscer au sang par cette voie.

Mais l'action de l'eau saturée de gaz acide carbonique, réunie à celle d'une température assez basse (de 20 à 25°R.), suffit pour nous révéler l'enchaînement des phénomènes physiologiques, d'où découle l'influence curative du bain ferrugineux. Aucun doute ne peut subsister à ce propos dans l'esprit des médecins, ni même des gens du monde qui possèdent des notions élémentaires d'anatomie humaine et qui peuvent se figurer, par l'imagination, le colossal développement des réseaux vasculaires et nerveux qui enlacent les myriades de papilles qui couvrent la peau chez l'homme.

Il nous resterait un mot à dire de l'électricité dont sont chargées toutes les eaux minérales et dont l'action, dans les bains, a été mise hors de contestation par un travailleur émérite, le docteur Scoutetten, de Metz. Nous sommes loin de rejeter cette action, mais il serait superflu de nous y arrêter ; car nous estimons qu'elle n'a pas d'attributs distinctifs, mais qu'elle se confond avec les effets de l'acide carbonique, dont elle partage la nature stimulante.

CHAPITRE VI.

DE L'EMPLOI DES EAUX DE SPA EN BOISSON.

Le moment le plus favorable pour prendre les eaux, à
Spa, est le matin, entre six et huit heures. Alors, le corps
est bien disposé par suite du repos et du calme de la
nuit; l'estomac est vide et ses vaisseaux absorbants sont
dans les meilleures conditions pour laisser pénétrer rapidement les liquides qui se présentent. Ensuite, les eaux
sont plus riches en acide carbonique et la promenade de
rigueur n'amène pas si vite la fatigue et l'épuisement
que plus tard, dans le courant de la journée, lorsque les
rayons brûlants du soleil ont fortement échauffé l'air.
Mais, pour goûter ces avantages, pour jouir, tout en dé-
gustant la dose voulue d'eau minérale, des fraîches senteurs des matinées d'été, il faut se résigner à un genre
de vie réglé en conséquence. Pour quitter le lit sans inconvénient, vers les six ou sept heures du matin, il est
indispensable de se coucher entre dix et onze heures du
soir. Si l'on prolonge les veillées et que l'on empiète ainsi
sur les moments qui doivent être consacrés au sommeil,
on est comme rompu en se levant le lendemain de bonne
heure. On doit se faire violence et l'on paie, par un malaise général, une dérogation à une loi impérieuse qui
régit notre économie; car le sommeil est une exigence de
la nature qu'il serait particulièrement impardonnable de
mépriser dans le cours d'un traitement tonique, comme

celui que l'on subit à Spa. En fixant le moment du lever vers les six heures, nous ne demandons rien de trop à la bonne volonté des malades ; car la plupart d'entre eux doivent prendre leur bain ou leur douche avant de se rendre à la source et, pour s'acquitter, à leur aise, de cette double commission, deux heures ne sont certes pas de trop. Cette prescription n'est, du reste, pas inflexible ; il y a des femmes délicates ou souffrantes qui ne pourraient, sans préjudice pour leur santé, ni se lever si tôt, ni prendre leur bain ou leur douche à jeun. Il convient alors de recourir à d'autres arrangements, de postposer, par exemple, le bain jusque dans la matinée, avant le déjeuner, ou même jusqu'à l'après-midi, avant le diner.

Les changements de température sont brusques et souvent inattendus à Spa ; le baigneur soucieux de sa santé devra donc se munir de vêtements chauds pour se garantir contre ces revirements soudains, dus à la proximité des montagnes.

Quelle est la quantité d'eau par laquelle il faut débuter ?

Combien de fois par jour faut-il visiter les fontaines ?

Il n'existe et il ne peut exister, à cet égard, aucune règle invariable. C'est au médecin seul à fixer les doses et leur répétition, après avoir tâté les susceptibilités individuelles, variables à l'infini, et après s'être rendu compte, par une observation attentive, de la nature et de la gravité de chaque cas pathologique en particulier. On peut cependant dire, en thèse générale, que l'eau ferrugineuse n'est plus prescrite aujourd'hui, à Spa, qu'avec une sage modération. La quantité journalière de 30 onces ou 900 grammes est très rarement dépassée. C'est bien peu de chose, en comparaison des flots de liquide dont les médecins, qui exerçaient à Spa au xviie et au commencement du xviiie siècle, abreuvaient leurs clients; ils ne se gênaient pas pour ordonner 100, 200 et jusqu'à 300 onces d'eau par jour, 3, 6 et 9 litres! Quand on relit les vieux livres traitant des eaux minérales de Spa, on ne sait ce qu'il faut admirer le plus, de l'aveugle résignation du public qui s'assujettissait à cette espèce de question par l'eau, ou de la naïve conviction des Esculapes d'alors qui, se basant sur des doctrines humorales empreintes de l'alchimie du moyen-âge, prétendaient dissoudre, bon gré mal gré, dans la masse de liquide dont ils gorgeaient le monde, toutes sortes d'humeurs peccantes, acrimonieuses, atrabilaires (sic), ramollir les fibres, déboucher les pores, désobstruer les viscères, etc. En parcourant les pages où se trouvent exposées tout au long ces dissertations saugrenues, on croirait lire un chapitre de Molière. La réaction contre cette grossière et pédantesque chimiâtrie s'opéra vers le déclin du siècle dernier, lorsque les progrès des sciences naturelles, appliquées à l'étude des phénomènes qui se passent dans le sein de notre organisme, furent si brillamment inaugurés par l'immortel génie de Lavoisier. C'est alors que la médecine, se dégageant des limbes de la tradition et de l'empirisme aveugle et répudiant la parole du maitre qui trônait dans les écoles sous la férule vénérée d'Aristote et de Galien, devint une science d'observation pure et d'expérimentation clinique.

Comment faut-il boire l'eau minérale?

Une habitude presque universellement suivie à Spa, consiste à boire avec un tube en verre. Nous approuvons sans réserve cette manière de faire, mais non pas pour le motif invoqué par quelques auteurs, qui pensent que cet artifice empêche les dents d'être noircies. Il est, en effet, inadmissible que le passage rapide du liquide minéralisé puisse altérer l'émail des dents. Mais le tube a un autre but; il sert à aspirer lentement l'eau, de façon à lui permettre de se réchauffer en coulant insensiblement à travers la bouche, le pharynx et l'œsophage et de ne pas glacer d'un coup l'estomac. Cette recommandation peut sembler trop méticuleuse; mais elle est loin d'être superflue; son dédain ou son oubli ne manque pas de causer des accidents. En effet, il faut songer que, par les chaudes journées des mois de juillet et d'août, alors que le thermomètre marque 27° ou 28° centigrades à l'ombre, l'eau du Pouhon de Pierre-le-Grand, par exemple, se maintient à une température qui n'excède pas 9° à 10° centigrades. Or, le contact subit de ce liquide relativement glacial avec la surface interne de l'estomac, où règne une température de 38° centigrades, produit un saisissement et une sorte de surprise de la muqueuse, qui passent inaperçus chez beaucoup de personnes, il est vrai, mais qui, chez beaucoup d'autres aussi, sont accompagnés ou suivis d'une sensation de froid interne, de pesanteur, d'oppression, de plénitude et quelquefois de vraies crampes gastralgiques. Physiologiquement, ces troubles s'expliquent par l'action constrictive du froid qui détermine le refoulement du sang contenu dans les vaisseaux gastriques, suivi d'un reflux impétueux de l'ondée sanguine. De telles perturbations circulatoires ne restent pas toujours inoffensives pour la muqueuse stomacale; elles y suscitent souvent une irritation et puis un catarrhe qui se révèlent par de la lourdeur à la région épigastrique, de la perte d'appétit, de la courbature et un enduit limoneux de la langue. Si ce catarrhe gagne, par voisinage, l'intestin grêle, il s'y joint des borborygmes, des coliques sourdes dans le pourtour de l'ombilic et une diarrhée séreuse plus ou moins persistante.

Toutes les saisons, nous sommes surpris de voir combien les indispositions de ce genre sont fréquentes, à Spa, et combien elles viennent mettre d'entraves à la marche de cures heureuses jusque là. Nous n'ignorons pas que ces dérangements procèdent de causes variées et que la chaleur estivale y contribue pour beaucoup ; mais, à part cela, nous avons la conviction, basée sur notre expérience personnelle, que bon nombre d'entre eux sont dus à l'imprudence ou à l'indocilité des buveurs qui ingurgitent avec précipitation leurs verres d'eau : les uns pour apaiser plus vite leur soif, les autres pour s'épargner, à ce qu'ils disent, le goût désagréable de l'eau ferrugineuse, d'autres enfin, pour obéir aux conseils de certains praticiens qui prescrivent d'avaler d'un seul trait le gobelet d'eau minérale, sous prétexte de ne pas perdre un atôme de gaz acide carbonique. Pour estimer à sa juste valeur ce dernier précepte, regardons ce qui arrive à l'instant même où l'eau minérale est puisée hors de la source. Toute la portion d'acide carbonique, qui n'est pas maintenue en dissolution par la pression barométrique existante, se répand immédiatement dans l'atmosphère. Le surplus reste dissous ou se suspend aux parois du verre sous forme de gouttelettes cristallines. De telle sorte qu'en évitant d'imprimer des secousses au vase, et en aspirant son contenu posément et par petites gorgées, on est sûr de ne pas laisser échapper une seule bulle de gaz. Fait-on, au contraire, le mouvement brusque et saccadé nécessaire pour ingérer le liquide en une fois, on détache infailliblement les perles gazeuses qui se dégagent dans l'air, bien avant que le verre ne soit vidé. Il n'y a donc pas de bénéfice à tant se dépêcher. D'ailleurs, en admettant même que la manière de boire que nous condamnons fût justifiée par les lois de la physique, ce ne serait pas une raison pour l'ériger en prescription uniforme à l'adresse de tout le monde. Car, chez les personnes très délicates ou très débilitées, la présence, à un moment donné, d'un volume trop notable d'acide carbonique dans l'estomac, deviendrait la source d'une excitation trop vive qui, transmise par voie réflexe au cerveau, occasionnerait des vertiges, des battements de cœur et des bouffées de chaleur au visage.

Le danger de verser d'un coup, dans l'estomac, plusieurs onces d'une eau aussi froide que le sont toutes les eaux ferrugineuses acidules, est si bien senti dans d'autres stations, qu'à St-Moritz et à Schwalbach, l'administration a soin de faire placer, à proximité des sources, des baquets pleins d'eau très chaude. Les buveurs vont y plonger, pendant quelques minutes, leur verre d'eau minérale afin d'en porter la température à 12°, 14° et jusqu'à 20° centigrades. Nous ne pouvons pas ratifier cette pratique ; car, par l'effet de la chaleur, tout le gaz acide carbonique s'évapore et il ne reste qu'un liquide plat, fade, nauséeux, lourd à digérer, qui inspire vite le dégoût et produit l'intolérance de l'estomac. L'emploi du tube aspirateur, tel qu'on le met en usage à Spa, est beaucoup plus logique et mène, somme toute, au même but, qui est de sauvegarder l'estomac contre une brusque soustraction de chaleur et un bouleversement de sa circulation.

Après avoir bu le premier verre d'eau, il ne faut pas se tenir dans l'immobilité, à moins d'empêchement de force

majeure. On doit marcher, se livrer à un exercice corporel modéré qui active la circulation, favorise l'absorption, aide au passage de l'eau minérale dans les veines
de l'estomac et dans les voies circulatoires, facilite son
assimilation et son élimination par les urines. La durée
de cette promenade doit être réglée d'après les forces du
malade et suivant la facilité plus ou moins grande avec
laquelle il digère l'eau.

Entre chaque verre et le suivant, il convient de
laisser un laps de temps de 15 à 20 minutes en moyenne ;
mais il n'y a rien d'absolu. Chacun doit sentir, par lui-
même, si le moment est arrivé de reprendre une nouvelle
dose. L'indication la moins trompeuse est de ne jamais
boire un second ou un troisième verre, aussi longtemps
que l'on conserve au creux de l'estomac la vague sensation du précédent. Pour se préserver de l'indigestion
d'eau et de ses suites désastreuses, qui sont la révolte et
l'inflammation catarrhale des organes digestifs, mieux
vaut cent fois pécher par esprit de prudence que par
trop de zèle. En procédant doucement, en n'augmentant
les prises d'eau minérale que par une gradation bien mé-
nagée, on arrive, sans peine et sans incident, à familiariser
peu à peu les muqueuses gastro-intestinales avec le liquide minéralisé dont la quantité peut alors être poussée
jusqu'au maximum vraiment utile. Lorsque cette accoutumance, pour l'une ou l'autre raison, a de la peine à
s'établir, on peut faire mélanger avec l'eau, soit du lait
tiède, soit différents sirops comme ceux de framboise,
de groseille ou d'orgeat, soit quelques gouttes d'une
teinture carminative. Les anciens médecins de Spa faisaient croquer des semences de fenouil ou d'anis étoilé.
Quant à nous, nous recourons à un autre expédient.

Nous donnons le conseil à nos malades d'avaler, après leur verre d'eau, un quart de pastille de menthe anglaise qui fond dans l'estomac. L'essence irritante qui y est mise en liberté stimule la circulation capillaire, obvie au retrait des vaisseaux absorbants et assure ainsi l'entrée de l'eau minérale dans les veines, tout en préservant la muqueuse contre une frigéfaction antipathique à beaucoup de constitutions. Dans ces mêmes circonstances, il est bon que les buveurs portent sur la région de l'estomac, soit une ceinture de flanelle pliée en plusieurs doubles, soit une peau de cygne.

L'eau ne doit être bue à domicile et moins encore au lit que dans des cas fortuits, très rares, lorsque la faiblesse est tellement grande que le patient ne pourrait franchir, sans être éreinté de fatigue, le chemin qui conduit à la fontaine. Pareille dérogation sera admise en faveur des femmes atteintes de maladies de la matrice et sujettes à de violentes douleurs dans le dos et le bas-ventre, que la marche exaspère d'une façon cruelle. Ces malades pourront, dans le début de la cure et en attendant que leur état soit amendé, boire à la maison, ou mieux, assises dans un jardin, à proximité de leurs habitations, pour ne pas être privées de l'imprégnation si bienfaisante du grand air. Enfin, la même permission doit être octroyée sans hésitation, les jours de pluie ou de froid, aux personnes profondément anémiées, à circulation languissante, qui sont très sensibles aux fluctuations thermométriques ; pour elles, il y aurait du danger à vouloir braver les intempéries atmosphériques, même passagères.

Quelle source faut-il choisir ?

La réponse à cette demande ne saurait être abordée

dans un traité comme celui-ci, sans empiéter sur ce qui est entièrement de la compétence du médecin des eaux que tout malade étranger doit s'empresser de choisir, dès son arrivée à Spa, avant d'entamer une cure sérieuse. Bornons-nous à formuler un vœu modeste :

Une vieille coutume que nous souhaitons de voir revivre à Spa, dans l'intérêt de nos malades, c'est la fréquentation plus assidue des sources extérieures de la Sauvenière, de la Géronstère, du Tonnelet et de Barisart. Ces fontaines, si vantées jadis, sont trop exclusivement visitées de nos jours par les excursionnistes, pas assez par les malades. Les beaux parcs qui les entourent forment, pendant la belle saison, des lieux de rendez-vous où tous les charmes d'une nature sauvage et originale ravissent l'esprit et les sens de l'étranger. Nous avons parcouru un grand nombre de villes d'eaux, en Allemagne et en France, et, nulle part, nous n'avons rencontré des sources placées dans une situation topographique aussi privilégiée, au milieu de paysages aussi délicieux, enveloppées de tous côtés par une exubérante végétation forestière, à une altitude enfin, dont la juste appropriation est tonique, sans être trop excitante et qui contribue admirablement, par son action physique sur le mécanisme de la respiration, à produire une aération parfaite du sang et à seconder ainsi les eaux ferrugineuses dans la guérison des états de débilité constitutionnelle ou acquise qui représentent le fond de la clientèle de Spa.

Dans le cours du XVIIe et du XVIIIe siècle, les eaux de la Sauvenière et de la Géronstère jouissaient d'une vogue extraordinaire, qui s'éclipsa progressivement au fur et à mesure que Spa subit une métamorphose radicale, par le fait de l'établissement des jeux de hasard. Tout le mouvement des étrangers se concentra dans l'intérieur de l'agglomération et les fontaines extérieures furent tant soit peu désertées, au profit systématique des sources situées dans l'enceinte de la ville. Mais, maintenant que Spa a perdu, depuis plusieurs années, son cachet exclusif de résidence de high-life, de jeu et de bruyants plaisirs, nous nous plaisons à espérer que les ressources impayables qu'offrent à la thérapeutique les eaux qui jaillissent sur les points culminants de la vallée, seront de nouveau utilisées sur une plus large échelle, comme elles méritent de l'être. Elles n'ont pas dégénéré depuis les temps reculés où elles valurent à la médecine thermale de ces triomphes éclatants qui portèrent la réputation de Spa dans tous les coins de l'Europe. Les anciens écrivains se sont évertués à chercher le fin mot de leur puissance curative dans de prétendus principes subtils, spiritueux ou sulfureux. Sans nous arrêter à la vaine réfutation de ces conceptions surannées, qui sont le reflet des connaissances chimiques embryonnaires de l'époque, nous trouvons les motifs aussi simples que logiques de leur bonté parfois supérieure : 1° dans la valeur intrinsèque de leur minéralisation; 2° dans l'exercice musculaire qu'il faut déployer pour gravir leurs sites montagneux; 3° dans l'altitude où elles sont reportées. Nous nous appesantirons, en temps et lieu, sur ces différents points.

Quelle est la durée d'une cure à Spa?

C'est là une des questions inévitables que les nouveaux-venus posent tout de suite au médecin, aussi bien chez nous que dans toutes les autres villes d'eaux. Lui donner une solution immédiate et péremptoire est encore plus malaisé à Spa qu'ailleurs. Car, dans d'autres stations, par

exemple dans celles qui ont des sources sulfureuses, alcalines fortes ou bromo-iodurées, l'échéance du traitement
est, pour ainsi dire, imposée par des phénomènes qui
manquent rarement de se manifester au bout d'un certain laps de temps : nous voulons parler de la répugnance invincible pour l'eau, de la poussée et de la fièvre
thermale, qui dénotent que l'organisme est imprégné au
maximum de principes médicamenteux et qu'il y aurait
imprudence à insister davantage. Il y a là un jalon qui
ne se déplace guère et, avec son secours, on peut éva-
luer approximativement et à l'avance la moyenne de la
durée de chaque cure.

A Spa, rien de pareil n'existe. Lorsque, chez nous, une
cure est conduite avec sagesse et discernement, on ne
relève aucun de ces troubles qui sont l'indice d'une saturation. Grâce à une tolérance presque illimitée pour l'eau
minérale, le médecin peut adapter la durée du traitement
juste à la nature, à la gravité et à l'ancienneté de chaque
cas pathologique. La plus grosse difficulté est de faire
comprendre aux malades et aux familles que c'est vouloir l'impossible que de mesurer parcimonieusement le
temps, lorsqu'il s'agit de la guérison de maladies qui, souvent, ont pris racine depuis de longues années dans l'économie. En vérité, il n'y a pas de remède au monde qui
puisse se flatter d'infuser à une constitution épuisée sa
vigueur primitive, endéans les 21 jours classiques que
beaucoup trop de malades s'entêtent à considérer comme
réglementaires. « Toute affection chronique ne peut être
» guérie que par une médication également chronique. »
Cet aphorisme thérapeutique est spécialement instructif
et vrai pour la classe des anémies et des chloroses. Car le
fer ne s'assimile que par fractions excessivement mini-

mes et opère silencieusement et très lentement pour restaurer le sang.

Qu'on n'aille pas conclure de ceci que nous préconisons, pour tous nos clients, sans distinction, des cures très longues. Telle n'est pas notre pensée, d'autant moins que l'expérience nous a appris que, dans bien des cas, une partie des effets les plus remarquables des eaux de Spa ne se développe, chez les malades, que deux ou trois semaines après qu'ils nous ont quittés. Ce doit être là une grande consolation pour ceux qui seraient tentés de se livrer au découragement, dès qu'ils ne voient pas leurs espérances réalisées aussi vite qu'ils se l'étaient figuré, ou pour ceux qui s'éloignent avant d'avoir constaté la disparition radicale des derniers vestiges de leurs maux.

Tout bien considéré, la durée de la cure ferrugineuse à Spa est subordonnée aux conditions morbides inhérentes à chaque individu. C'est au tact du médecin qu'il appartient de démêler cet écheveau par une investigation attentive de tous les organes et de toutes les fonctions. Il tracera ensuite les limites probables de la médication, tout en suivant scrupuleusement les modifications qui se produiront chemin faisant, afin de raccourcir ou d'allonger la cure suivant les circonstances.

Peut-on continuer à boire les eaux ferrugineuses pendant la période menstruelle?

Oui, dans les neuf dixièmes des cas. Nous ne faisons d'exception que pour les femmes dont les règles sont très douloureuses, et chez qui la marche et la station debout déterminent une exacerbation des coliques utérines; celles-là sont condamnées à garder le lit ou à rester étendues sur une chaise longue. Rarement, l'éréthisme nerveux que suscite la menstruation est assez accusé pour nous forcer à diminuer les doses d'eau minérale ou à les supprimer temporairement ; mais à cette époque critique, où l'impressionnabilité devient exquise chez les femmes, il est plus important que jamais qu'elles se mettent à l'abri de toutes les chances de refroidissement et qu'elles boivent leur eau avec une lenteur calculée.

Faut-il, pendant l'usage interne des eaux de Spa, suspendre tout autre moyen thérapeutique ?

Les auteurs qui réprouvent l'administration de n'importe quel médicament pendant la cure, sont ceux qui croient à l'existence, dans les eaux, d'un principe vital que la science n'est pas encore parvenue à isoler ; ils ont sans doute peur de le déranger dans sa mystérieuse opération sur les fluides et les organes malades du corps humain. Quant à nous, nous confessons notre profonde incrédulité au sujet de ce quelque chose d'inconnu et de mystique qui, tout en échappant à l'analyse, donnerait aux eaux minérales des propriétés incompréhensibles et sans rapport avec les lois ordinaires de la nature. Nous laissons volontiers ce langage obscur et ambigu aux confrères attachés à des sources où la chimie moderne découvre à peine plus d'éléments minéralisateurs que dans l'eau potable la plus vulgaire ; ils en ont grandement besoin pour édifier une théorie telle quelle sur le mode d'action de leurs eaux. A Spa, nous ne sommes pas réduits à faire une pareille excursion dans le domaine de la fantaisie, pour nous rendre compte des guérisons éclatantes que nous avons la satisfaction d'enregistrer tous les ans.

La vraie, la seule caractéristique de nos eaux, c'est le fer.

Pourquoi alors, nous dira-t-on, déranger les malades ?

9

Pourquoi leur imposer de longs et fatigants voyages? Ne pourrait-on pas se contenter de leur administrer le fer à domicile? Nous tenons une réponse toute prête, qui réduit à néant ces objections plus spécieuses que fondées : c'est que pas une seule des innombrables préparations de fer, qui sont sorties des officines de la pharmacie, ne peut suppléer aux eaux minérales ferrugineuses. Car aucune d'elles n'offre le fer à l'état d'une dissolution aussi parfaite et accompagné de substances salines et gazeuses aussi exactement pondérées, pour en faciliter la digestion et l'assimilation. Il n'y a là dedans rien de problématique ni d'insaisissable; nous nous trouvons tout bonnement en présence d'un produit naturel que l'art est incapable d'imiter et qui doit, à son originalité même, les vertus spécifiques dont il est doué.

Mais, pour en revenir à la question que nous avons posée plus haut, nous dirons qu'une fois la croyance dans le *Quid divinum* des eaux minérales écartée, nous pouvons, sans la moindre appréhension, leur adjoindre, lorsque l'indication est pressante, d'autres agents médicamenteux qui, eux aussi, remplissent un rôle à part, quelquefois tout aussi capital. Ainsi, pour choisir un exemple, si nous avons affaire à une anémie consécutive à une syphilis qui n'est pas encore tout à fait éteinte, nous ne voyons pas pourquoi nous nous priverions de l'iodure de potassium, qui est le remède souverain contre cette dernière affection; en agissant de la sorte, notre médication est complète, en ce sens que le sel potassique attaque le fond du mal, tandis que les eaux ferrugineuses corrigent l'altération du sang qu'il a engendrée. Le tout, dans ce genre de traitement mixte, est de savoir régler les prises successives des deux médicaments, de manière

à ce que le premier ait déjà achevé son parcours et soit
éliminé des voies circulatoires, au moment où le second y
fait son entrée. Fidèle à cet ordre d'idées, nous ne nous
faisons jamais un scrupule de renforcer ou d'atténuer
l'énergie de nos eaux, ou bien de traiter, au moyen des
agents de la matière médicale, les symptômes qui mettent obstacle au libre épanouissement de leur pouvoir
thérapeutique. Ainsi, nous avons combattu victorieusement, par les injections sous-cutanées de morphine et les
granules d'aconitine cristallisée, les névralgies qui tor-
turent presque toutes les femmes chloro-anémiques et
dont la recrudescence, due très souvent à l'excitation de
la cure, les jette dans un tel état d'alanguissement et de
torpeur, qu'elles n'ont plus le courage de continuer leur
traitement avec la ponctualité requise. Nous avons beaucoup accéléré la guérison de chloroses et de chloro-ané-
mies rebelles, en faisant prendre, concurremment avec
l'eau de nos sources, des doses quasi-infinitésimales d'arsenic. Nous sommes parvenu à faire cesser des vomitu-
ritions de sang dues à des ulcères anémiques de l'estomac, en coupant l'eau minérale avec moitié lait chaud,
en soumettant nos patients à la diète lactée et en leur
prescrivant des doses de morphine très faibles, mais
réitérées coup sur coup. Nous avons vu cesser des hémorrhagies intestinales passives, en doublant, triplant l'énergie de nos eaux par l'adjonction d'une préparation pharmaceutique de fer très soluble et très astringente en
même temps, le perchlorure de fer, donné entre les repas.
Nous avons débarrassé beaucoup d'anémiques des palpitations de cœur qui faisaient le supplice de leur existence,
avec le bromure de potassium ou le bromure de cam-
phre, pris le soir avant de se coucher.

Il ne nous serait pas difficile de signaler à l'attention de nos lecteurs et de nos confrères d'autres exemples analogues qui, tous, démontrent clairement que les agents héroïques de la matière médicale, mis en œuvre parallèlement avec nos eaux, ne nuisent en aucune façon à leur efficacité propre ; qu'au contraire, en déblayant le terrain pathologique des entraves qui peuvent incidemment s'y trouver, ils apportent à l'eau martiale un secours décisif qui lui laisse le temps et la liberté de poursuivre, à son aise, son action reconstituante.

Nous allons au devant de l'observation que l'on pourrait nous faire, en disant que nous ne sommes pas fondé de réclamer, en faveur de nos eaux, l'honneur de ces succès, à cause des remèdes étrangers qui leur ont été associés. Un seul mot renverse cette argumentation ; c'est que ces mêmes remèdes, isolés, avaient échoué précédemment entre les mains des praticiens les plus habiles.

A ce propos, et avant d'aller plus loin, nous tenons à exposer notre pensée tout entière au sujet des facteurs si complexes qui président à ce que l'on appelle une cure thermale, et à l'union desquels nous sommes redevables* des résultats thérapeutiques que nous obtenons.

En premier lieu, se place, cela va sans dire, l'eau minérale elle-même prise en boisson, en bains et en douches ; c'est l'élément curatif par excellence, nous le voulons bien, mais il n'est pas unique. En seconde ligne, viennent les conditions nouvelles, psychiques et hygiéniques, que le malade rencontre par suite de son déplacement. Jetons un regard en arrière sur lui au moment où, pressé par son médecin ou par sa famille, il se résout à prendre le chemin d'une ville d'eaux, de Spa, entre autres. Presque toujours, il est désespéré de l'échec des traitements nombreux qu'il a suivis sous la direction d'un ou de plusieurs médecins ; souvent, il ne croit plus à la possibilité de son rétablissement et, par une pente insensible, il se laisse subjuguer par des idées noires qui le plongent dans un état hypochondriaque où il se complait. Un beau jour, par un effort dont il se jugeait incapable, il s'arrache à son apathie, il part et entreprend le voyage. Au bout de peu de temps, la vue d'objets inconnus force son esprit à se détacher de ses préoccupations habituelles. Arrivé à destination, délivré des soucis et des tracas de la famille, affranchi de la chaîne des relations sociales qui l'emprisonnait chez lui, il se sent gagné par la quiétude du corps et de l'âme. Il se cramponne à l'espérance d'une guérison dont le mieux-être actuel est le signe précurseur. Il subit, sans en avoir la conscience bien nette, l'impression des changements physiques et physiologiques qui est la conséquence de sa nouvelle installation.

S'il vient du midi de l'Europe dans nos climats tempérés, il échappe à l'énervement qui résulte de chaleurs trop intenses et trop prolongées. S'il arrive du Nord, il se dérobe aux effets pernicieux de la claustration imposée par un hiver interminable et à l'étiolement qui s'en suit. S'il vient, comme c'est le plus souvent le cas, de pays situés à des niveaux inférieurs, il bénéficie, à son insu, des effets de l'altitude à laquelle il s'est élevé ; ses poumons se dilatent plus librement, son sang circule mieux et se débarrasse plus facilement des produits usés par le mouvement vital. S'il sort de la cohue, du torrent agité, du tumulte étourdissant des grandes capitales, la tranquillité et le recueillement d'une petite cité champêtre, comme le sont à peu près toutes les villes d'eaux, apaisent instantanément son système nerveux surmené.

Ainsi réconforté par des influences, occultes pour lui, il commence sa cure; il s'y consacre avec un abandon plein de consolantes illusions et, pour peu que la plus petite amélioration se montre, son cœur s'épanouit et il entrevoit déjà la fin de ses maux.

Pendant que les eaux opèrent dans leur sphère propre, l'exercice corporel, qui est le complément obligé de la cure, développe à son tour ses conséquences fécondes sur les phénomènes chimiques de la nutrition de tous les organes. La beauté des environs de Spa sollicite, par l'entraînante séduction des courses à pied, à cheval et en voiture, des habitudes d'activité musculaire qui sont de la plus haute portée au point de vue hygiénique et thérapeutique.

Ajoutez à tout cela les distractions de tout genre qui foisonnent chez nous pendant la saison d'été et qui, goûtées avec ménagement, au milieu d'une société élégante et polie, entretiennent la sérénité de l'esprit et empêchent l'ennui de se glisser dans le camp.

Il faudrait méconnaître, de propos délibéré, la réaction si pénétrante du moral sur le physique de l'homme, pour ne pas être persuadé que c'est par l'association de ces modificateurs hygiéniques et moraux avec les métamorphoses organiques dues aux eaux, qu'une cure hydrothermale, faite à la source même, nous procure des guérisons après lesquelles les malades avaient vainement soupiré ailleurs.

Nous conclurons donc avec le savant médecin de Vichy, M. le docteur Durand-Fardel : « Si les sources « minérales coulaient au centre de Paris, ou n'importe

» où, mais sur le seuil même de ces malades qui vien-
» nent les chercher de si loin, la plus grande partie de
» leurs effets serait perdue pour eux. »

*Les praticiens de Spa sont très fréquemment interro-
gés* par leurs clients étrangers, lorsque la fin de leur séjour approche, *sur la question de savoir dans quel endroit ils devront se rendre de préférence pour conserver,
et parfois pour compléter, les bienfaits qu'ils ont récoltés
chez nous, à la suite de leur cure ferrugineuse.*

Une coutume trop invariablement suivie consiste à les
diriger vers les bains de mer de la côte belge, ou vers
ceux du littoral de la Normandie. Nous ne pouvons sous-
crire à cette espèce de routine et nous estimons que, dans
le très sérieux intérêt de notre station, sur laquelle
rejaillira toujours l'honneur du succès final, le choix
d'un lieu de cure supplémentaire, comme disent les Allemands, ne devrait jamais être fixé banalement, mais
après une enquête sévère, portant à la fois sur la pathogénie de la maladie et sur les changements qui y sont
survenus, pendant son traitement aux eaux de Spa.

Il y a là de très délicates nuances dont un tact médical
exercé et une attention soutenue peuvent seuls donner la
clef. Nous n'insisterons pas sur ce point, d'ordre purement médical; mais nous aimons à récapituler un petit
nombre des éventualités multiples qui peuvent en surgir,
afin de faire ressortir l'importance de la décision qui
interviendra.

Les personnes qui se rendent à Spa, uniquement pour
se refaire d'un certain degré d'affaissement général et
d'inaptitude au travail amené, soit par une vie trop sédentaire, soit par des fatigues professionnelles poussées
trop loin, soit enfin par une tension d'esprit démesurée,

ne sont pas malades, à proprement parler, mais se trouvent en état d'imminence morbide. Pour celles-là, nos
eaux n'ont besoin d'aucun appoint; il est inutile de leur
prescrire une cure surajoutée à la nôtre. C'est assez de les
avertir qu'il serait désirable qu'elles pussent passer le
restant de l'été à la campagne.

Mais, à côté de cette classe de clients qui ne sont pas
les moins nombreux, nous avons les personnes atteintes
d'affections chloro-anémiques bien dessinées et dûment
confirmées. Pour celles-ci, la conduite à tenir est différente et change suivant le diagnostic causal qui a dû être
posé à l'occasion de chacune d'elles. Ainsi, dans les cas
de chlorose ou d'anémie pure, chez les adolescents malingres ou chez les jeunes filles pubères dont l'évolution
sexuelle est enrayée ou retardée, tout nous commande
de prolonger le plus possible le traitement à Spa ; car nos
eaux sont seules capables de les guérir radicalement.
Quand, malgré tout, ces malades formuleront expressément le désir de s'en aller, on leur recommandera de
prendre le chemin de la Suisse et de s'y fixer dans un des
nombreux lieux de villégiature, qui y sont disséminés
par centaines, à une élévation de 500 à 1000 mètres. Là,
au milieu d'une atmosphère plus raréfiée encore que la
nôtre, les effets tardifs de nos eaux se manifesteront dans
leur plénitude et sans aucune de ces souffrances qu'une
ascension d'emblée, à cette hauteur, aurait presque infailliblement excitées.

S'agit-il d'anémies symptomatiques d'une de ces prédispositions phthisiogènes qui sont transmises par hérédité, dans maintes et maintes familles, les climats d'altitude dans les montagnes de la Suisse seront encore
nettement indiqués, après un emploi modéré et bien sur-

veillé des eaux de Spa. Seulement, les malades de cette catégorie ne devront pas se contenter, dans les pays alpestres, d'élévations de 500 à 1,000 mètres ; ils devront atteindre, par étapes graduelles, des hauteurs de 1,000 à 1,500 mètres et y prolonger leur séjour très tard, même par les plus grands froids. Car les études récentes des climatologistes ont prouvé que l'acclimatement rigoureux et l'hivernage dans les montagnes, sont les meilleurs préservatifs contre une phthisie latente, qui n'attend que des circonstances propices pour éclater.

S'agit-il d'anémies scrofuleuses, l'indication est encore moins équivoque ; ces malades ont besoin de la mer et de son atmosphère, où ils respireront les particules salines bromo-iodurées dont elle est imprégnée. Il reste néanmoins une distinction à faire dans le nombre des scrofuleux. Sont-ils d'un tempérament ultra-lymphatique, à réaction torpide, les plages de la mer du Nord, Ostende, Blankenberghe, Heyst, Nieuport, leur conviennent le mieux. Existe-t-il, au contraire, chez eux, une irritabilité nerveuse que le moindre choc émeut, il faut les confier à des bains de mer plus tempérés et à un air marin moins excitant, aux côtes de la Normandie, au bassin d'Arcachon ou à celui de Biarritz.

Quelles sont les contre-indications à l'emploi des eaux de Spa ?

Pour résoudre à fond cette question, il faudrait parcourir le cadre tout entier de la pathologie. Nous devons nous contenter de dire, en abrégé, que les eaux de Spa sont défendues aux gens pléthoriques ; à ceux qui ont éprouvé antérieurement des menaces de congestions aiguës vers un organe, comme le cerveau ou les poumons ; aux apoplectiques avec ou sans paralysie et aux poitri-

naires qui ont eu des crachements abondants de sang.
On doit les interdire, avec la même sévérité, aux malades
qui sont atteints d'affections organiques du cœur; à ceux
qui souffrent de congestions inflammatoires du foie ou
de diarrhées chroniques, entretenues par des lésions
aiguës du tube digestif et de ses annexes ; aux femmes à
l'époque de la ménopause, quand on ne reconnaît pas,
chez elles, avec la dernière certitude, des signes irrécusables d'anémie. Il ne faut pas perdre de vue non plus
qu'il y a des contre-indications passagères ; ainsi, chez les
jeunes filles ou chez les jeunes femmes dont le système
nerveux est dans un état de désordre extrême, qui sont
en proie à une irritabilité et à une mobilité nerveuses
dont on se fait difficilement une idée, la boisson de l'eau
minérale est très souvent impraticable dans les premiers
jours, quelque peine que l'on se donne pour la déguiser
sous mille et mille artifices. Dans ces cas, il faut s'en
priver pour quelque temps et se contenter des bains ferrugineux tièdes (à 26°, 27° et 28° R.) qui calment l'éréthisme des nerfs et qui, plus d'une fois, donnent des
résultats aussi complets que si l'eau avait été prise à
l'intérieur : preuve sans réplique du pouvoir thérapeutique de nos bains.

CHAPITRE VII.

DE L'EMPLOI DES BAINS DE SPA.

Il n'y a pas plus d'heure fixe pour prendre le bain à
Spa, que pour boire l'eau minérale. L'heure du bain doit
être retardée ou avancée suivant l'époque de l'année, la
température de l'air, les autres conditions météorolo-
giques régnantes, les forces du malade, son éducation
hygiénique et son régime de vie antérieur. Certes, ce
qu'il y a de plus avantageux, c'est d'aller au bain de très
grand matin, à 6 heures, par exemple, pendant les mois
de juillet et d'août, et puis, après, de s'acheminer tout à
son aise vers la source indiquée afin de mettre à profit,
pour la prompte et facile assimilation de l'eau minérale,
les excellentes dispositions physiques et morales que
vient de créer la stimulation du bain. Toutes les obliga-
tions du baigneur peuvent ainsi être accomplies pour
8 heures ou 8 heures et demie, avant les grandes chaleurs qui sont toujours affaiblissantes. Nous ne négligeons
jamais de faire des instances auprès de nos clients pour
qu'ils arrangent, de la sorte, leur ordre du jour. Mais,
malheureusement, ceux qui pourraient, sans le moindre
inconvénient, s'astreindre à cette règle matinale sont
justement les plus valides ; aussi, ne se font-ils pas scrupule de désobéir aux conseils du médecin, parce qu'ils
sont séduits par les plaisirs du soir et qu'ils se livrent
trop tard au repos. A côté d'eux, viennent se ranger les

malades plus faibles, ou plus craintifs, ou plus indolents, qui crient miséricorde rien qu'à l'idée d'être obligés, dès 6 heures du matin et au saut du lit, d'aller se plonger dans une eau un peu fraîche. Eh bien, nous pensons qu'il ne faut pas froisser leur antipathie, ni vouloir passer outre, en dépit d'une répugnance bien accentuée.

Une cure tonifiante, ayant pour objectif la restauration insensible des forces, ne doit jamais devenir l'occasion d'une contrainte; autant que possible, elle ne doit exiger le sacrifice d'aucune des habitudes qui sont chères aux malades, pourvu, bien entendu, qu'elles ne soient pas tout à fait incompatibles avec le traitement qui doit leur rendre la santé.

Dans nos relations médicales avec nos clients étrangers, nous nous sommes toujours bien trouvé d'user de compromis; nous ne nous avisons jamais de leur dicter nos volontés, parce que nous savons que nous sommes en présence de personnes dont le caractère est irascible et versatile, en raison directe de leur faiblesse et de leur mobilité nerveuse. Autre chose est de guider affectueusement une jeune fille chlorotique ou une jeune femme anémique à travers les péripéties peu émouvantes d'une cure d'eaux; autre chose est d'imposer ses ordres inflexibles à un malade cloué sur son lit par une affection grave, dans le cours de laquelle toute désobéissance peut devenir l'origine d'une catastrophe.

Aux malades donc, qui, pour l'une ou l'autre raison, reculent devant le bain matinal, il faut laisser le champ libre de le prendre dans la matinée, vers les 10 ou 11 heures. Il y en a même, qui sont tellement mal à leur aise pendant la première moitié de la journée, qu'il faut leur accorder la permission d'aller au bain une ou deux heures avant leur diner, quoique, en thèse générale, nous ayons observé que le bain, pris si tardivement, n'est plus, à beaucoup près, aussi efficace que dans l'avant-midi. Mais, de quelque façon que l'on convienne de l'heure du bain, le malade ne doit jamais oublier qu'un espace minimum de deux heures doit le séparer du dernier repas.

Il y a des baigneurs qui peuvent, sans aucune incommodité, prendre leur bain à jeun ; d'autres, plus impressionnables ou plus débilités, agiront prudemment en faisant une très frugale collation composée d'une tasse de bouillon ou d'une petite jatte de lait frais, une heure avant leur bain. Il ne faut jamais se baigner après avoir bu l'eau minérale ; mais, par contre, le moment le plus favorable à la boisson est celui où l'on sort du bain. C'est alors que les voies absorbantes de l'estomac sont le mieux disposées pour laisser entrer le liquide minéralisé et que l'on a le moins conscience de son passage. C'est alors aussi que, les effets diurétiques du bain et de l'eau minérale se combinant ensemble, la sécrétion urinaire atteint son apogée.

Pour gagner l'établissement des bains, il faut éviter de marcher avec précipitation, surtout dans les chaudes journées d'été, de crainte de s'échauffer, d'accélérer le cours du sang et de se faire transpirer. Une fois arrivé à destination, il faut se reposer dans les salons d'attente pendant qu'on prépare le bain et n'y entrer que lorsque la peau ne conserve plus de moiteur.

Lorsque le bain est apprêté, on s'assurera, par soi-même, que l'eau minérale possède bien la température prescrite par le médecin ; car, contrairement à ce que les gens du monde se figurent à la légère, deux ou trois degrés de plus ou de moins importent énormément au but

que l'on s'efforce d'atteindre dans chaque cas pathologique en particulier. Au bout de cinq minutes d'immersion, si on tient les yeux fixés sur le thermomètre qui
flotte sur l'eau, on voit la colonne mercurielle monter, et,
bientôt, elle marquerait plusieurs degrés de plus si l'on
n'y mettait bon ordre. Pour cela, le baigneur doit tourner
le robinet du tuyau qui conduit l'eau froide dans le fond
de la baignoire et le tenir entr'ouvert jusqu'à ce que la
température de l'eau soit ramenée à son point initial, et
même jusqu'à ce qu'elle ait baissé d'un ou de plusieurs
degrés, à la condition expresse, toutefois, que cette légère
réfrigération du bain lui plaise et accroisse la somme de
bien-être dont il jouit. L'augmentation de température,
qui se manifeste dans le bain, résulte de ce que le double
fond métallique de la baignoire s'échauffe fortement, lorsqu'il est rempli de vapeur bouillante, et cède ensuite son
excès de calorique à l'eau qui lui est superposée.

Tous ces petits détails, concernant la température exacte
du bain, méritent l'attention du baigneur prudent. Si tout
le monde les avait toujours présents à l'esprit, il n'y aurait plus à craindre ce qui arrive de temps en temps, que
des malades, trop indifférents ou mal instruits, s'accom-
modent peu ou pas du tout du bain ferrugineux de Spa;
non pas qu'il leur soit contraire, mais parce qu'ils le
prennent beaucoup trop chaud, ce qui fait, qu'au lieu d'un
effet tonique, ils n'obtiennent qu'un effet relâchant et
débilitant, sans compter qu'ils s'exposent à de l'oppression, à des bouffées de chaleur vers la tête, à des battements de cœur, etc., etc.

Il y a des personnes qui lisent dans le bain; c'est là une
habitude déplorable; d'autres se lavent la figure et la tête
avec de l'eau minérale; c'est une pratique au moins inu-

tile, sans parler qu'elle gâte le teint et rend les cheveux
secs et cassants.

En sortant du bain, on s'essuyera lestement avec des
linges chauffés ou bien, si la réaction laissait à désirer,
on se fera vigoureusement frictionner tout le corps avec
des gants rudes ou des serviettes anglaises.

Au sortir de l'établissement de bains, il est indispensable de se garantir contre toute possibilité de refroidissement. Alors, la peau et les membranes muqueuses
sont infiniment plus accessibles à l'influx perturbateur
des agents atmosphériques, et les accidents les plus désa-
gréables, tels que des angines, des diarrhées et des rhumatismes peuvent naître par suite du passage subit d'un
cabinet de bains, où l'air est confiné, dans un milieu plus
froid ou chargé d'humidité. Ce précepte est surtout de
rigueur les jours de pluie, fut-ce au beau milieu des mois
de juillet et d'août, et à plus forte raison dans le début
et vers le déclin de la saison, du 15 mai au 15 juin et du
1er septembre au 15 octobre. Les malades ne doivent, en
aucune façon, avoir peur de se couvrir de pardessus
d'hiver ou de châles épais. Des bottines imperméables
à semelles épaisses préserveront les pieds contre l'humidité.

Après le bain, ne vous pressez jamais pour rentrer
tout droit au logis ; promenez-vous pour entretenir la
réaction et dirigez vos pas vers la source qui vous a été
assignée ; car, comme nous le disions un peu plus haut,
c'est l'instant où votre dose d'eau minérale vous impor-
tunera le moins, où vous la boirez avec le plus de plaisir
et d'entrain et où vous vous apercevrez le moins de sa
présence dans les organes digestifs.

La durée du bain ferrugineux est de 10 à 20 minutes ;

on l'abrège d'autant plus qu'on le prend plus frais. La température la plus usuelle à Spa est de 24° à 28° R. (de 30° à 36° C.). C'est au médecin dirigeant à régler ce point. Pour ce qui nous regarde, nous proscrivons toujours le bain à un ou deux degrés de plus qu'il ne convient aux malades, et nous leur apprenons à le refroidir jusqu'au degré voulu, quand ils y sont commodément installés. Nous leur épargnons ainsi l'angoisse si poignante qui saisit beaucoup de personnes faibles, aussitôt qu'elles trempent les pieds dans de l'eau tant soit peu froide.

On nous a, à diverses reprises, posé la question de savoir s'il faut rester dans une immobilité complète, pendant toute la durée du bain, ou s'il vaut mieux, au bout de cinq minutes, balayer avec la main l'enveloppe de perles argentines qui recouvre, comme une cotte de mailles, toute la surface du corps. Nous avons appris, en expérimentant sur nous-même, que la seconde manière doit obtenir la préférence, parce que c'est ainsi que l'acide carbonique remplit le mieux son rôle d'excitateur nerveux, et que la rubéfaction et la calorification des téguments atteignent leur summum d'intensité.

Les enfants au-dessus de 10 ans supportent, aussi bien que les adultes, le bain ferrugineux pur. Pour ceux au-dessous de 10 ans, mieux vaut, dans le principe, mitiger l'eau minérale avec moitié d'eau douce; ne pas oublier non plus que le bain doit être plus chaud, car la première enfance répare très difficilement les soustractions de chaleur animale.

Les femmes enceintes, quelque peu avancée que soit la grossesse, doivent renoncer au bain de Spa, dont les bienfaits, comme reconstituant, seraient fâcheusement contrebalancés, chez elles, par la stimulation qui s'en dégage. Elles se garderont plus soigneusement encore d'avoir recours, dans le bain, à la douche intra-vaginale que beaucoup de dames ont l'imprudence de s'administrer, sans aucun avis médical, au moyen d'un ustensile qui se trouve dans presque tous les cabinets de bains et qui se résume dans un sceau juché plus ou moins haut et muni d'un tube en caoutchouc que l'on garnit d'une canule. Or, il est évident que le jet de cette douche, en frappant le col de la matrice, peut facilement susciter des contractions utérines et la fausse couche. Nous avons été témoin d'un avortement, attribuable à cette seule cause, chez une jeune femme qui ne se doutait pas du danger qu'elle bravait, et cela uniquement pour se débarrasser d'un peu de leucorrhée, inséparable de son état de gravidité.

Pendant la période menstruelle, chez les femmes, nous sommes d'avis de suspendre les bains. Ce n'est pas que nous ayons peur de la balnéation en pleine menstruation ; car nous savons que le docteur Fleury n'a jamais interrompu, un seul jour, l'emploi des douches froides chez les clientes qui se remettaient entre ses mains et qui avaient une foi aveugle, et bien méritée d'ailleurs, dans la science et l'expérience consommées de l'illustre fondateur de l'hydrothérapie rationnelle. Jamais, il n'a vu, à la suite de l'administration des douches froides, ni suppression des règles, ni accidents imputables à leur répercussion. Mais, malgré les leçons et le grand prestige de ce maître, nous croyons qu'il serait peu convenable de heurter de front des préjugés enracinés et, peut-être, indestructibles. L'exemple hardi que le professeur Fleury nous a donné, nous engage seulement à conseiller aux femmes de reprendre leurs bains, sitôt que le plus fort de l'écoulement menstruel est passé, en moyenne après trois jours : c'est du temps de gagné.

Le grand âge n'est une contre-indication pour le bain ferrugineux de Spa que chez les vieillards secs et très maigres. Chez eux, la peau est raccornie, affaissée, pour ainsi dire abandonnée par les sucs nutritifs, la circulation y est traînante, le calibre des vaisseaux capillaires est à moitié obturé et les terminaisons des nerfs émoussées. L'acide carbonique n'a plus le pouvoir de galvaniser cette vitalité expirante.

CHAPITRE VIII.

DE L'HYDROTHÉRAPIE A SPA.

Les limites qui nous sont assignées par la nature de ce travail, nous interdisent de traiter à fond de l'hydrothérapie et d'aborder les questions doctrinales et pratiques qu'elle soulève. Du reste, ce serait peine inutile ; car tous ces points sont débattus, avec une autorité bien supérieure à la nôtre, dans les nombreux ouvrages spéciaux qui enrichissent la littérature médicale de tous les pays. Nous n'avons qu'à puiser à pleines mains dans cette riche mine d'enseignements.

De toutes les pratiques de l'hydrothérapie, celle qui s'adapte le mieux au genre de maladies que nous sommes appelés à soigner à Spa, pendant la saison, c'est la méthode excitante, tonique et reconstituante. Ses agents principaux sont les douches froides et les enveloppements avec le drap mouillé.

Pour nous, l'action physiologique des douches et des affusions froides est tout à fait semblable à celle que nous avons reconnue au bain ferrugineux de Spa. Elle a aussi pour point de départ l'impression stimulante *sui generis* produite par l'eau froide sur le réseau nerveux qui se distribue dans la peau. Cette impression gagne les centres nerveux, d'où elle est retournée, par une action réflexe et à l'aide des nerfs moteurs, sur toutes les parties extrinsèques qui renferment des fibres contractiles. Le spasme de la membrane musculeuse des petits vaisseaux superficiels de tout le corps provoque une rétraction de leurs parois et une diminution de leur calibre, qui chassent le sang de la périphérie vers le centre, dans la direction des viscères, tels que le cœur, les poumons et le cerveau. Mais ce retrait est suivi d'un mouvement presque instantané d'expansion en sens inverse. Le sang se précipite derechef, et en plus grande quantité, vers le tégument externe qu'il colore vivement. C'est dans ce mouvement de va-et-vient que réside l'action thérapeutique de la douche excitante ; c'est lui qui tire de leur engourdissement tous les organes qu'il traverse et qui anime partout le fonctionnement interstitiel des tissus, par les oscillations qu'il imprime à toutes les cellules organiques, fixes ou mobiles, dans lesquelles se passent obscurément les opérations aussi capitales que mystérieuses de la vie.

Ce bouleversement momentané de tout notre être, cette secousse si vive, communiquée à toutes les molécules de notre organisme, par la perturbation générale des courants capillaires sanguins qui le sillonnent, en nombre incalculable, jusque dans ses parties les plus élémentaires, tout cela, au lieu de jeter le désarroi dans les rouages intimes de la machine vivante, lui infuse, au contraire, de la vigueur, lui rend du ton, la renouvelle petit à petit, et cette rénovation se traduit au dehors par la réglobulisation du liquide sanguin, par l'équilibre de l'innervation, par l'harmonie de toutes les fonctions. L'appétit renaît, les mouvements d'assimilation et de désassimilation se régularisent, la santé se raffermit.

La physiologie ne nous fournit pas encore la clef de tous ces phénomènes, si dignes de notre admiration. Mais les faits cliniques sont là ; ils s'imposent par la force de l'évidence. Tous ceux qui ont subi une cure hydrothérapique en ont invariablement goûté les bienfaits et ne peuvent trop s'en louer. Voilà pourquoi l'hydrothérapie a conquis une vogue impérissable, qui va toujours croissant, et qui lui décerne une place d'honneur parmi les agents les moins décevants de l'art de guérir.

Une douche froide de 30 ou 40 secondes, tous les jours, est bien peu de chose et ne semble pas devoir laisser de traces appréciables « et cependant, dit le docteur Fleury, » sous son influence souvent renouvelée et assez long-» temps continuée, on voit se produire les transforma-» tions les plus extraordinaires dans le tempérament, » la composition du sang, les fonctions de circulation, » de respiration, de digestion, de nutrition et d'innerva-» tion. »

Au fond, il y a entre l'action thérapeutique du bain ferrugineux de Spa et celle de la douche excitante, d'étroites analogies ; mais cela ne veut pas dire qu'on puisse et qu'on doive s'en servir indifféremment.

La douche froide est plus brutale ; de prime abord, elle effraie davantage les malades timorés. Ce n'est pas un motif pour qu'on s'en abstienne ; car la clinique nous donne tous nos apaisements à cet égard. Faut-il rappeler que le docteur Fleury et ses élèves ont administré d'emblée la douche à 10° C. à des malades que leur débilité et leur émaciation empêchaient de se tenir debout et qu'il fallait porter sous les appareils. La seule précaution qu'ils prenaient consistait à rendre l'application extrèmement courte (de quelques secondes). Ils ont été récompensés par les succès les plus retentissants et n'ont jamais eu d'accidents à déplorer. D'autres spécialistes reculent devant cette hardiesse opératoire et font d'abord chauffer l'eau de la douche à 22° C., par exemple, pour descendre d'un degré tous les jours. Nous nous conformons assez souvent à ce dernier *modus faciendi*.

Dans un établissement, comme le nôtre, où l'on n'a que l'embarras du choix entre le bain et la douche, il faut savoir résister à tout entraînement de parti pris et manier, à tour de rôle, les deux modificateurs. Ainsi, dans la chloro-anémie, on peut débuter en toute sécurité par la douche froide : 1° chez les sujets pour qui l'eau froide n'est pas une nouveauté parce que, dès l'enfance, ils ont été habitués, hiver comme été, aux ablutions hygiéniques froides ; 2° chez les malades qui sont aguerris pour avoir passé par des traitements hydrothérapiques antérieurs ; 3° chez les personnes qui sont affligées d'une constitution ultra-lymphatique et dont le système nerveux, peu impressionnable, a besoin, pour élaborer la réaction, d'une excitation plus violente.

Le bain ferrugineux n'inflige pas de commotion pareille à celle de la douche ; il sollicite, avec autant de douceur que d'insistance, la mise en jeu de la suractivité des systèmes nerveux et vasculaire ; il est plus sympathique aux femmes délicates, pusillanimes et frileuses, chez lesquelles les mouvements réflexes ont conservé toute leur spontanéité, qui sentent vite et vivement toutes les émotions et qui, malgré leur état anémique, rougissent à la moindre contrariété.

Au surplus, le meilleur critérium pour le choix entre ces deux méthodes, aussi excellentes l'une que l'autre, est la réaction. Se fait-elle avec aisance et vélocité dans le bain, de manière à ce que la peau prenne une belle teinte purpurine et que le malade se félicite de la souplesse et de la légèreté qu'il ressent, lorsqu'il en sort, il n'y a pas lieu de modifier le traitement. Arrive-t-il, au bout d'un temps indéterminé, que la fluxion dérivative ne soit plus franche, que la peau reste blafarde et que, dans le bain, le malade ne soit plus pénétré de la bonne chaleur d'autrefois, nous en concluons que l'incitation de l'acide carbonique n'est plus à la hauteur des besoins et nous faisons succéder la douche à la balnéation. Enfin, si le malade, qui a commencé sa cure par le bain ferrugineux, se trouve de mieux en mieux à mesure qu'il en abaisse la température et se prend d'affection pour l'eau froide, nous lui conseillons de passer à la douche.

Ainsi, on voit que nous ne nous laissons guider par aucun plan arrêté d'avance ; à moins que nous n'ayons des raisons majeures pour agir autrement, nous adoptons, dans le traitement balnéo-hydrothérapique de la chloro-anémie, l'acheminement progressif et circonspect du moyen le plus doux au procédé le plus perturbateur. Cette marche est rationnelle ; elle met à couvert notre responsabilité et, chose plus importante, elle entretient le courage de nos clients, en leur montrant que la série des ressources dont nous sommes armés correspond à chaque phase de leur maladie et ne s'épuise qu'avec leur complet rétablissement.

Dans la réglementation des procédés hydrothérapiques, nous nous conformons strictement aux axiòmes pratiques que le docteur Fleury pose dans son magnifique *Traité d'hydrothérapie* où il dit : « 1° une douche trop » courte n'a jamais d'inconvénient ; une douche trop » longue est toujours dangereuse ; 2° une douche trop » faible peut avoir l'inconvénient de rester inefficace,

» mais elle ne peut jamais produire de graves accidents;
» une douche trop forte est toujours dangereuse; 3º les
» douches doivent être mitigées et graduées suivant les
» indications du moment, se rattachant soit au malade,
» soit à la maladie; 4º toutes les fois que la réaction ne
» s'opère pas d'une manière satisfaisante, il faut en ac-
» cuser exclusivement l'opérateur qui, dans ce cas, a fait
» usage d'un modificateur défectueux ou n'a pas su
» appliquer méthodiquement un modificateur conve-
» nable. »

Nous n'allons pas nous amuser à décrire les modes d'application de l'hydrothérapie : douches en pluie, en jet, en cercle, etc., etc. Ce serait faire une copie fastidieuse de ce que tout le monde peut lire dans les ouvrages *ex-professo*. Mais nous devons une mention spéciale à une méthode hydrothérapique intermédiaire entre le bain ferrugineux et la douche, et que nous utilisons pour accoutumer nos malades à la surprise de l'eau froide : ce sont les frictions avec le drap mouillé. Voici la description de ce procédé opératoire : on trempe dans un baquet d'eau froide un drap de toile grossière, que l'on tord de façon à en faire égoutter l'excès du liquide. Quand le drap est ainsi prêt, on le déploie et on le jette d'un coup sec sur le dos du patient; puis on le ramène vivement en avant, en le croisant sur la poitrine et sur le ventre. En même temps, le domestique des bains exerce de vigoureuses frictions sur tout le corps pendant une minute ou deux; il laisse alors tomber à terre le drap mouillé et lui substitue un drap sec et froid avec lequel il poursuit les frictions, tout en séchant la peau. Le mouvement réactionnel qui suit l'enveloppement par le drap mouillé ne fatigue jamais les malades, quelque peu robustes qu'ils soient. Il sert parfaitement de trait d'union entre le bain et la douche, quand la suffocation déterminée par celle-ci est alarmante, ou chez les personnes qui n'ont pas le courage de s'y soumettre résolument, dès la première séance.

Toutes choses égales d'ailleurs, l'eau minérale de Spa, à cause de la quantité considérable d'acide carbonique libre qu'elle renferme, possède une action excitante plus prononcée que l'eau douce, quand elle est projetée sur la peau sous forme de douche froide. Nous avons pu nous en convaincre maintes fois *de visu* et par voie de comparaison, et, du reste, cela nous est acquis, de l'aveu de tous les auteurs qui ont étudié des eaux similaires.

Les conseils que nous pourrions donner ici sur l'heure la plus opportune pour aller à la douche et sur la manière de se comporter après l'avoir reçue, ne seraient que la répétition de ce que nous avons exposé concernant l'emploi des bains. Signalons seulement à nos lecteurs, à titre de renseignement instructif et curieux, ce fait que l'absorption des médicaments en général, et, *a fortiori*, celle des eaux minérales, est précipitée et facilitée, d'une manière étonnante, par l'administration préalable d'une douche froide. Cette démonstration a été faite par des expérimentateurs qui ont donné, à des sujets qui voulaient bien se prêter à ce genre de recherches scientifiques, des sels très solubles, tels que l'iodure de potassium, qui sont rapidement éliminés par les reins. Ils les ont ensuite soumis à une douche excitante froide et ils ont, séance tenante, constaté la présence de l'iode dans les urines. Pour établir la contre-partie, ils ont supprimé la douche, et le passage du sel potassique a été beaucoup plus tardif.

Il y a donc un immense profit, pour les malades, à prendre le chemin de la source et à boire leur dose d'eau minérale, aussitôt après avoir été vivifiés par la douche.

CHAPITRE IX.

DE L'ALTITUDE ET DU CLIMAT DE SPA

CONSIDÉRÉS AU POINT DE VUE MÉDICAL (1).

Nous avons énoncé, dans nos préliminaires, que Spa et
ses environs, qui sont placés vers le couronnement de la
chaine des Ardennes française et belge, doivent être
rangés parmi les pays de montagnes, puisque la moyenne
de leur altitude au-dessus du niveau des mers est de 450
à 500 mètres. Cette position topographique de notre petite ville donne lieu, quand on y arrive en été, à des sensations physiques du côté des voies respiratoires qui sont
perçues avec une netteté et une constance qui nous ont
souvent frappé d'étonnement, surtout quand il s'agissait
d'habitants de localités peu éloignées, comme Liége et
Verviers. Que de fois n'avons-nous pas entendu cette
exclamation sortir de la bouche de Liégeois ou de Ver-
viétois : « Ah! qu'on respire chez vous! Quel bon air! »
Ce cri instinctif est devenu banal. Depuis deux siècles,
tous les écrivains — et ils sont nombreux — qui ont
livré à la publicité des traités sur les eaux de Spa, ont

---

(1) P. BERT. *Recherches sur l'influence que les modifications
dans la pression atmosphérique exercent sur les phénomènes de la
vie*. Paris, 1874. — Ibid. *De la pression atmosphérique*. Paris,
1878.

Docteur JOURDANET. *La pression de l'air et la vie de l'homme.*
Paris, 1875.

Docteur LOMBARD (de Genève). *Traité de climatologie*. 1880.

célébré à l'envi son air pur et sain, son atmosphère vivifiante et immaculée. Le fait brut est donc là, attesté et sanctionné par la foi populaire de tant de générations successives. Mais personne, jusqu'à ce jour, que nous sachions du moins, ne s'est inquiété d'en scruter les causes originelles, d'en expliquer le mécanisme, d'en arrêter les lois et, enfin, d'en tirer les conséquences utiles — le tout au point de vue médical et au profit de la classe de malades qui fréquentent le plus assidûment Spa, ville d'eaux.

Le moment est venu, croyons-nous, où l'on peut, sans trop de témérité et grâce aux travaux tout récents de savants étrangers, proposer une interprétation scientifique de ces mots traditionnels : « *l'air salubre de nos montagnes.* » Cette étude, tout en donnant satisfaction à ce besoin de l'esprit humain de pénétrer la cause première des phénomènes naturels qui se passent autour de lui, nous affermira dans la conviction, raisonnée cette fois, que le site de Spa est un cadre merveilleusement adapté à la cure des états chloro-anémiques qu'attirent nos eaux martiales.

Pour comprendre ce qui va suivre, des notions très élémentaires de physiologie sont nécessaires. Dans cet exposé, nous serons aussi bref et aussi peu abstrait que possible.

Le sang doit être considéré comme formé d'une portion fluide, le plasma ou sérum, et d'une portion solide, elle-même composée de corpuscules microscopiques ou globules rouges et blancs qui, flottant dans ce plasma, sont projetés avec lui dans les mille et mille canaux de la circulation.

L'air que nous respirons est un mélange uniforme et

invariable, à toute latitude et à toute hauteur accessibles, composé pour 1,000 parties

de 208 parties d'oxygène

et de 792 parties d'azote.

En dehors de cette composition essentielle, l'air contient, en outre, seulement 4 parties pour 1,000 de gaz acide carbonique et de la vapeur d'eau en proportion très variable.

La respiration elle-même consiste dans un échange de gaz qui s'effectue, dans les poumons, entre l'air du dehors et le sang, amenés en regard l'un de l'autre, mais restant séparés par la membrane infiniment ténue qui forme le cloisonnement des alvéoles suspendues aux dernières ramifications des bronches. Cet échange prend le nom d'*hématose*. A chaque alternative de dilatation et de resserrement de notre poitrine, l'air riche en oxygène et le sang veineux chargé d'acide carbonique sont ainsi mis en conflit médiat. L'oxygène s'introduit dans le sang, tandis que l'acide carbonique est exhalé au dehors.

L'oxygène est le principe fondamental de la vie dans toute la série animale; rien ne peut le remplacer; s'il vient à manquer dans l'air respirable ou dans le sang, ou bien s'il y est supplanté par n'importe quel autre gaz, la vie est prochainement menacée. L'oxygène n'est pas simplement dissous dans le sang; par suite d'une affinité vitale et chimique, il se fixe sur les globules rouges avec lesquels il est charrié dans le torrent circulatoire jusqu'aux éléments anatomiques de nos tissus. Là, s'accomplissent des transformations, des dédoublements, des combustions complètes ou incomplètes, qui se lient à la fois aux besoins de la nutrition et à la nécessité de l'élimination des matériaux inutiles ou usés par le mouvement perpétuel de la vie. La plupart de ces métamorphoses résultent de la combinaison de l'oxygène avec le carbone des éléments constitutifs de tous nos tissus et donnent ainsi naissance à l'acide carbonique.

L'adhérence que l'oxygène contracte avec les globules rouges est tellement forte, qu'on ne peut la surmonter qu'en plaçant le sang dans un vide pneumatique qui approche beaucoup du vide absolu. L'implantation si stable, presque insurmontable, de l'oxygène sur les globules rouges, fait que le maintien dans le sang de la quantité de gaz vital indispensable est rendu indépendant de la pression de l'atmosphère, du moins dans toute la zône habitable du globe terrestre.

Ce n'est que dans les ascensions sur les plus gigantesques massifs de montagnes de la terre, ou bien dans les voyages aérostatiques que, par suite d'une raréfaction extrême de l'air, les globules perdent la propriété de retenir un volume suffisant d'oxygène pour alimenter la vie. On sait quels accidents terribles, parfois foudroyants, fondent sur les hardis explorateurs, lorsqu'ils s'aventurent, au delà de certaines limites, sur le flanc des glaciers éternels ou dans l'immensité de l'espace. Il n'est pas difficile de s'apercevoir que cette attraction chimico-vitale, qui existe entre l'oxygène atmosphérique et les globules rouges du sang, est une sage prévoyance de la nature; sans elle, des régions entières seraient à jamais restées stériles et désertes. L'homme n'aurait jamais pu coloniser des plateaux comme ceux du Thibet, dans l'Asie centrale, et ceux des Andes du Pérou, dans l'Amérique du Sud, qui ont une altitude de 2500 à 4000 mètres.

L'acide carbonique, au contraire, est presque uniquement tenu en dissolution dans le sérum du sang; libre

de toute affinité, il y diminue ou s'y accumule, suivant
la loi toute mécanique qui régit les solutions des gaz dans
les liquides. Or, d'après cette loi due au physicien Dalton,
la quantité effective d'un gaz qui se dissout dans un liquide est en proportion directe avec la pression exercée
par lui sur la surface du liquide. Mais, pour l'acide carbonique qui circule avec le sang, on est obligé d'admettre,
jusqu'à un certain point, une dérogation à cette règle ; en
effet, ce n'est pas seulement le très faible volume de ce
gaz que renferme l'air, qui doit être considéré comme le
régulateur de sa solubilité dans le sang, mais l'atmosphère elle-même, prise en totalité. La loi de Dalton sur
la dissolution des gaz dans les liquides, n'est pas rigoureusement applicable ici, parce que l'acide carbonique du
sang est entraîné par un liquide animé d'une vitesse considérable et parce qu'une membrane organique est inter-
posée entre lui et les corps gazeux extérieurs.

Nous pouvons donc poser comme conclusion que, plus
l'homme monte au-dessus du niveau de la mer, moins
l'acide carbonique de son sang est comprimé par le poids
de l'air, moins ce gaz éprouve de difficulté pour sortir
des vaisseaux pulmonaires et mieux la masse du sang est
épurée.

D'un autre côté, nous savons par l'hygiène que, lorsque
le volume d'acide carbonique devient exubérant dans un
milieu respirable, la dépuration gazeuse du sang de
l'homme qui y est plongé ne peut plus se faire ; son
propre acide carbonique s'amasse dans les veines et, à la
suite de cette rétention, il survient des symptômes d'un
empoisonnement particulier ; car l'acide carbonique est
un produit excrémentitiel qui doit être dispersé au dehors, au même titre que l'urine ou que la sueur. Non pas

qu'il ait des propriétés vénéneuses comme d'autres gaz toxiques, l'acide sulfhydrique ou l'hydrogène phosphoré par exemple, mais, rien que par sa présence intempestive ou par un retard dans son expulsion, il usurpe la place réservée à l'oxygène, il lui barre l'accès et puis il paralyse son action consécutive. Il entrave et limite ainsi les combustions qui forment l'essence même de la vie. Des composés mal ou à peine oxydés s'entassent dans les tissus et dans le sang ; les globules rouges ont de la peine à se régénérer et demeurent au-dessous du chiffre physiologique. Et finalement, par le seul fait de cette légère mais permanente surcharge d'acide carbonique dans le sang, on peut voir surgir peu à peu des états anémiques. Parmi les spécimens les moins douteux de ce genre d'anémies nous pouvons citer :

1° *L'anémie des mineurs*. Cette maladie, si commune chez les ouvriers qui extraient les richesses minérales du sein de la terre, prend sa principale source dans la respiration continuelle d'une atmosphère pesante, où l'acide carbonique compte pour une proportion quelquefois très notable.

2° *L'anémie des cuisiniers* qui n'est pas moins fréquente et qui, elle aussi, est due à ce que ces ouvriers sont condamnés à respirer un air lourd et enfermé, où les vapeurs du charbon sont mélangées avec une abondance telle que leur présence empêche le libre écoulement, vers l'extérieur, de l'acide carbonique du sang.

Enfin, 3° *L'anémie des grandes villes*. Cet état vaguement maladif détériore insidieusement la constitution des habitants des cités populeuses qui, par profession ou par goût, passent la plus grande partie de leur existence dans des endroits où règne un air trop confiné. L'anémie dite des grandes villes atteint de préférence le commerçant, l'industriel ou le travailleur, qui sont relégués dans des comptoirs ou dans des ateliers trop peu spacieux et mal aérés ; mais elle n'épargne pas non plus les personnes des classes les plus opulentes de la société, surtout les femmes qui, pendant les mois d'hiver, sortent à peine de leurs boudoirs et de leurs salons hermétiquement clos et chauffés comme des serres tropicales, pour aller s'enfermer dans les salles de théâtre et autres lieux de réunions mondaines, dans lesquels la chaleur et l'affluence du monde vicient promptement l'air respirable. Lorsque cette vie, que l'on peut appeler factice, a duré un certain temps, elle fait naître un malaise indéfinissable : les fonctions languissent, la nutrition devient défectueuse, le sang s'appauvrit, la face est pâle, l'appétit nul, le muscle faible, l'esprit abattu, la poitrine comme opprimée par un poids de plusieurs livres. C'est alors que les heureux de la terre, ceux qu'aucun souci d'argent ou d'affaires n'embarrasse, fuyant le théâtre de leurs plaisirs d'hiver, viennent littéralement se retremper dans notre climat de montagnes et y refaire leur sang déglobulisé, à l'aide de nos eaux martiales et de notre air léger et pur.

Résumons-nous :

Lorsque l'homme se transporte sur des terrains situés, comme Spa et toute la région avoisinante de l'Ardenne, à plusieurs centaines de mètres au-dessus du niveau des mers, la colonne atmosphérique, qui presse en tous sens sur son corps, a une pesanteur moindre que dans la plaine. L'air qu'il inspire, à chaque soulèvement de sa poitrine, comprime donc moins le sang renfermé dans les vaisseaux capillaires qui tapissent a membrane des vésicules du poumon, et s'oppose moins à la filtration de l'acide carbonique à travers leurs parois. Cette diffusion plus ample et plus rapide de l'acide carbonique, qui n'est, en somme, comme nous le disions un peu plus haut, qu'un produit d'usure incompatible avec la vie, libère l'oxygène, à l'utilisation duquel il apportait des entraves, sous la pression barométrique des bas niveaux. L'oxygène qui, lui, à cause de son adhérence aux globules rouges, n'obéit pas aux fluctuations modérées de la densité de l'atmosphère, acquiert par là plus d'indépendance, du moment qu'il n'est plus neutralisé, en partie, par un gaz doué de qualités diamétralement opposées aux siennes. Il devient plus actif pour s'acquitter de son rôle de corps comburant et il répand sa stimulation bienfaisante sur tous les organes.

Cette mise en liberté et cette sorte de surélévation de la puissance vitale de l'oxygène, par suite de la décarburation plus facile du sang à des altitudes comme celle du territoire de Spa, suffisent pour nous édifier sur la nature intime des sensations délicieuses que nous éprouvons, et sur le point de départ des effets curatifs que nous récoltons par une résidence temporaire dans les pays accidentés et montagneux. En effet, de toutes les substances de la création animale, végétale ou minérale, dont l'homme s'empare pour alimenter son existence, l'oxygène est la plus indispensable, la seule dont il ne puisse se passer sans que la vie s'éteigne chez lui, dans un très bref délai. Le sang, dépourvu de la dose voulue d'oxygène libre et utilisable, devient impropre à entretenir les phénomènes de la vie. Les globules rouges du sang, eux-mêmes, auxquels on attribue la qualité d'être les organismes vivants par excellence, ne seraient rien si l'oxygène de l'air ne venait s'y fixer à de très

courts intervalles et ne leur communiquait ainsi une re-
vivification, nous dirions presque une résurrection incessante.

En un mot, le nouveau venu dans nos montagnes s'y
trouve moins opprimé d'esprit et de corps, plus alerte,
plus dispos et plus gai. Il y goûte un bien-être inaccou-
tumé, non pas parce qu'il remplirait sa poitrine d'un
fluide extraordinaire, inconnu dans la plaine — la composition de l'air ne change pas — mais parce que, la pesanteur de l'atmosphère diminuant, l'acide carbonique de
son sang s'échappe plus vite et plus facilement et que
l'oxygène y accomplit mieux sa mission stimulante et
régénératrice.

Voilà le secret du vieux dicton populaire sur « *l'air
salubre des montagnes.* »

L'acide carbonique n'est pas le seul corps gazeux dont
la sortie est accélérée hors du sang; celui-ci peut être
contaminé par d'autres substances gazéiformes qui s'y
faufilent de dehors en dedans. Ainsi, dans les centres
populeux, où les habitants vivent très agglomérés, ils ne
jouissent jamais d'un air pur; mais ils respirent des gaz
et des miasmes de toutes sortes, au milieu des rues
étroites et des quartiers peuplés d'usines dont les hautes
cheminées versent, nuit et jour, dans l'atmosphère, des
flots de vapeurs plus ou moins délétères. Ces vapeurs
subtiles s'insinuent, avec l'air, jusque dans la profondeur
des conduits pulmonaires et poursuivent souvent cette
association accidentelle jusqu'au liquide nourricier lui-
même.

Lorsque les émanations des grandes villes se mêlent
ainsi au sang de leurs habitants, elles trouvent, sans
doute, dans l'exercice varié des fonctions, un ensemble

de résistances efficaces qui les éliminent, et la vie continue sans accidents appréciables, parce que l'encombrement de ces superfétations nuisibles n'arrive pas à se réaliser d'une manière réellement funeste. Cependant, leur action s'exerce avec constance et il est aisé de comprendre que tous les hommes n'ont pas le bonheur d'en triompher indéfiniment. Il y en a, dans le nombre, dont l'organisme cède enfin à ces agents qui s'obstinent à la lutte. La réaction faiblit et les miasmes ou les gaz anti-vitaux restent dans le torrent circulatoire, où ils forment une barrière à l'absorption de l'oxygène et aux combustions organiques. Il n'y a pas de doute que la diminution du poids de l'air, à l'altitude de Spa, ne sollicite et ne réalise la sortie de ces éléments gazeux si insalubres, avec autant de certitude et de succès que celle de l'acide carbonique.

Mais ce n'est pas seulement par l'expulsion des produits nuisibles dont leur sang était infecté, que les émigrants de la montagne sentent une animation, une joie et une excitation dont ils étaient sevrés antérieurement. A côté de ces effets thérapeutiques, dus à la raréfaction modérée de l'air ainsi qu'à la perfection de l'hématose et de la sanguinification, il ne faut pas oublier de ranger ceux que donne l'exercice musculaire auquel les plus indolents ne peuvent refuser de se soumettre, à cause des irrégularités du sol et des accidents de terrain qu'il faut gravir. Ce déploiement insolite de forces musculaires exige impérieusement que les organes dirigeants de l'économie, savoir : le cœur et les poumons, se mettent à l'unisson de l'effort. Aussi, le système nerveux sort-il forcément de l'inertie qui lui était devenue familière ; la respiration devient plus fréquente, les battements du cœur se précipitent, le sang parcourt son cycle avec plus de vélocité, ce qui met plus fréquemment chacune de ses molécules aux prises avec l'air atmosphérique. Il y a plus d'oxygène introduit dans la trame de nos tissus et l'apport d'un sang mieux oxygéné hâte la combustion des éléments de désassimilation et leur sortie par la voie des poumons, des reins et de la transpiration cutanée. L'exagération de cette dépense doit être équilibrée par une entrée équivalente de matériaux compensateurs; de là, le réveil ou l'accroissement de l'appétit et cette action apéritive des pays de montagnes que, du reste, personne ne songe à leur contester.

L'exercice en plaine n'a rien qui puisse être comparé aux pérégrinations entreprises en pays montueux, au point de vue de l'utilité qui en résulte pour la santé. Dans les localités où le sol est tout à fait plat et dénué de pittoresque, la déambulation est monotone et, bien souvent, l'ennui y coupe court, avant qu'elle ait atteint les limites qui pourraient la rendre salutaire. La montagne, au contraire, offre partout aux promeneurs un but bien défini et des points d'attraction capricieusement variés. Le vaste horizon des plaines n'est plus là pour laisser en suspens vos pensées. Vous avez sans cesse devant vous, à vos côtés, sous vos pas, une nature fortement accentuée qui vous parle, vous captive, vous distrait et vous mène au but en vous amusant.

Jetez un coup d'œil furtif sur une femme chloro-anémique pendant qu'elle fait, à pas mesurés, une promenade sur un des plateaux qui couronnent la vallée de Spa et voyez quelle transfiguration : son visage offre des couleurs d'un rose charmant, au lieu de la teinte pâle et plombée qui lui est ordinaire; ses extrémités, habituellement glacées, se réchauffent ; sa poitrine se dilate sans effort, et l'air léger qu'elle aspire avec volupté, dissipe l'oppression qui, dans la plaine, l'étreignait comme un cauchemar. Tout cela, parce que le courant sanguin mieux aéré, mieux brassé et plus énergiquement lancé par le cœur, rayonne vers la périphérie, cesse d'engorger les viscères profonds et d'y stationner de manière à s'opposer à leur jeu fonctionnel. Ne remarquez-vous pas là une analogie saisissante avec l'action des douches et des bains ferrugineux qui, eux aussi, ravivent les systèmes nerveux et vasculaire, et changent le mode de répartition du liquide nourricier, en l'attirant vers les téguments extérieurs, au grand soulagement des organes internes qu'il congestionnait passivement, tant par suite d'une innervation vaso-motrice défectueuse, que d'une paresse circulatoire très manifeste.

C'est cet heureux concours d'actions médicatrices, si disparates en apparence, mais convergeant en réalité vers le même but thérapeutique, qui assure très souvent, chez nous, la guérison d'états chloro-anémiques qui s'étaient montrés récalcitrants, soit aux eaux ferrugineuses isolées, soit aux seuls voyages en pays alpestres, soit à l'intervention unique de l'hydrothérapie appliquée dans les conditions les plus favorables et par les mains les plus habiles. C'est lui qui constitue l'originalité propre d'une station comme Spa, où la nature a concentré, dans un cercle peu étendu, toutes les ressources minérales et cosmiques reconnues comme étant les plus impétrantes contre les états d'asthénie et de débilité congénitale ou acquise.

A n'entendre que les éloges que nous venons de décerner, avec preuves à l'appui, à nos eaux et aux sites vraiment privilégiés qui les entourent, on pencherait à croire que tous les habitants d'un coin de terre aussi comblé des dons de la nature doivent être gratifiés d'une santé irréprochable et d'une éternelle jeunesse. Hélas ! l'humanité, chez nous comme partout en ce monde, a ses destinées inéluctables. Certes, Spa est dotée d'une salubrité à l'abri de tout reproche et de toute suspicion, ce qui est attesté officiellement par le relevé des statisques mortuaires et par le chiffre comparatif des décès annuels. Les terribles épidémies qui ont ravagé l'Europe pendant les cinquante dernières années et, notamment, les invasions du choléra asiatique en 1832, en 1849 et en 1866 ont passé à côté de notre petite cité balnéaire sans même l'effleurer. Les maladies infectieuses y font de très rares apparitions et n'y revêtent jamais un caractère épidémique.

Mais les habitants de Spa ne sont pas, pour cela, exempts des maladies que leurs sources minérales et l'air de leurs montagnes sont si aptes à guérir. Il n'y a rien de surprenant à ce défaut d'immunité. La plupart d'entre eux se servent de l'eau ferrugineuse en guise de boisson à tous leurs repas ; ils subissent, par conséquent, d'une façon tout à fait inconsciente, la loi de l'accoutumance en vertu de laquelle tout modificateur, aussi bien dans le domaine de l'hygiène que dans celui de la thérapeutique, s'use et devient inopérant quand on en fait un usage journalier. Mais ces modificateurs, qui sont émoussés et indifférents vis-à-vis des indigènes, ont un retentissement d'autant plus infaillible sur la constitution des étrangers, qui viennent momentanément se fixer parmi nous pour motif de santé, qu'ils sont, eux, soumis pour la première fois à leur influence. C'est justement dans la nouveauté de cette impression, dans la transition d'un climat ou d'une altitude à une autre, dans le changement d'air, d'habitudes et de régime, qu'il faut placer l'origine de la révolution que la cure suscite dans tout leur être et dont l'aboutissant est la guérison de leurs maux.

Nous sommes allé, avec intention, au devant de l'objection spécieuse que nous venons de réfuter, parce que nous l'avons, plus d'une fois, entendu formuler par des personnes du meilleur monde et même par des médecins. Il est de ces esprits sceptiques et frondeurs qui, parce qu'ils ont noté que tous les habitants d'une station d'eaux ne portent pas sur leurs traits les attributs de la santé la plus florissante, s'en vont dénigrant et raillant les sources d'eaux minérales qui, d'après eux, ne posséderaient pas d'autres vertus curatives que celles qu'une imagination complaisante et une science intéressée s'évertuent à y découvrir.

Nous profitons de la circonstance pour confesser que le climat de Spa, semblable en ce point à celui de tous les pays de montagnes, présente, à côté d'avantages inestimables, des défauts dont il importe de se défier. Règle générale, dès que le temps se met à la pluie et que celle-ci se prolonge pendant plusieurs jours, l'air se refroidit vite et s'imprègne d'une humidité froide et pénétrante, contre les atteintes de laquelle il faut avoir soin de se prémunir, à grand renfort de chaussures imperméables et de vêtements de laine. Pendant les jours sereins, où le soleil a lui avec toute son ardeur, les choses se passent autrement. Vers le crépuscule, le rayonnement terrestre agit avec intensité; il opère un refroidissement rapide dans les couches inférieures de l'atmosphère et on voit

alors, entre 8 heures 1/2 et 10 heures du soir, le fond de
la vallée se couvrir d'un brouillard plus ou moins opaque.
Sa fraîcheur est perfide, surtout pour les gens dont la
faiblesse a multiplié la sensibilité. Ce qui leur convient
le mieux, c'est une prudente retraite ou des précautions
infinies, si la tentation les emporte à s'attarder sur la
place Royale, dans le Parc ou sous les grands ormes de
notre majestueuse promenade de Sept-Heures.

CHAPITRE X.

DU RÉGIME ALIMENTAIRE A SPA.

La presque totalité des maladies pour lesquelles on vient boire les eaux de Spa ayant la faiblesse pour base, la nécessité d'un régime tonique et réparateur saute aux yeux. Ce serait toutefois une grossière méprise de vouloir stipuler, pour chaque malade, les mêmes prescriptions diététiques, sans égard pour les idiosyncrasies, pour les habitudes prises et pour les susceptibilités individuelles. Ne remarquons-nous pas tous les jours, autour de nous, que telle personne chétive, affligée d'un estomac peu complaisant, digère sans coup férir des mets réputés indigestes, dont une autre personne, plus vigoureuse, ne viendrait à bout qu'avec peine. Il ne faut jamais oublier l'aphorisme qui dit : « que l'on vit par ce que l'on digère et non pas par ce que l'on mange. » Se bourrer par raison et à contre-cœur est toujours inutile, souvent fort dangereux. Chacun doit s'arranger suivant les caprices de son organisation et le médecin des eaux doit respecter les particularités, parfois fort bizarres, que lui rapporte le malade. « Faites en sorte, disait le professeur Trous-
» seau à ses élèves, qu'une chlorotique mange, digère et
» assimile, ne fût-ce que du fromage blanc et de la sa-
» lade; résolvez ce triple problème et vous verrez si les
» roses de la santé ne viendront pas s'épanouir sur cette
» figure que les côtelettes, le fer et le quinquina ont

» laissée si longtemps pâle et blême. » — Il n'est donc possible, en fait de régime alimentaire, que d'indiquer des règles générales assez extensibles pour que chaque personnalité puisse s'y mouvoir à son aise. C'est en conformité de cette manière de voir que nous allons planter des jalons, qui serviront à guider les malades qui font la cure à Spa et d'après lesquels ils pourront disposer leur hygiène alimentaire; chacun verra les écueils et, dans son propre intérêt, saura les fuir.

La physiologie a mis en évidence que le régime mixte, dans lequel entrent les aliments azotés, représentés par la chair des animaux et les substances hydro-carbonées, telles que la graisse, la fécule et le sucre, est celui qui convient le mieux à l'homme, parce qu'il couvre exactement la dépense en azote, qui se fixe dans les tissus, et en carbone qui, par sa transformation en acide carbonique, entretient la respiration et la chaleur animale. Or, ces deux variétés d'aliments se trouvent réparties dans le règne végétal aussi bien que dans le règne animal, quoique très inégalement. Selon que les besoins de la réparation du sang et des tissus l'emportent sur ceux de la respiration et de la production de calorique, l'azote doit dépasser le carbone et vice-versa. L'homme qui travaille beaucoup de ses bras doit se nourrir de viandes et de pain, pour refaire sa propre substance qui s'use à son labeur incessant. L'habitant des climats tropicaux, qui passe son existence à sommeiller dans la mollesse et l'indolence, peut se contenter de riz et de végétaux. L'homme qui affronte les froids des pays du Nord doit unir à sa nourriture animale une grande quantité de graisses et d'huiles, afin de livrer aux poumons assez de combustible, pour que la chaleur produite le préserve contre des températures qui descendent souvent fort bas sous zéro.

En s'inspirant de ces données de la science physiologique, on est conduit à confirmer ce que la voix populaire et l'empirisme ont proclamé de tout temps, savoir que les matières animalisées doivent avoir, dans le régime des chloro-anémiques, la prépondérance sur les matières végétales et hydro-carbonées. Car, l'hématoglobine du sang est une substance albuminoïde et les globules sanguins ne peuvent se former, se multiplier et se régénérer que par les principes plastiques qui sont liquéfiés dans le tube digestif, aspirés par les vaisseaux chylifères et versés dans le torrent circulatoire.

Pour puiser avec discernement les parties composantes du régime de ses malades dans cette vaste réserve des aliments azotés, le médecin doit savoir quelle est leur richesse en principes protéïques et leur degré de digestibilité. Or, le flambeau de l'expérimentation a éclairé ces deux points. Un médecin américain, le docteur Beaumont, a eu la singulière fortune de pouvoir plonger ses regards dans la cavité même de l'estomac d'un chasseur canadien qui, à la suite d'un coup de feu, avait conservé une fistule gastrique de la grandeur d'une pièce de deux francs. Il a fait, sur ce sujet unique dans la science, les observations les plus précises concernant les phénomènes de la digestion. Il a vu que les viandes de bœuf, de mouton et de veau, bouillies ou frites, sont digérées en 4 heures ; ces mêmes viandes rôties en 3 heures ; la viande des volailles noires en 3 heures et demie, celle des volailles blanches en 3 heures ; la chair des poissons rouges en 3 heures et demie, celle des poissons blancs en 2 heures et demie.

Il faut conclure de là que les viandes les plus recomman-

dables, pour nos malades, sont celles de bœuf, de mouton,
de volaille blanche et de veau rôties, parce qu'elles renferment le maximum de matières nourrissantes et qu'elles
exigent le minimum de travail de la part de l'estomac.
La chair des volailles blanches convient aux estomacs
délicats, nerveux et peu énergiques, aux femmes chlorotiques, dans les commencements de la cure, tant qu'il y
a chez elles de la gastralgie ou de la dyspepsie douloureuse. Celle de veau n'est bonne que si elle n'est pas trop
jeune; c'est une erreur de croire qu'elle soit d'une digestion plus facile que celles de bœuf ou de mouton; on voit
presque tous les convalescents ne pas la supporter aussi
bien que ces dernières, rôties et un peu saignantes.

La chair du porc et tous ses dérivés, les charcuteries,
les viandes fumées et salées, à l'exception du jambon, le
lièvre et autres gibiers à viande noire et faisandée doivent être proscrits impitoyablement. Il faut bannir, avec
non moins de sévérité, les poissons rouges ou graisseux,
l'anguille, le saumon, l'esturgeon, le maquereau et les
crustacés, homard, écrevisse, langouste.

Les végétaux sont, en général, beaucoup moins diges-
tibles que les substances animales, parce qu'ils contiennent de la cellulose inaltérable et un grand nombre de
fibres végétales insolubles dans les sucs digestifs. Il ne
peut être question, pour des malades, de légumes secs et
farineux qui donnent lieu à des pesanteurs et à des fla-
tuosités. Au contraire, les légumes verts et frais sont
l'accompagnement obligé d'un bon repas; ils préviennent
la satiété et le dégoût qu'amènerait une alimentation
purement animale chez des personnes anémiées, dont
l'appétit n'est pas aiguisé par une santé robuste et par
une vie active. Les meilleurs légumes sont : la carotte,

l'asperge, les petits pois, les épinards, les haricots verts et la laitue cuite.

Les salades, les glaces et sorbets, les pâtisseries compactes, les bonbons, les fromages, les pâtés de gibier et de foie gras ne sont que des objets de gourmandise, qui ne devraient jamais figurer sur une table réservée aux malades.

Les œufs, avec leurs préparations culinaires si variées, représentent un aliment très doux, riche en éléments nutritifs, d'une digestion aisée; il est fort peu d'estomacs qui ne s'en trouvent pas bien. Le lait frais de vache ou de chèvre est un aliment complet, aussi léger que nourrissant, qui devrait être substitué au café au lait, pour le premier déjeuner; comme nous le verrons plus loin, il s'élève au rang d'un médicament dans les catarrhes chroniques des reins et de la vessie.

Pour les fruits, nous croyons que l'anathème fulminé contre eux dans la plupart des villes d'eaux, surtout en Allemagne, péche par trop de rigorisme; il nous semble que c'est un véritable enfantillage, d'empêcher les malades de sucer, à leur dessert, un abricot, une reine-claude, un quartier de poire fondante, une demi-douzaine de mirabelles, une douzaine de cerises douces et bien mûres, quelques grains de raisin sucré. Par contre, il est convenable qu'ils renoncent aux pêches, aux fraises, aux groseilles acides et aux pommes qui refroidissent l'estomac, et surtout au melon qui est coupable de tant d'indigestions. Après leur avoir fait cette concession diététique, nous devons avertir les malades qu'ils commettraient une insigne imprudence, s'ils cédaient à la tentation de croquer trop de fruits rafraîchissants, pendant les chaleurs de l'été; cet abus provoquerait très vite des coliques abdominales et un relâchement du ventre. L'eau minérale augmente cette tendance à la diarrhée qui devient séreuse et requiert une interruption de la cure, qui emporte, en un clin d'œil, les bénéfices acquis jusqu'alors. Ceux qui ne peuvent pas digérer les fruits crus, les prennent, sans inconvénient, cuits en marmelade ; sous cette forme, c'est un entremets agréable, sain et doucement laxatif.

Il ne faut pas négliger la manière dont sont accommodés les aliments. Les viandes doivent être rôties, grillées au naturel ou cuites dans leur jus. Il faut rejeter tous les ragoûts à sauce blanche ou rousse, épaissis avec de la farine ou fortement épicés. Le poisson doit être grillé ou assaisonné au beurre ; s'il a été frit, il faut bien l'éplucher et ne manger que la chair. Les légumes seront très simplement sautés au beurre.

Comme boisson, nous avons coutume de conseiller à nos malades de prendre, à leur second déjeuner, un ou plusieurs verres de bonne bière anglaise qui, par son amertume, sa contenance en principes azotés et son degré d'alcoolisation, a des qualités nutritives excellentes ; on peut toujours se la procurer à Spa, fraîche et de provenance directe.

Pendant le dîner, il faut boire de bon vin de Bordeaux pur et coupé. Nous donnons le conseil, aux personnes dont l'estomac fonctionne assez bien, de mêler avec leur vin de Bordeaux deux tiers d'eau minérale, que l'on a soin d'aller puiser à la fontaine, juste au moment du repas. Les autres, dont l'estomac est plus débile, ou bien qui ressentent une certaine aversion pour une plus grande quantité d'eau minérale que celle qu'ils doivent consommer pendant la cure proprement dite, couperont leur vin avec l'une ou l'autre des eaux naturelles de Vals, de St-Galmier, de Schwalheim, d'Apollinaris, etc.

La bière anglaise et le vin de Bordeaux sont des adjuvants pour ainsi dire inséparables de la cure ferrugineuse. On peut les permettre, sans la moindre hésitation, aux sujets les plus affaiblis et les plus nerveux et jusqu'aux chloro-anémiques qui souffrent de gastralgie ou de dyspepsie douloureuse. Il ne faut plus que personne se laisse effaroucher aujourd'hui par les réminiscences du temps, où toute affection de l'estomac était appelée gastrite et où l'on tremblait de la surexciter par des moyens prétendument incendiaires, tels qu'un vin généreux.

Nous ne défendons même pas à nos malades d'user des vins de Bourgogne, de Sherry, de Porto ou de Champagne; seulement, nous les prions de n'en boire qu'un seul verre ou une seule coupe, vers la fin du repas. Ces vins chauds, chargés d'alcool et d'éthers volatils, précipitent les contractions musculaires de l'estomac et favorisent ainsi le brassage de son contenu avec le suc gastrique.

Le café noir, après le dîner, ne doit être concédé qu'à de rares individus pour qui sa privation serait un sacrifice, à cause de la longue habitude qui les a familiarisés avec lui. Chez les anémiques, il produit une excitation trop vive du système nerveux, de l'agacement et de l'insomnie; il vaut mieux qu'ils s'en abstiennent.

Le thé a été frappé d'ostracisme par les anciens praticiens de Spa, parce qu'ils se figuraient naïvement, qu'à cause de son tannin il décomposait les eaux minérales dans l'intérieur du corps. C'est là de la chimie pour rire; car l'eau minérale a, depuis longtemps, passé de l'estomac dans le sang et s'est éliminée au dehors par les émonctoires, lorsque les malades boivent leur thé. Nous octroyons donc de grand cœur à nos clients, surtout aux Anglais et aux Russes, la liberté de consommer leur boisson favorite qui nourrit, qui stimule l'activité de l'estomac et qui détermine sur le cerveau une excitation superficielle et des plus agréables.

Le chocolat est souvent prôné aux personnes faibles et aux convalescents; mais bien peu en retirent quelque avantage. Ce composé industriel est un corps gras, une huile concrète de digestion lente et difficile; fréquemment, il est mélangé avec de la fécule qui le rend plus pesant et plus indigeste. Si on y joint du lait, c'est pis encore. On ne peut attribuer qu'à un préjugé la soi-disant vertu nutritive du chocolat. Le vulgaire pense qu'il fortifie, parce qu'il tient longtemps sur l'estomac et que l'on ne sent que fort tard, après son ingestion, le besoin de manger. Cela est exact, mais provient tout simplement de ce qu'il se digère mal et lentement.

Mais pourquoi, nous dira-t-on, tant de développements accordés à un sujet aussi banal que celui de la diète alimentaire? Parce que le régime fait partie intégrante de la cure et que de la ponctualité ou de la négligence, que l'on met à le suivre, sortira également la bonne ou la mauvaise terminaison du pèlerinage qu'on a entrepris à la fontaine dispensatrice de la santé.

En thèse générale, on mange trop dans les villes d'eaux. On se laisse trop souvent aller aux séductions des tables d'hôte. Le changement de résidence, l'absence de toute préoccupation, l'exercice relativement considérable que l'on se donne, et surtout l'effet tonique des eaux ferrugineuses sur l'estomac, éveillent l'appétit, facilitent les digestions. Le malade qui, depuis longtemps, voyait arriver sans plaisir l'heure des repas, est tout ragaillardi par ce

changement et en profite largement. Toutes les forces
que l'estomac acquiert par l'usage des eaux sont employées à la digestion de la nourriture qu'il reçoit avec
prodigalité ; il n'emmagasine rien pour l'avenir. Aussi,
nous adjurons toujours nos clients de ne pas franchir le
pas qui sépare la juste mesure de l'excès, mais de toujours rester sur leur appétit, comme le veut le dicton
populaire, car la punition suit, de très près, les écarts de
la gastronomie.

TROISIÈME PARTIE.

DE L'USAGE DES EAUX DE SPA DANS LES MALADIES.

DES ANÉMIES ET DES CHLOROSES EN GÉNÉRAL.

Il semblerait, au premier abord, que les mots d'anémie et de chlorose dussent correspondre à des individualités pathologiques toujours parfaitement définies. Il n'en est rien cependant. En fait, l'anémie et la chlorose, considérées comme entités morbides distinctes, n'existent pas. En présence d'un malade, on reconnaît tel état anémique ou tel autre état chlorotique de l'économie, on ne rencontre jamais l'anémie ni la chlorose, comme on constaterait une pneumonie ou une fièvre typhoïde, parce que ce sont de pures abstractions qui personnifient un ensemble de symptômes dus, tantôt à une lésion actuelle, et tantôt à des causes antérieures, souvent éteintes et déjà fort lointaines. Les diverses formes de l'anémie et de la chlorose ont toutes un air de proche parenté, à cause d'un phénomène dominant qui leur est commun, l'altération globulaire du sang ; mais elles ne portent pas moins, chacune, une empreinte qui lui donne une physionomie à part, c'est celle de son origine propre. Pour les juger sainement au point de vue de leur diagnostic, de leur pronostic et de leur traitement, il faut s'attacher à saisir cette causalité différentielle ; mais, pour cela, il est nécessaire de connaître la constitution normale du sang, sa genèse, sa destination et les modifications qu'il subit dans les circonstances où naissent les chloroses et les anémies. Nos lecteurs ne nous en voudront pas de cette excursion sur le terrain de la physiologie. Sans elle, l'exposition ultérieure de nos idées sur la cure des anémies et des chloroses par les eaux ferrugineuses de Spa, deviendrait incompréhensible.

Le sang, chez l'homme — avons-nous déjà dit — doit être considéré comme formé d'une portion fluide, le plasma ou sérum, et d'une portion solide, composée elle-même de corpuscules microscopiques, ou globules rouges et blancs qui, nageant dans le plasma, sont entraînés par lui dans le torrent circulatoire.

Il existe, entre ces deux parties, des dissemblances radicales.

Le plasma ou sérum est composé d'une très forte proportion d'eau tenant en solution plus ou moins stable : 1° une substance azotée ou protéïque, surnommée plasmine ou fibrinogène qui, sous des influences multiples, dont nous n'avons pas à nous occuper ici, en dehors et parfois dans l'intérieur même des vaisseaux, se dédouble en fibrine concrète qui produit le caillot sanguin, et en fibrine dissoute non coagulable ; 2° l'albumine soluble ; 3° les dérivés de ces deux matières albuminoïdes, qui constituaient la charpente de tous nos organes, mais qui ont cessé de participer à la vie et qui sont destinées à être évacuées au dehors ; 4° des substances saccharines et des graisses saponifiées; 5° des sels à base de soude principalement.

Tout l'acide carbonique, qui est produit dans le sang et dans la trame de tous nos tissus, s'accumule dans le sérum, où il figure à l'état de simple dissolution gazeuse.

Le sérum ne jouit d'aucune indépendance, d'aucune fixité de composition; au contraire, celle-ci change à l'entrée et à la sortie de chaque organe, selon son état d'activité ou de repos ; elle est modifiée par l'arrivée plus ou moins copieuse des liquides digestifs et lymphatiques, qui s'y déversent sans relâche. Le sérum est donc le fond commun et indifférent de toutes les réserves nutritives et de tous les débris organiques, quelle que soit leur provenance. Notons qu'il répare aisément ses pertes, parce qu'il puise, dans la lymphe et dans les sucs que le tube digestif prépare pour lui, des matières premières presque identiques à celles qui entrent dans sa propre constitution.

Nous allons voir qu'il n'en est plus de même pour la seconde partie composante du sang, les globules, qui occupent un rang plus éminent dans l'échelle animale, parce qu'ils possèdent un degré supérieur d'organisation qui leur décerne une vitalité et une autonomie véritables.

Les globules rouges du sang sont essentiellement constitués par une trame, la globuline, sorte de feutrage auquel ils doivent leur forme et par une matière colorante qui les imprègne, l'hémoglobine : l'une et l'autre sont des substances albuminoïdes très rapprochées de la fibrinogène du sérum, d'où elles émanent.

Il n'y a pas si longtemps, on croyait encore que les globules rouges du sang n'étaient ni plus ni moins que des vésicules, formées, comme toutes les autres cellules du corps humain, d'une enveloppe, d'un contenu et d'un

noyau. Mais c'était là une erreur trop longtemps accréditée dans la science; le noyau qu'on pensait entrevoir
dans le sein du globule n'était qu'une illusion d'optique,
et des expériences minutieuses, récemment faites et contrôlées par les premiers micrographes de notre temps,
ont fait rejeter également l'existence d'une membrane
enveloppante. Il reste donc établi, que le globule rouge
de notre sang est un corpuscule exclusivement composé
d'une substance homogène, très élastique, très contractile, susceptible de revêtir les formes les plus diverses
sous des pressions extérieures, sauf à revenir à ses dimensions et à sa figure premières, lorsqu'elles cessent
d'agir. Il renferme la totalité du fer en circulation avec
le sang. C'est sur lui également que se porte et s'amasse
tout l'oxygène atmosphérique qui donne au sang ses propriétés vitales. Loin d'être permanent, il ne représente
qu'un élément transitoire qui se détruit et qui doit se reproduire sans cesse. Aussi longtemps qu'on a cru à sa
contexture cellulaire, on en a tiré la conclusion qu'il se
régénérait à ses propres dépens, par la segmentation de
son noyau et par la fragmentation de son contenu. Mais
le microscope nous a révélé, depuis, que le globule rouge,
tel qu'on l'observe dans le sang vivant, n'a plus les attributs de la cellule ; il est déjà engagé dans une voie régressive et touche de très près à une destruction prochaine.

D'où proviennent donc les nouvelles générations de
globules rouges, qui font continuellement leur apparition
dans le liquide nourricier et y occupent la place de ceux
qui se désagrègent et meurent? Elles descendent en ligne
droite des globules blancs; la démonstration en est faite.
Des micrographes ont suivi, avec une patience inouïe, les
métamorphoses des corpuscules blancs qui roulent à côté

des globules rouges, dans la lymphe et dans le sang; ils ont vérifié que les premiers, en se transformant, se rapprochaient des derniers par une filiation insensible et finissaient par se confondre avec eux, ou plutôt par se substituer à eux. Très vraisemblablement, la transition, entre les deux genres de globules, s'opère par le cloisonnement et la division parcellaire du globule blanc. Les produits intermédiaires, nécessairement de très petite taille, ont reçu différentes appellations. Le professeur Hayem les nomme *hématoblastes*. Les professeurs Masius et Vanlair, de l'université de Liége, qui ont vu et décrit une forme de ces corpuscules nains et qui leur ont prêté une signification pathologique qui ne s'est pas confirmée, jusqu'aujourd'hui, les ont désignés sous le nom de *microcytes*. En même temps que cette transmutation a lieu, l'hémato-cristalline prend naissance dans le sérum, au détriment de ses matières azotées, par l'adjonction du fer et sous l'influence de l'óxygène de l'air. Puis elle se combine avec la substance fondamentale des globules blancs.

Voilà le berceau des globules rouges. Quant à la source des globules blancs eux-mêmes, elle est presque universellement répandue dans le corps tout entier. Leur production continue est tellement capitale, qu'elle a été dévolue à une foule d'organes ou de tissus qui peuvent, en cas de lésion ou de chômage forcé de l'un ou de l'autre, se suppléer mutuellement. Ainsi, ils sont formés : 1º dans les ganglions qui sont partout intercalés sur le trajet des vaisseaux lymphatiques; 2º dans les glandules ou follicules clos dont sont criblées les muqueuses ; 3º dans la rate et les autres glandes sanguines; 4º dans les vacuoles du tissu connectif qui unit entre elles toutes les fibres du corps et, enfin, 5º jusque dans la moelle des os.

Ces notions physiologiques nous apprennent qu'au sein du liquide nourricier, s'agite un mouvement perpétuel de destruction et de création. Au milieu de ce tourbillon, le sang ne peut maintenir sa composition normale, qu'à la condition que ses sources d'approvisionnement ne tarissent pas et, même, n'abaissent jamais leur force de production; or, ces sources sont, d'un côté, le tube digestif et, d'un autre côté, les organes procréateurs des globules blancs. Par conséquent, le sérum du sang doit toujours être alimenté, par les voies digestives, d'une quantité de matières azotées (albumine et fibrinogène) strictement équivalente à celle dont il se dépouille pour l'entretien de tous les tissus et pour la formation de l'hémato-cristalline des nouveaux globules rouges. D'autre part, les organes qui engendrent les corpuscules blancs, précurseurs des globules rouges, doivent toujours les fournir en nombre rigoureusement proportionné à la dissociation de ceux-ci. Il faut ajouter une troisième condition, extrinsèque, mais tout aussi essentielle : c'est que le sang reçoive, en un temps donné, la quantité voulue d'oxygène; car, sans la participation active du gaz vivifiant, aucune métamorphose n'aboutirait, malgré l'apport des matériaux les plus riches.

Enfin, il y a une dernière condition qui prime toutes les autres. Elle vient seulement de nous être révélée par les curieuses études microscopiques du savant professeur de thérapeutique à la Faculté de Paris (1), le docteur Hayem. Il faut, de toute rigueur, que les jeunes poussées de globules s'incorporent une quantité déterminée de fer. Sans cela, leur chiffre a beau grossir, approcher de la normale

(1) Georges Hayem, *Recherches sur l'anatomie normale et pathologique du sang*. Paris, 1878.

et même l'égaler, comme l'hémoglobine ou substance ferrugineuse du globule en est la partie essentielle, respiratoire, son déficit, à lui, seul entraîne l'apparition des phénomènes chloro-anémiques, quel que soit le nombre des globules incolores, restés embryonnaires, qui encombrent le sang.

Les épaisses ténèbres, qui nous cachent encore le mécanisme intime de la vie moléculaire, font que nous ne pouvons pas comprendre pourquoi, dans un cas donné, pendant l'évolution des jeunes globules, cette fixation du fer n'a pas lieu, même quand ce métal, comme c'est presque toujours le cas, est introduit en quantité suffisante avec les aliments.

L'équilibre entre les acquisitions du sang et l'usure de ses éléments peut être rompu de deux manières diamétralement opposées. Tantôt, les organes (estomac et intestin) préposés à l'élaboration des substances réparatrices, sont en défaut et ne livrent pas aux vaisseaux absorbants le contingent exigible de sucs nourriciers — ou bien, la fabrication des corpuscules blancs est suspendue ou amoindrie dans la rate, le tissu cellulaire, les ganglions lymphatiques, etc., etc. — ou bien encore, les générations de globules nouveau-nés, procédant de la désagrégation des corpuscules blancs, restent petites, pâles, incomplètement développées et munies d'une charge de matière colorante ferrugineuse inférieure à la proportion physiologique. Tantôt, au contraire, les organes producteurs fonctionnent bien, mais la déperdition des éléments constitutifs du sang est trop forte, pour qu'ils puissent suffire à la dépense, même en travaillant davantage. Dans l'une comme dans l'autre hypothèse, la conséquence finale est la même : le sang s'appauvrit et son appauvrissement se manifeste par les signes de l'anémie, comprise ici dans son sens le plus large.

Telle est la formule synthétique qui englobe cette foule d'états morbides que l'on a coutume de désigner sous la dénomination, très vague et quelquefois très arbitraire, d'anémies et de chloroses. Si nous la transportons sur le terrain de la clinique, nous n'aurons pas de peine à fonder une classification raisonnée des anémies et des chloroses, qui nous servira de guide dans l'estimation prognostique de chaque cas individuel que nous aurons à soigner, et qui nous empêchera de nous égarer nous-même et d'induire en erreur nos clients, en décourageant prématurément les uns et en inspirant aux autres des espérances outrées. Nous aurons ainsi des renseignements positifs sur l'étiologie; or, la connaissance de la cause des maladies est le seul fondement d'une médication rationnelle et le seul gage de réussite, en supposant que le cas ne soit pas au-dessus des ressources de l'art.

Le tableau que nous allons présenter sera forcément très incomplet. Nous ne perdons pas de vue que nous n'écrivons pas un traité didactique sur les anémies et les chloroses, mais que nous les étudions simplement dans leurs rapports avec les eaux ferrugineuses de Spa et eu égard à leur curabilité par les moyens hydro-balnéaires, hygiéniques et hydrothérapiques dont nous disposons chez nous.

DES CHLOROSES.

CHAPITRE I.

DE LA CHLOROSE DE LA PUBERTÉ.

On a énormément disserté, en médecine, pour savoir si la chlorose et l'anémie étaient, oui ou non, la même maladie. Les avis sont encore partagés à ce sujet, les uns étant partisans de l'identité, les autres faisant valoir des arguments pour la non-identité. Quant à nous, nous n'hésitons pas à confondre la chlorose avec les anémies et nous imitons, en cela, l'exemple de maîtres illustres, qui professent que ces deux maladies doivent être fusionnées, parce qu'elles reposent l'une et l'autre sur le même vice du sang, qui est l'aglobulie. Les nuances dans l'expression symptomatologique, qui ont l'air de tracer, entre elles, une ligne de démarcation infranchissable, s'effacent devant une discussion sévère, qui réduit à rien la signification particulariste qu'on voudrait leur attribuer.

La chlorose n'est ni un symptôme ni une maladie à part. Elle n'est pas l'anémie ; elle est une anémie (1).

La chlorose ou pâles couleurs est cette affection que

(1) D\u1d63 Robert Moriez. *La chlorose.* Paris, 1880.

tout le monde connaît et qui sévit sur les adolescents des deux sexes, mais de préférence chez les jeunes filles arrivées à l'âge de puberté. Elle se caractérise par la coloration jaune cire, quelquefois presque verdâtre de la peau, par les bruits de souffle dans le cœur et dans les gros vaisseaux, les palpitations, les vertiges et les syncopes, l'essoufflement, la perte de l'appétit, la constipation, la langueur générale, les troubles variés du système nerveux, tels que les névralgies et les migraines, la susceptibilité morale et affective, la mélancolie hypochondriaque, etc. Voilà pour les deux sexes. Mais chez la jeune fille pubère, tout un cortége de symptômes émanant d'un organe, l'utérus, qui, à cette période critique de la vie, s'empare d'une primauté tyrannique sur toute l'économie de la femme, vient encore compliquer cette situation déjà si assombrie. La fonction menstruelle subit toujours des perturbations. Tantôt les règles manquent pendant des mois ou même des années entières, tantôt la menstruation persiste, mais elle devient douloureuse et elle détermine, plusieurs jours à l'avance, une excitabilité nerveuse très prononcée. Malgré ces prodromes, la congestion utérine ne se termine que par l'éruption imparfaite des règles et par l'élimination d'un peu de sang diffluent et mêlé de mucosités. D'autres fois, au contraire, la fluxion mensuelle se modifie en sens inverse et se convertit en une véritable perte, qui met le comble à la prostration des malades.

Établissez un parallèle entre cet ensemble de symptômes, qui accablent une jeune fille chlorotique et celui qu'offre une femme exsangue et, par conséquent, franchement et incontestablement anémique, celle, par exemple, qui a été exposée à une hémorrhagie grave, pendant ou après son accouchement. Ne faut-il pas un œil exercé pour surprendre, entre ces deux états pathologiques, quelques discordances qui portent sur des détails, mais qui ne changent, en rien, le fond des deux maladies? Et pourtant, le point de départ est clairement indiqué pour l'une, c'est la perte que la masse du sang a subie, tandis que, pour l'autre, rien de pareil n'existe à première vue. C'est ce qui a donné le change aux médecins qui nient l'identité entre la chlorose et l'anémie. Mais ces apparences sont trompeuses ; un examen physiologique plus précis des conditions génératrices de la chlorose va nous en convaincre.

La cause initiale des chloroses réside dans l'usure rapide du sang, nécessitée par la croissance de tout le corps, à l'avénement de la puberté, et par le développement extraordinaire que prennent les organes de la génération, qui avaient sommeillé jusque là. Ce double essor commande une rénovation précipitée des globules blancs du sang. En effet, chaque fois qu'il s'effectue, dans notre organisme, un travail d'accroissement ou de création, les globules blancs subissent une multiplication évidente.

Ainsi, chez l'enfant, la proportion des globules blancs aux rouges est de 1 à 150, tandis que, chez l'adulte, elle n'est que de 1 à 300. Aux approches de la puberté, cette augmentation des globules blancs se dessine mieux encore, particulièrement chez la jeune fille, de telle sorte que son sang est, ainsi que celui de l'enfant, toujours plus riche en globules blancs que celui de l'homme adulte.

Il en est de même du sang de la femme menstruée et, plus encore, de celui de la femme pendant la grossesse.

Quelle est la raison de ce singulier phénomène ?

C'est que les tissus ne peuvent se créer ou se compléter que par l'intermédiaire des globules blancs et, accessoirement, des matières albuminoïdes du plasma sanguin, qui s'adjoignent à eux pour former les globules rouges. On dirait, d'après cela, que, chez la jeune fille pubère, les globules rouges doivent augmenter proportionnellement, puisqu'ils sont les descendants en ligne directe des globules blancs et que ceux-ci sont plus nombreux. Mais, quand une fonction d'accroissement ou de création est en train de s'accomplir, comme celle du corps tout entier et du système génital, elle emploie pour elle-même les globules blancs du sang, qui ne peuvent plus, dès lors, être utilisés dans un autre but. Ils se désagrègent avec une grande rapidité et, s'ils ne sont pas remplacés à point, ils tombent au-dessous de leur chiffre nécessaire. Par le fait même, l'adolescent et la jeune fille sont placés dans un état d'opportunité morbide, qui peut rester stationnaire dans les bornes compatibles avec la santé et, comme tel, ne se trahir par aucun symptôme. C'est même là ce qui se passe dans l'immense majorité des cas. Mais, qu'à cette prédisposition asthénique vienne se mêler l'action d'une cause occasionnelle débilitante, tirée de l'hygiène ou de la pathologie spéciale, et la chlorose, en préparation, éclatera avec son escorte de phénomènes significatifs.

Somme toute, la chlorose n'est qu'une anémie globulaire par suite des besoins nutritifs suscités par la fonction de reproduction et par l'agrandissement du corps. Elle se montre, aussitôt que la consommation des matériaux globulaires et albuminoïdes du sang excède de beaucoup leur production. C'est pourquoi elle n'est pas l'apanage exclusif des jeunes filles; il existe dans les annales de la

médecine un nombre considérable de relations cliniques
de cas de chlorose chez de jeunes garçons de 14 à 18 ans,
et ces relations sont entourées de toutes les garanties
désirables de science et d'authenticité.

Si la chlorose est plus rare dans le sexe masculin, c'est
que l'épanouissement des organes génitaux y est plus gra-
duel, plus lent et n'a pas besoin, à beaucoup près, d'une
dépense aussi grande de matières premières formatrices.
Si, d'un autre côté, la chlorose éveille plus d'échos
dans l'organisme de la jeune fille, c'est uniquement parce
que les nerfs de la femme sont plus aisément mis en
branle par les impressions morbifiques, qu'elles viennent
du dehors ou du milieu interne qui est le sang, et parce
qu'ils traduisent plus expressivement leur malaise par un
ensemble de troubles qui portent à la fois sur les trois dé-
partements auxquels préside le système nerveux : l'intelligence, la sensibilité et la motilité. Mais, en y regardant
de près, les mêmes symptômes névropathiques existent, à
un degré plus ou moins prononcé d'atténuation, chez le
jeune garçon chlorotique. Tout se borne donc, entre les
deux sexes, à une question de nuances, souvent fort délicates à bien saisir, mais dont l'existence ne prouve rien
contre l'identité de la maladie.

Quelle doit donc être la marche de la médecine, pour
guérir la chlorose? Ne ressort-il pas, avec une évidence
lumineuse, des notions physiologiques qui précèdent, que
l'agent le plus directement curatif sera celui qui stimu-
lera à point, et du même coup, les organes qui livrent
au sang ses principes azotés et les tissus qui président à
la fabrication des globules blancs? Or, les leçons du passé
unies à l'expérience de tous les jours, ne laissent pas de
place au moindre doute : cet agent, unique dans son

genre, c'est le fer, et, parmi les milliers de préparations pharmaceutiques de fer, tour à tour prônées et délaissées, les eaux minérales ferrugineuses naturelles tiennent et doivent tenir le premier rang.

En effet, elles n'ont pas besoin, comme les produits chimiques qui sortent des laboratoires, d'être attaquées ni transformées par les sucs digestifs de l'estomac. Elles passent, telles qu'elles et sans altération préalable, dans le courant sanguin qui les met en conflit rapide avec tous les tissus, sur lesquels doit porter leur action excitante. Ceux-ci, répondant à cette stimulation, dont nous chercherions en vain à concevoir l'essence, redoublent d'activité et livrent, en un temps donné, à la circulation, un plus grand nombre de globules blancs pour satisfaire, à la fois, à la genèse des globules rouges, et pour combler les vides que creusent les autres causes de déperdition. N'oublions pas non plus l'action apéritive si indubitable des eaux martiales sur l'estomac; instigué par elles, il demande plus de nourriture, l'élabore mieux et offre au sang des composés nutritifs plus parfaits, qui régénèrent les matières albuminoïdes du plasma, pour assister les globules blancs dans la restitution des hématies.

Enfin, le fer, qui n'est retenu dans nos eaux que par une affinité chimique lâche, s'unira, avec la plus grande facilité, aux jeunes globules pour les transformer en globules parfaits.

Il n'y a donc rien, absolument rien d'étrange à ce que les eaux ferrugineuses nous donnent, dans la chlorose, les guérisons les plus belles et très souvent les moins attendues. Ne réunissent-elles pas toutes les conditions pour constituer, vis-à-vis de cette maladie, un médicament complet, comparable à nul autre?

Dans cette occurrence, toutes nos sources se valent et peuvent être substituées l'une à l'autre. Toutefois, si nous étions toujours maître de dicter l'exécution *ne varietur* de nos prescriptions médicales et si, du reste, la chose était praticable en tous temps, nous choisirions, de préférence, pour le traitement de la chlorose pure, les sources de la Géronstère et de la Sauvenière. Non pas que nous reconnaissions, à leurs eaux, aucune vertu spécifique contre cette affection, mais pour l'unique raison qu'elles sont situées à une hauteur supérieure de plus de 150 mètres à celle des fontaines qui jaillissent en ville. On saisira sans peine le motif de notre prédilection, si l'on se souvient de ce que nous avons dit, plus haut, de l'influence des altitudes sur les phénomènes de la respiration et de la sanguinification. Eh bien, le sang des chlorotiques pèche, plus que tout autre, par la rétention de l'acide carbonique. Chez eux, en effet, le système musculaire est frappé d'atonie, parce qu'il est mal nourri par un sang appauvri et qu'il est envahi par des produits rétrogrades imparfaitement comburés. Les muscles respirateurs n'ont donc pas l'énergie requise pour que le jeu de soufflet, auquel ils sont préposés, s'accomplisse à fond ; aussi, la respiration des chlorotiques est-elle lente, superficielle, entrecoupée de pauses et de retours suspireux. Le sang qui circule dans leurs vaisseaux pulmonaires ne se débarrasse qu'incomplètement de son acide carbonique, et l'accumulation de ce gaz anti-vital met obstacle à la combinaison de l'oxygène atmosphérique avec les globules blancs ou leurs dérivés, pour la création des globules rouges.

Pour ce qui est du traitement externe de la chlorose, nous renvoyons le lecteur à notre chapitre sur l'hydrothérapie et à celui qui traite de l'emploi du bain ferrugineux. Il y verra que nous sommes loin de proscrire le bain martial dans la chlorose pure, mais que nous vouons nos sympathies, dans les cas sérieux, à l'hydrothérapie. Les raisons qui militent en faveur de l'une ou de l'autre méthode balnéaire, nous les tirons, non pas de l'expression générique de la maladie, mais de l'individualité morbide de chaque malade. Or, personne n'ignore que les chlorotiques sont, d'ordinaire, sous l'empire d'une telle torpeur sanguine, que l'excitation du bain de Spa n'est pas assez intense pour produire une bonne et franche réaction. La peau, après une immersion de 10 à 15 minutes, ne s'injecte pas et les malades sortent tout à fait courbaturés de leur bain. Au contraire, l'enveloppement dans le drap mouillé et, bientôt, après cette méthode préparatoire, la douche froide ou atténuée sous ses diverses formes, fouettent davantage le système nerveux et provoquent la réaction, but suprême de toute application hydrothérapique. De plus, la douche a encore le don de frapper d'emblée toute la surface de la peau et d'animer le tissu cellulaire qui la double, et dont les innombrables vacuoles forment la mine la plus productive des globules blancs de la lymphe et du sang.

Concurremment, la douche calme et tonifie le système nerveux de la vie végétative qui s'épuise, en pure perte, dans les écarts auxquels il se livre. Ramené à son équilibre physiologique, il reprend, peu à peu, son rôle si capital dans l'accomplissement des fonctions de nutrition intime, auxquelles il est préposé.

Si nous résumons cet aperçu de la thérapeutique de la chlorose aux eaux de Spa, nous voyons que trois facteurs doivent y concourir : 1º la boisson de l'eau des sources les plus élevées au-dessus du niveau de la mer; 2° la respiration de l'air des plateaux de nos montagnes; 3° la balnéation et, mieux, l'hydrothérapie rationnelle faite à l'aide de l'eau ferrugineuse.

Un dernier point, dont il est prudent d'avertir les familles, c'est que le traitement des pâles couleurs par les eaux de Spa est, quoi que l'on fasse, de longue durée; car la chlorose, différente en cela de beaucoup d'autres anémies, n'est pas occasionnée par des événements fortuits; elle a ses racines dans les entrailles de l'organisme. Il y a des cas, où la cure martiale doit être reprise pendant deux ou trois années consécutives. Les malades devront donc s'armer de courage, de confiance et de persévérance; ils en seront récompensés par une guérison solide et stable. Autrement, la chlorose laisse un stygmate indélébile sur la constitution des femmes et — chose plus grave — se transmet par hérédité. On connaît, dans des familles, plusieurs générations dont tous les membres du sexe féminin ont été chlorotiques de très bonne heure.

« Les filles d'une femme chlorotique, dit M. le professeur Potain (1), sont souvent toutes chlorotiques, quelque excellentes que soient, du reste, les conditions où on les fait vivre, et, dans certains cas, les enfants du sexe masculin n'échappent pas eux-mêmes à la prédisposition. »

(1) POTAIN. Article *Anémie, Dict. encyc.,* page 361.

CHAPITRE II.

DE LA CHLOROSE DE L'ADOLESCENCE ET DE L'ENFANCE.

Tous les médecins observateurs ont été frappés de la grande ressemblance qu'il y a entre l'étiolement, que l'on remarque chez des jeunes gens de 14 à 18 ans, et la chlorose des jeunes filles du même âge. Tout y est : pâleur, oppression, palpitations de cœur, céphalalgie, impuissance motrice, épuisement après la moindre fatigue, dégoût des aliments, mélancolie, hypochondrie et éloignement pour les distractions et les plaisirs de la jeunesse. Cet étiolement se montre plus communément chez les sujets d'une complexion faible, d'un tempérament lymphatique, chez ceux surtout qui portent les attributs mal déterminés du vice scrofuleux, transmis héréditairement. La cause originelle est la même dans les deux sexes, c'est toujours la rupture d'équilibre entre la capacité de production des organes de la sanguinification et les nécessités du développement du corps. S'il existe, chez le jeune homme chlorotique, des symptômes moins nombreux et moins désordonnés, c'est que, chez lui, manque un organe, l'utérus, dont l'évolution retardée ou gênée éveille, dans l'autre sexe, les plus retentissants échos morbides ; c'est que, de plus, la jeune fille est d'un naturel plus impressionnable, d'un caractère plus mobile, douée d'un système nerveux plus irritable et plus facile à agacer.

Quant à la chlorose de l'enfance, elle n'est pas acceptée

par tous les pathologistes. Beaucoup croient que, chez les enfants, on a pris pour de la chlorose des affections vermineuses, des névroses de l'estomac, des anémies, etc. Néanmoins, son existence a été mise hors de contestation par des cliniciens d'élite, tels que le docteur Nonat, l'ancien médecin de la Charité et le vénérable docteur Roger, l'ancien médecin en chef de l'hôpital des enfants malades à Paris. Ce dernier, dans le cours de ses études sur l'auscultation de la tête, ayant été conduit à ausculter, accessoirement, les gros vaisseaux de la région cervicale chez les enfants, fut frappé d'y entendre si souvent le souffle caractéristique de la chlorose. Son attention une fois attirée sur ce point, il dirigea ses investigations dans ce sens et n'eût pas de peine à reconnaître, parmi la foule des enfants chétifs, mal venus, à développement tardif et incomplet, un certain nombre de vrais chlorotiques dont la physionomie est, à peu de chose près, toujours la même. Ils se distinguent de leurs camarades par une grande pâleur des téguments et par la décoloration des muqueuses. Ils sont plus faibles et plus accessibles à la fatigue que ne le sont ordinairement les enfants du même âge ; ils ne sont pas, comme eux, avides de jeux et d'exercices violents du corps ; ils fuient leur société et vont se réfugier dans des recoins solitaires où on les trouve assis, rêveurs et les yeux noyés dans le vague. Ils sont sujets à de fréquents maux de tête et à des troubles digestifs ; leur appétit est nul ou bizarre, porté plutôt sur des friandises ou des comestibles singuliers que sur des mets nourrissants. Ils se plaignent de palpitations de cœur, et, s'ils refusent de courir et de gambader avec leurs petits camarades, c'est qu'ils sont de suite hors d'haleine. Ils abordent avec nonchalance les travaux de

l'école et leur émulation se lasse promptement. Si l'on
place le stéthoscope sur les parties latérales du cou, on
perçoit distinctement le souffle chloro-anémique.

Sans vouloir faire, ici, une énumération complète des
causes occasionnelles et déterminantes de la chlorose des
enfants et des adolescents, ce qui nous écarterait de notre
objet, nous nous bornerons à citer les circonstances hygiéniques qui, dans les classes riches ou aisées, les seules
à qui nous ayons affaire dans notre ville d'eaux, donnent le plus communément lieu à l'explosion de la maladie. C'est, d'abord, ce genre d'éducation si défectueux qui,
de nos jours, accorde trop à la culture de l'esprit au préjudice du développement physique ; c'est la funeste habitude des gens du monde d'associer, de trop bonne heure,
les enfants à leurs plaisirs et à leurs distractions, aux
fatigues et aux veilles de la vie sociale.

Combien de fois la chlorose de l'enfance et de l'adolescence n'est-elle pas due aussi à ce détestable système
pédagogique, qui consiste à soumettre les jeunes cerveaux
à un travail trop assidu, à clouer les enfants, d'un bout
de la journée à l'autre, devant les pupitres de salles
d'étude souvent trop petites et mal aérées, à leur rogner,
avec une sorte d'avarice, les heures de récréation et de
gymnastique ? Cette séquestration est un contre-sens
inexcusable dans le jeune âge, où le besoin le plus impérieux est celui du mouvement et de la liberté au grand
air. C'est elle qui fait que l'appétit des enfants et des adolescents décroît et se perd, tandis que leur cerveau consomme, à lui seul, les éléments nutritifs qui devraient,
selon le vœu de la nature, servir, non-seulement à l'entretien, mais encore à la croissance du corps. Quoique
ces enfants n'aient été soumis à aucune privation ali-

mentaire ou autre, et qu'ils n'aient éprouvé aucune soustraction humorale, aucune hémorrhagie, par exemple, la chlorose doit fatalement éclater chez eux. Elle le fera d'autant plus vite et elle sera d'autant plus marquée, que les parents auront transmis à leurs héritiers un tempérament et une complexion moins robustes, soit parce qu'ils souffrent eux-mêmes ou qu'ils ont souffert de chlorose ou d'autres vices héréditaires, soit parce que des accidents graves ont frappé la mère et son enfant, pendant la grossesse et la parturition.

La chlorose de l'enfance et de l'adolescence forme un champ pathologique qui est tout prêt à recevoir les germes des maladies cruelles et inexorables qui déciment le jeune âge, savoir le rachitisme, la scrofule et la méningite tuberculeuse. C'est assez dire que les parents doivent mettre toute leur vigilance à la combattre et à la corriger à temps.

Les enfants s'arrangent, on ne peut mieux, de la cure martiale à Spa. On dirait même qu'ils s'assimilent plus aisément et qu'ils utilisent plus à fond les principes ferrugineux de nos sources ; à moins de complication, l'amélioration marche, chez eux, à pas de géant, et on assiste souvent, avec un véritable ébahissement, à la transformation qui s'opère dans leur petit être.

Les causes du mal étant les mêmes que chez l'adulte, le traitement hydro-balnéaire des enfants chlorotiques, par nos eaux, doit être soumis aux mêmes lois que celles que nous avons posées pour la chlorose de la puberté. Toutefois, il comporte des atténuations, des arrangements et des précautions sans nombre que le bons sens indique. La première victoire à remporter, chez ces jeunes malades, c'est de battre en brèche le goût invincible qu'ils ont pour la solitude, et de rompre l'espèce d'engourdissement qui les opprime. Parents et amis ne doivent leur laisser ni trève ni repos, afin qu'ils se livrent aux exercices corporels qu'ils ont en horreur. Il faut les mener en voiture jusque sur les hauts plateaux qui couronnent nos montagnes et obtenir d'eux qu'une fois arrivés là, au milieu de cet air pur, léger et vivifiant, ils fassent une promenade qui, pénible dans le principe, leur vaudra bientôt les jouissances les plus douces, lorsqu'ils sentiront leur vigueur renaître en même temps que l'appétit, la gaieté et la sérénité du corps et de l'esprit.

On leur prescrira l'eau minérale à des doses très ménagées, une, deux, trois onces à la fois. C'est la source du Prince de Condé qui leur convient le mieux. S'ils manifestent la moindre répugnance, pas de contrainte. Il faut alors tâcher de leur déguiser le goût de l'eau ferrugineuse en la mélangeant avec du lait chaud ou avec différents sirops.

Le bain minéral sera composé d'un quart ou d'un cinquième d'eau minérale, pour trois quarts ou quatre cinquièmes d'eau douce. On n'augmentera la proportion d'eau ferrugineuse qu'avec beaucoup de prudence. On veillera au dégagement de l'acide carbonique du bain, qui pourrait déterminer des accès de suffocation. Les douches seront administrées très courtes, 10 à 15 secondes au plus. Dans le début, on fera chauffer l'eau à 20° ou 25° centigrades. On pourra faire baisser cette température, en se réglant sur la tolérance des petits sujets.

Nous avons omis, à dessein, de comprendre, dans l'étiologie de la chlorose des enfants, les maladies si nombreuses et si graves qui n'épargnent pas beaucoup d'entre eux; car les fièvres éruptives, les dyssenteries, les entérites prolongées, les dartres et les suppurations de longue durée laissent plutôt, à leur suite, des états d'épuisement anémique, dont nous parlerons au chapitre de l'anémie des convalescents.

CHAPITRE III.

DE LA CHLOROSE DES FEMMES ENCEINTES.

Le sang de la grossesse, dans les cinq derniers mois, offre des caractères complexes, dont le premier et le seul intéressant pour nous est une diminution constante des globules rouges. D'après de nombreuses et minutieuses analyses hématologiques, l'abaissement est ordinairement considérable dans la seconde moitié de la gestation et, vers sa fin, le chiffre des hématies oscille entre 110 et 90, moyenne 100, au lieu de 120 à 130, comme à l'état de santé.

Cet appauvrissement globulaire du liquide sanguin est une règle universelle qui n'admet, on peut le dire, aucune exception; seulement, il faut avouer que la plupart des femmes enceintes ne sont averties, par aucun signe sensible, de cette déglobulisation de leur sang et ne souffrent pas du tout, ou d'une façon insignifiante, de ce changement humoral qui s'effectue à leur insu.

La grossesse, après tout, est un état physiologique, mais qui avoisine de très près la maladie; car le sang de la femme grosse a une composition anormale, subordonnée au même enchaînement de causes qui engendrent les chloroses en général. En effet, pendant la gestation, le sang est destiné, non-seulement à entretenir l'intégrité de la constitution de la mère, mais encore à fournir, à l'enfant qu'elle porte dans son sein, les éléments nutritifs aux dépens desquels il doit vivre et s'accroitre. Voilà pourquoi il est plus riche en globules blancs que le sang de tout autre femme; mais, par contre, il se dégarnit peu à peu de ses globules rouges et il prend les caractères du sang chlorotique, parce que ses globules blancs en excès, au lieu de suivre leur filière habituelle et de se transformer en globules rouges, sont détournés de cette destination et employés à sustenter le nouvel être.

Cette situation, moitié physiologique, moitié morbide, est précaire; un rien suffit pour la convertir en maladie confirmée, et cela ne manque jamais d'arriver, pour peu que l'alimentation soit mal ordonnée ou insuffisante, pour peu qu'il survienne un dérangement persistant des voies digestives, des émotions morales dépressives, etc., etc.

On verra alors se dérouler tous les symptômes classiques de la chlorose : la céphalée nerveuse, les névralgies dentaire et trifaciale, les étourdissements, les pâmoisons, la dyspnée, les battements de cœur, les appétits dépravés, bref, tous les accidents d'une pléthore trompeuse, que les anciens s'entêtaient vainement à combattre par les saignées. Heureusement, on est revenu aujourd'hui de ces errements basés sur de fausses vues théoriques, et nous sommes aussi avares du sang de la femme enceinte que nos devanciers en étaient follement prodigues.

Les femmes qui ont glissé sur la pente trop facile de la chlorose puerpérale, peuvent sans crainte venir faire une cure à Spa, pendant la belle saison. Elles obtiendront la guérison des phénomènes pathologiques qui se sont superposés, chez elles, aux incommodités inséparables de la grossesse, et cela, sans courir le moindre danger pour leur maternité future.

Nous leur donnons le conseil de se borner à boire l'eau minérale de l'une ou de l'autre des deux sources situées au centre de la ville, le Pouhon de Pierre-le-Grand ou le Pouhon du prince de Condé. Nous les engageons à s'abstenir des bains ferrugineux, dont nous redoutons, pour elles, les effets trop excitants. Nous leur recommandons de passer tout leur temps en plein air, de flâner dans les promenades de la vallée ou d'aller respirer l'air des plateaux, mais dans une voiture bien suspendue. Les courses dans des véhicules munis de ressorts médiocres ou sur des routes pavées, doivent être soigneusement interdites. La fausse couche peut être la triste suite d'une semblable imprudence.

Nous allons intercaler, entre les chapitres où nous venons de traiter des chloroses et ceux que nous consacrerons bientôt aux anémies, une série de symptômes ou de maladies secondaires qui se manifestent indifféremment chez les anémiques et chez les chlorotiques, bien que plus fréquents et plus graves chez ces derniers.

CHAPITRE IV.

DE LA DISPOSITION MALADIVE A L'AVORTEMENT.

Il y a une catégorie de jeunes femmes qui conçoivent
facilement, mais à qui la nature semble refuser le bonheur de mener à bonne fin leurs grossesses ébauchées.
Une des causes de cette fâcheuse impuissance de l'organe
utérin est la chlorose. Les femmes qui y sont sujettes
sont délicates, minces; leur développement corporel
n'est pas terminé et, souvent, leur union a été prématurée, eu égard à leur faiblesse native. Dans ces circonstances, si la grossesse survient, le sang chloro-anémique
n'envoie pas à la matrice la quantité de matières nutritives qu'il faudrait, pour suffire à la fois à l'agrandissement colossal que doit prendre ce viscère et à l'alimentation du fœtus qui est greffé. De là, deux possibilités :
ou bien, l'enfant meurt d'inanition et, devenu corps
étranger, il est expulsé avant terme; ou bien, la matrice
ne peut pas le suivre ni se modeler sur lui dans sa croissance, ses fibres tiraillées outre mesure entrent en con-
traction et chassent le fruit, longtemps avant sa maturité.

Nous osons garantir qu'une cure martiale à Spa modi-
fiera heureusement, non pas toute sorte de propension à
la fausse couche, mais bien cette prédisposition unique
et spéciale que nous venons de dépeindre entre beaucoup d'autres. Nos eaux en détruisent directement la
cause, qui est la déglobulisation du sang.

Il importe de leur venir en aide par des applications hydro-thérapiques, générales et locales, après s'être assuré d'avance qu'il n'existe pas d'irritation aiguë ni d'inflammation sourde des organes de la génération. L'on recourra alors, en toute sécurité, à la douche en pluie et aux bains de siége à eau courante, qui possèdent une action tonique exellente sur les organes de la génération contenus dans le bassin. Par l'emploi simultané de ces deux moyens, externe et interne, nous avons eu la bonne chance, la saison dernière, d'obtenir un succès décisif chez une jeune dame qui, en cinq années de mariage, avait déjà passé, coup sur coup, par trois avortements à deux ou trois mois. Au moment où nous écrivons ces lignes (janvier 1877), son médecin ordinaire nous apprend qu'elle est arrivée au cinquième mois de la grossesse et que tout présage la plus heureuse terminaison.

CHAPITRE V.

DE LA MÉTRORRHAGIE CHLOROTIQUE.

Parmi les phénomènes exceptionnels, il est vrai, qui escortent certaines chloroses, il en est un qui doit éveiller la sollicitude la plus attentive du médecin, parce qu'il domine, par sa gravité, toute la scène pathologique et qu'il contrecarre directement les effets de la cure la mieux instituée. Nous voulons parler de la métrorrhagie, ou menstruation profuse, dont un petit nombre de femmes chlorotiques sont atteintes. Chaque mois, leur période traîne en longueur, parfois pendant huit à dix jours, et elles perdent une grande quantité d'un sang aqueux, maculant à peine le linge. Cette hémorrhagie les jette dans un état d'affaissement extrême, et, à peine ont-elles eu le temps de récupérer un peu de force, que déjà un nouveau flux menstruel fait irruption.

Ainsi elles tournent dans un cercle vicieux ; elles sont privées, en peu de jours, de ce qu'elles avaient gagné le restant du mois, de sorte que leur mal s'aggrave à vue d'œil et finit par se compliquer de symptômes alarmants.

Dans ces cas malheureux, il ne faut pas hésiter à tenir les malades au lit ou sur une chaise-longue, les cinq ou six premiers jours de l'écoulement mensuel, et à leur administrer des médicaments anti-hémorragiques, tels que le perchlorure de fer et l'ergotine dialysée en injections sous-cutanées. Une médication neuve, originale et

commode en même temps, pour restreindre et arrêter la
perte de sang, consiste à appliquer à demeure, sur la région lombaire, pendant 24 ou 48 heures, des sacs de
gutta-percha (dits sacs de Chapman), qu'on remplit d'eau
chaude à 35° centigrades. Nous avons été témoin de la
bonté de cette méthode, dans les cas de ménorrhagies
réfractaires à tout, dans le service de l'éminent médecin de
l'Hôtel-Dieu de Paris, le docteur Noël Guéneau de Mussy.
C'est, en définitive, un procédé hydrothérapique, et voilà
pourquoi nous nous permettons d'en parler incidemment ici.

Les malades boiront les eaux du Pouhon de Pierre-le-
Grand comme étant les plus astringentes de toutes celles
de Spa ; au besoin, et si l'estomac fonctionne très bien,
on pourra les renforcer, même dans l'espace inter-men-
struel, par certaines préparations pharmaceutiques de
fer, telles que le perchlorure ou les gouttes de Bestucheff,
qui sont styptiques et coagulantes. On pourra également
faire, tous les trois jours, une injection sous-cutanée
d'ergotine.

Dans l'intervalle des règles, les douches froides diri-
gées sur le buste et jusqu'à la ceinture rendront les plus
grands services, tant comme toniques reconstituants généraux que comme moyens de dérivation et de dégorge-
ment des organes génitaux internes, dont la texture af-
faiblie laisse suinter le sang avec trop de facilité. Car la
ménorrhagie chlorotique provient de deux modifications
anatomiques locales, réunies ou séparées : une congestion asthénique de la muqueuse utérine et, d'autre part,
une friabilité excessive de ses capillaires qui est l'indice
d'un commencement de dégénérescence graisseuse de
leurs parois.

Il n'est pas nécessaire d'attendre que tout suintement sanguinolent ait cessé, pour employer l'eau froide. Ce serait perdre un temps précieux. Jamais, nous n'avons vu résulter le moindre inconvénient de l'application hâtive de l'hydrothérapie, pourvu qu'elle soit bien surveillée et administrée avec discernement.

CHAPITRE .VI.

DE LA LEUCORRHÉE OU FLEURS BLANCHES.

Les causes de la leucorrhée sont multiples, et le degré d'efficacité des eaux minérales de Spa varie suivant elles.

Distinguons d'abord la leucorrhée qui n'est qu'un des symptômes de la chlorose; elle se rattache à la suspension, à l'éruption imparfaite, en un mot, aux troubles de la menstruation qui sont les conséquences presque obligées de l'aglobulie chlorotique. Elle est sûrement guérie par l'usage, *intus et extra*, de nos eaux. Aussi vite que ces dernières améliorent la crase du sang et que ce liquide, se rapprochant davantage de sa composition physiologique, stimule convenablement les ovaires, la muqueuse utérine et les nerfs des plexus utéro-ovariques, la période se montre de nouveau et reprend, peu à peu, les qualités qu'elle avait en pleine santé, sous le rapport de la régularité et sous celui de la quantité de sang perdu. Parallèlement, les pertes blanches se dissipent. Il n'est pas même nécessaire, pour cela, de recourir à des applications topiques, telles que les bains de siége, les injections et les douches. L'eau minérale en boisson et les bains ferrugineux peuvent, à eux seuls, faire les frais de la cure, ce qui n'est pas un mince avantage, quand on a affaire à de jeunes personnes timides, dont la pudeur est prompte à s'effaroucher et qui, certainement, refuseraient de se soumettre à des moyens plus directs que le bain.

Deuxièmement, la leucorrhée est due à la stase passive du sang dans les organes contenus dans le bassin, tels que les ovaires, la matrice et le vagin. D'ordinaire, ce sont des vices organiques du cœur ou des poumons, ou bien des tumeurs du bas-ventre qui empêchent, dans ce cas, le reflux du sang veineux vers le cœur droit. Il va sans dire que ce genre de fleurs blanches n'a rien à voir avec les eaux de Spa, qui ne sauraient lever les obstacles au cours du sang qui les entretiennent.

Troisièmement, les pertes blanches sont la manifestation d'une irritation toute locale, le symptôme révélateur d'un catarrhe muqueux simple de l'utérus et du vagin, qui lui-même est, très souvent, la suite d'un refroidissement du bas ventre, des organes sexuels et des pieds, ou bien le résultat des imprudences commises par les femmes, pendant les règles et les suites de couche.

Sans aucun doute, cette leucorrhée atteint les femmes robustes et pléthoriques aussi bien que les femmes faibles et anémiques. Mais comme, chez les premières, l'inflammation catarrhale se complique, neuf fois sur dix, d'un état spasmodique et d'une grande exaltation de la sensibilité, nos eaux styptiques et rendues légèrement irritantes par leur richesse en gaz acide carbonique augmenteraient le mal, plutôt que de le guérir. Spa ne convient nullement à ces personnes ; elles doivent être adressées aux thermes indifférents et calmants de Néris, de Plombières et de Schlangenbad.

Pour les autres, par contre, nos eaux martiales sont d'une efficacité souveraine, que leur anémie ait précédé le flux leucorrhéique ou qu'elle se soit montrée seulement comme conséquence d'une sécrétion profuse, qui a appauvri le sang. Il faut leur faire boire les eaux les plus riches en fer et les soumettre d'abord au bain ferrugineux frais, puis aux bains de siège à eau courante, aux injections d'eau minérale et, quelquefois, à la douche interne. Il y a de ces malades, chez qui le relâchement des parties est tellement prononcé, que nos eaux ne sont pas assez astringentes et que nous sommes obligés de leur prescrire, en sus des moyens hydrothérapiques, des injections avec le tannin, le sulfate de zinc, etc.

En quatrième lieu, la leucorrhée provient d'une inflammation de la muqueuse vagino-utérine, déterminée elle-même, soit par une métrite, une ovarite ou une pelvi-péritonite chronique, soit par un déplacement, une version ou une chute de la matrice, soit enfin par une maladie de ses annexes. Cette sorte de fleurs blanches affaiblit si fort les femmes, pour deux raisons : d'abord, parce qu'elles sont accompagnées de la déperdition continuelle d'une infinité de corpuscules muqueux et d'une masse de substances albuminoïdes que renferme toute sécrétion muco-purulente ; ensuite, parce que les follicules et le tissu adénoïde des membranes muqueuses finissent par s'altérer, à la longue, par surcroît de travail morbide, et cessent alors de fabriquer les globules lymphoïdes d'où dérivent, du moins en partie, les globules rouges du sang. Voilà la relation de causalité qui unit la leucorrhée symptomatique d'une lésion matérielle des organes génitaux, à la chloro-anémie consécutive qui, une fois créée, réagit à son tour sur elle et lui donne plus d'intensité.

Que peuvent ici les eaux minérales de Spa ?

Rien, contre la maladie première. Ce serait compromettre, de gaieté de cœur, la réputation de nos eaux, que de prétendre guérir, avec elles, des ulcères du col de la matrice, des inflexions ou des déplacements de ce viscère, des engorgements inflammatoires chroniques de son corps avec augmentation de son volume et de son poids, hypertrophie de ses fibres et dépôt de substances plastiques dans leurs interstices.

Tout, pour fortifier la sanguinification, en stimulant les organes formateurs du sang et en les mettant à même de compenser les déchets que subit ce liquide, par le fait de la sécrétion pathologique.

L'eau minérale à l'intérieur, les bains ferrugineux et les douches générales sont, dans beaucoup de cas, des moyens suffisants pour atteindre ce but. Si on veut seconder leur action par des pratiques locales, telles que les douches vaginales et hypogastriques, les injections et les bains de siège, il est prudent de s'éclairer, par soi-même, sur la nature de la lésion, son ancienneté et son degré de chronicité, ou bien de s'adresser, pour connaître ces antécédents, au médecin habituel de la malade, avant de prendre un parti touchant le mode opératoire.

Avant de prescrire des injections ou des douches intra-vaginales, on doit avoir acquis la certitude : 1° qu'il ne reste pas, dans les parties souffrantes, des vestiges d'irritation ou d'inflammation qui passeraient, sous l'impression d'un agent excitant, à l'état aigu et pourraient devenir le germe de complications sérieuses; 2° qu'il n'y a pas non plus de susceptibilité nerveuse extraordinaire de ces organes, c'est-à-dire, que la moindre excitation portée sur eux, ne risquerait pas de provoquer, par voie sympathique, des réactions fâcheuses au loin, sur l'intestin, l'estomac et le cœur.

Sous ces réserves, il est juste de dire que les ressources hydro-balnéaires de Spa modèrent les flux leucorrhéïques symptomatiques et corrigent l'anémie concomitante. Ainsi, les voies sont aplanies et le traitement topique, le seul radicalement curatif, pourra être entrepris plus tard par le médecin traitant, ou — ce qui vaut mieux — sera institué, concurremment avec la cure thermale, par le médecin des eaux, qui se conformera aux instructions et aux conseils des collègues étrangers qui l'honorent de leur confiance. En soignant, côte à côte, les deux termes du problème pathologique, l'anémie et le mal local, on aboutit souvent à des succès, qui, jusque là, avaient échappé aux mains les plus habiles.

Au nombre des moyens usités contre les fleurs blanches, il en est un qui mérite qu'on s'en défie et qu'on en précise bien les rares indications. Nous voulons parler de la douche ascendante. Le jet d'eau qu'elle projette, avec une force correspondante à plusieurs mètres de pression, va heurter des parties dans lesquelles couve, fréquemment, une sourde irritabilité inflammatoire. Ce procédé n'est donc rationnellement indiqué que dans les relâchements très anciens des muqueuses et des tuniques musculaires vagino-utérines, avec chute ou abaissement de la matrice. Or, les malades, porteurs de cette espèce d'infirmité, viennent rarement à Spa faire une cure pour ce seul motif. Dans toutes les autres circonstances, la douche vaginale ascendante est, ou bien superflue, comme dans la leucorrhée chlorotique simple, ou bien pleine de dangers, car elle risque de meurtrir des organes prêts à s'enflammer à neuf, ou peu aptes à supporter une commotion pareille, qui retentit au loin, par le système nerveux, et devient le signal de malaises généraux en même temps que d'une crise de douleurs locales.

Pour ce qui nous concerne, dans les cas où, après

mûres réflexions, nous estimons que le traitement local sera profitable à nos clientes atteintes de fleurs blanches symptomatiques, nous leur conseillons les bains de siége frais ou tièdes, les bains de siége à eau courante froide, ou bien les injections continues, dans le bain, avec l'eau ferrugineuse. Ces injections peuvent être pratiquées au moyen de plusieurs instruments, dont les plus dignes d'attention sont les suivants :

1º Un irrigateur en tous points comparable à celui du docteur Eguisier, sauf qu'il est dépourvu de tout système de pompe aspirante et foulante. On le dépose sur une chaise à côté de la baignoire et on le remplit d'eau minérale. On tourne le robinet, et le récipient se vide de lui-même ; on renouvelle l'eau autant de fois qu'on veut et on a ainsi une douche sans percussion dangereuse, puisque sa pression est représentée par la petite hauteur de l'eau contenue dans le vase métallique, plus la différence de niveau entre la chaise et le fond de la baignoire.

2º L'auto-spéculum que la malade s'applique elle-même, avec la plus grande aisance, quand elle est tranquillement étendue dans son bain. Par son entremise, tout le segment inférieur de la matrice et le conduit vaginal lui-même baignent dans l'eau minérale, comme le restant du corps, et subissent les mêmes modifications salutaires.

Nous aurions encore bien des choses à dire sur les pertes blanches et sur leur traitement par nos eaux, mais cela nous entraînerait hors des limites que notre cadre nous assigne. Nous nous sommes arrêté un peu sur cette question de la leucorrhée et nous nous sommes efforcé d'y jeter quelque clarté, parce que la plupart des femmes, qui font la cure chez nous, se plaignent de ce symptôme si incommode et si tenace. Elles ne sont que trop souvent disposées à confondre l'effet avec la cause; c'est ainsi qu'elles rendent les écoulements leucorrhéïques responsables des plus graves affections des organes génitaux, et qu'elles se lamentent si la thérapeutique thermale ne supprime pas, à très courte échéance, ce phénomène morbide qui leur est odieux. L'inverse, comme on voit, est plus souvent l'expression de la vérité. Cette notion doit prémunir les malades contre un découragement précoce et les engager à la persévérance qui, seule, peut leur valoir une guérison radicale.

CHAPITRE VII.

DE LA STÉRILITÉ.

Ouvrez n'importe quel livre écrit sur n'importe quelle
station d'eaux, et vous verrez, non sans étonnement,
que toutes les sources, sans distinction aucune, revendi-
quent le privilége si enviable de guérir la stérilité. Si on
a égard aux différences infinies qui existent dans la minéralisation des eaux, ces prétentions paraissent être in-
conciliables et s'exclure mutuellement. Aussi, prêtent-
elles à rire, non-seulement au vulgaire, mais encore à bon
nombre de médecins-praticiens, qui opposent, aux vertus
thérapeutiques des eaux minérales, l'incrédulité la plus
invétérée et le dédain le plus irréfléchi. Mais ce semblant
de ridicule ne résiste pas à la simple réflexion et se dissipe vite, si on veut bien se donner la peine de serrer de
plus près la question de l'étiologie de la stérilité. On sera
vite convaincu qu'elle procède de causes tellement nombreuses et tellement disparates qu'il serait étrange, en
vérité, qu'un ou deux remèdes fussent capables d'en venir
toujours à bout. La multiplicité des agents thérapeutiques ne doit-elle pas être adéquate à la variété des formes
étiologiques d'une maladie ? Eh bien, c'est à la variété
chlorotique de la stérilité, et à elle seule, que sont appropriées les eaux ferrugineuses de Spa.

Lorsque la chlorose est ancrée dans l'organisme, le
sang, dépouillé de ses éléments vitaux, les hématies, ne

porte pas aux ovaires assez de matières nutritives pour leur développement et leur fonctionnement normaux. Les ovules qu'ils sécrétent n'arrivent pas à maturité et n'atteignent qu'un volume inférieur à celui qui doit précéder leur déhiscence. Dans ces conditions, leur chute périodique, ou ponte spontanée, devient impossible et, sans elle, pas de fécondation non plus.

Tout ce désordre physiologique cesse avec la répullulation des globules rouges du sang, sous l'impulsion des eaux martiales. Aussitôt, l'ovulation se rétablit, parce que l'ovaire est mieux nourri et mieux excité par le système nerveux ; l'œuf mûrit et tombe, les menstrues coulent de nouveau et, avec elles, reparaît la faculté de concevoir et de procréer.

Le renom des eaux de Spa, dans les cas de stérilité, s'est incarné dans la légende de saint Remacle, attachée à la fontaine de la Sauvenière. Sans accorder à ces contes naïfs, que la voix populaire lègue d'un âge à l'autre, plus de valeur qu'il ne faut, il ne doit pas nous répugner d'admettre que ce témoignage, plusieurs fois séculaire, de la croyance du peuple, repose sur une longue série de guérisons bien avérées. La même tradition existe, du reste, à Schwalbach, mais sous une forme moins poétique. Les anciens bourgeois de Francfort-sur-Mein stipulaient, dans leurs contrats de mariage, que leurs futures épouses n'auraient pas le droit d'exiger plus de deux voyages à Schwalbach, crainte, sans doute, d'une fécondité trop grande et d'une descendance trop patriarcale.

Toutefois, rien ne prouve que, seule de toutes les sources de Spa, la Sauvenière ait le monopole de ces vertus prolifiques. Dans le choix de la source que devront boire les femmes chlorotiques et stériles, le respect de la légende devra s'éclipser devant l'analyse scientifique des particularités propres à chaque cas de chlorose compliquée de stérilité.

En même temps que nous faisons prendre, à l'intérieur, les eaux martiales aux femmes atteintes de stérilité chlorotique, nous les soumettons aux douches froides en pluie ou en cercle très courtes (de 10 à 30 secondes), à la douche froide en arrosoir, en lame ou en jet sur l'hypogastre et aux bains de siége à eau courante froide. Ces procédés hydrothérapiques excitants ressuscitent l'activité sexuelle assoupie, pendant que la cure martiale met le sang en état de récupérer ses principes essentiels, qui feront mûrir les germes dans les ovairés.

CHAPITRE VIII.

DE L'HYSTÉRIE.

Il serait aussi commode pour nous que peu concluant
pour ceux qui nous feront l'honneur de nous lire, de pro-
clamer, en trois mots, que les eaux de Spa guérissent les
vapeurs des femmes. Mais, pour porter la conviction
dans l'esprit des malades, nous préférons leur donner
quelques éclaircissements sur ce sujet, d'ailleurs si em-
brouillé et si controversé, de l'hystérie chez les femmes,
afin de bien déterminer, d'après l'étiologie, quels sont,
au juste, les cas où nos eaux peuvent devenir bienfaisantes et curatives.

L'hystérie est une maladie nerveuse qui émane de
l'affaiblissement de l'action du cerveau, lorsque l'organe
de la volition, tyrannisé et fatigué sans relâche par des
impressions de l'ordre psychique et sensitif, se laisse
subjuguer par elles; son assujettissement fait qu'il ne
peut plus exercer sa prépondérance modératrice sur
le fonctionnement de la moelle épinière et des cordons
nerveux qui en sortent, pour s'éparpiller dans toutes
les parties du corps. L'activité de ceux-ci, privés de
leur régulateur cérébral, devient désordonnée, sans
frein.

Ainsi est engendrée une maladie de l'être moral et
physique, où la volonté et le jugement du Moi ne peuvent plus réprimer les écarts et la traduction tumul-

tueuse des sensations perçues par le système nerveux périphérique, ou des conceptions spontanément écloses dans l'encéphale.

La personnalité hystérique, sans être introuvable chez l'homme, est infiniment plus fréquente chez la femme, à cause de sa plus grande impressionnabilité nerveuse et de la moindre solidité de son organisation cérébrale. La maladie hystérique ou vaporeuse élit domicile dans l'économie des femmes, d'une façon sournoise et, pour ainsi dire, à leur insu. Leur entourage est le premier à remarquer le changement qui s'opère. Les malades deviennent irascibles, elles rient ou pleurent, s'exaltent ou se désespèrent pour les motifs les plus futils, et se croyent malheureuses sans raison. Elles désirent tantôt ceci, tantôt cela, sont inquiètes de leur santé, s'effrayent à tort et à travers, envoient chercher le médecin et, quand il est là, ne savent plus en quoi consistent leurs maux. Plus tard, quand le mal s'affirme davantage, ses traits dominants sont toujours la versatilité du caractère, la mobilité non motivée de l'humeur, des manifestations intempestives et insurmontables de tristesse et de joie, et une loquacité intarissable. Mais il s'y joint bientôt des accès de palpitations de cœur, des fourmillements dans les membres et une sensation de boule qui, remontant de l'hypogastre, irait s'implanter dans la gorge de façon à couper la respiration. Un degré de plus et le tableau est assombri par des spasmes continuels, par des troubles dans l'idéation, par l'attaque convulsive qui secoue le corps tout entier tandis que la connaissance reste généralement intacte, par l'abolition de la sensibilité dans certains districts de la peau, par l'hémi-anesthésie, par des paralysies motrices, la danse de Saint-Guy, etc., etc.

Les fonctions digestives peuvent rester longtemps en bon état; cependant la dyspepsie, la dépravation du goût, la répugnance invincible pour les aliments substantiels et fortifiants, surtout pour la viande, sont la règle chez les femmes hystériques. Aussi, tôt ou tard, l'hystérie se complique-t-elle d'anémie qui, à son tour, est une cause d'aggravation des désordres nerveux.

Il faudrait des volumes pour relater les innombrables discussions auxquelles a donné lieu l'étiologie de l'hystérie; nous n'aurons garde d'effleurer, même en passant, ces controverses. Grâce à Dieu, de notre temps, une critique plus intelligente et moins exclusive a cloturé l'ère de ces disputes théoriques, aussi vaines que nuisibles aux progrès de la thérapeutique. Aujourd'hui, les cliniciens des diverses écoles se sont à peu près mis d'accord pour admettre qu'il n'existe pas de cause déterminante unique de l'hystérie, mais qu'il y a plusieurs séries d'éléments étiologiques qui doivent servir à comprendre et à traiter cette maladie protéiforme.

I. L'idée de relier l'hystérie à une altération des organes génitaux de la femme, est la plus ancienne et celle qui a compté le plus d'adhérents. Il n'est pas douteux, en effet, que l'hystérie ne soit fréquemment la suite d'états morbides ayant leur siége dans la matrice et dans les ovaires. C'est assez de citer les anomalies de la menstruation, les catarrhes chroniques de la matrice et du vagin, les inflammations parenchymateuses, les déviations, les ulcères de la portion vaginale, les corps fibreux, les polypes, les kystes de l'ovaire, etc. Toutes ces altérations organiques deviennent le point de départ de l'hystérie, parce qu'elles tiraillent ou compriment les filaments nerveux de leur voisinage et qu'elles entretiennent ainsi un agacement et une souffrance nerveuse continuels, qui finissent par épuiser le cerveau qui les perçoit — ou bien encore, parce qu'elles provoquent des sécrétions catarrhales et purulentes si profuses, que l'appauvrissement du sang en est la conséquence fatale.

L'anémie, ainsi produite, devient à son tour un puissant fauteur de l'hystéricisme. On a fait, soit dit entre parenthèse, une observation très singulière : c'est que l'hystérie accompagne bien plus fréquemment les lésions superficielles et curables des organes génitaux que les dégénérescences mortelles, comme le cancer.

Il est clair que les malades, appartenant à cette première classe, ne peuvent pas être délivrées de leur hystérie, aussi longtemps qu'il existe une lésion matérielle de l'utérus et de ses dépendances.

Mais, pendant sa durée même, une amélioration peut être obtenue par une cure ferrugineuse, parce que la plupart de ces femmes sont en proie à l'anémie et qu'elles sont affligées par un haut degré de leucorrhée.

Pour ce qui est de cette dernière complication, nous renvoyons à notre chapitre qui lui est spécialement réservé. Contentons-nous de faire observer, pour le moment, que, dans les cas d'hystérie qui dépendent d'inflammations ou de déformations chroniques de la matrice, une fois que le mal local est combattu victorieusement, on a d'autant plus de motifs pour prognostiquer la guérison du nervosisme, par l'emploi interne et externe des eaux ferrugineuses, que toute irritation est éteinte dans les organes génitaux, et qu'il ne reste plus qu'un état de ramollissement et de relâchement de leurs tissus.

II. Vient, en second lieu, une catégorie de femmes hystériques qui ne peuvent nullement être appelées chlorotiques ou anémiques. Ici, il y a des conditions génératrices bien différentes, qui sont les émotions dépressives, la concentration continuelle de l'esprit sur les illusions perdues, la méditation des déboires qu'infligent les luttes de la vie, les vocations manquées, les lectures qui exaltent l'imagination et les sens, les chagrins de toute sorte, surtout ceux qui sont occasionnés par un amour contrarié ou par l'humiliation d'une position sociale, qui n'est pas toujours en rapport avec les rêves favoris, etc., etc.

Par leur répétition ou leur continuité, ces causes immatérielles, psychiques ou morales, produisent sur le cerveau, qui est le récepteur commun de toutes les impressions qui affectent le Moi sensible, une exaltation maladive et une fatigue extrême. Cet état de surexcitation, suivi d'un prompt épuisement, reste d'abord purement fonctionnel; puis, à la longue, il se combine, suivant toutes les probabilités, avec une perturbation dans la nutrition des fibres nerveuses cérébrales. Le cerveau, ainsi modifié dans sa texture moléculaire, perd le pouvoir dominateur qu'il doit exercer sur ses subordonnés, qui sont la moelle épinière et les nerfs. Ceux-ci, livrés à eux-mêmes, sans contre-poids, se distinguent par une turbulence et une mobilité incessantes, que la volonté et la raison ne peuvent plus ni prévenir ni refréner; de là, ces impulsions automatiques et irrésistibles qui régentent le physique et le moral, et qui font, des malheureuses hystériques, les jouets et les victimes d'une innervation inconsciente.

De telles malades, est-il besoin de le dire, n'ont rien à attendre d'une médication comme celle des eaux de Spa,

qui stimulerait, là où il faut, avant tout, modérer le système nerveux. Ce qui leur convient à merveille, ce sont
les thermes indifférents et calmants de Néris, de Plombières, de Gastein et de Schlangenbad. Tout au plus, pour-
raient-elles retirer quelque avantage de notre cure martiale, après de longues années de souffrances, quand la
persistance des désordres nerveux a retenti sur l'estomac,
détruit les fonctions digestives et engendré l'anémie.

III. En troisième lieu, les affections hystériques procèdent en ligne directe de la chlorose et de l'anémie.
Elles naissent et se développent, elles se dissipent ou
s'éternisent, avec la déglobulisation du sang.

On les voit apparaître à la suite d'influences débilitan-
tes, telles que les pertes de sang et d'humeurs, les hémorrhagies pendant les couches, l'allaitement trop prolongé,
les convalescences pénibles et comme hésitantes, etc. Ou
bien, elles prennent possession de l'organisme de la jeune
fille, au moment de la puberté, lorsqu'une hygiène fautive
et une claustration trop sévère ont produit la chlorose,
ou encore, lorsqu'une éducation faussée a perverti l'imagination. En même temps que ces jeunes personnes voient
pâlir leurs belles et fraîches couleurs, elles tombent dans
un état permanent d'impressionnabilité craintive, qu'un
rien émeut ; elles sont incommodées par la lumière ; elles
tressaillent au moindre bruit ; elles entendent des sons
qui ne sont pas encore bien perceptibles pour les gens
bien portants ; le parfum d'une fleur les fait évanouir.
Bref, elles deviennent de véritables sensitives qu'anéantit
la plus légère émotion.

Bientôt se manifestent de petites secousses dans quelques groupes musculaires, principalement ceux de la

face, qui donnent lieu à des grimaces involontaires. Des points très douloureux se font sentir sur le trajet de diverses branches nerveuses. On constate des névralgies dorsale, intercostale, cardialgique, articulaire, qui préoccupent beaucoup les malades et leur font croire qu'elles sont atteintes de lésions d'organes importants.

Voilà l'invasion de l'hystérie chlorotique à ses premières étapes.

Ici, nos eaux reprennent tous leurs droits et ne reconnaissent pas de rivales. Par leur usage interne et externe, l'amélioration graduelle de l'hématose diminue l'irritabilité et l'instabilité du système nerveux cérébro-spinal, rend du ton et de l'énergie au cerveau ainsi qu'aux facultés cérébrales supérieures. Les orages hystériques deviennent plus rares et moins violents, pour disparaître, quand le sang a regagné son chiffre normal de globules : *Sanguis moderator nervorum.*

Le traitement de l'hystérie, par la cure martiale à Spa, est une entreprise aussi complexe que délicate, qui exige, de la part du médecin, autant de tact que de patience. Beaucoup de ces malades ne peuvent pas, dans le principe, boire l'eau minérale pure, parce que le gaz acide carbonique exciterait trop leur cerveau affaibli; elles auront soin, alors, de la couper de moitié de son volume de lait tiède, ou bien elles devront tenir, pendant quelques minutes, leur verre en main, avant de l'approcher de leurs lèvres, afin de laisser au gaz le temps de s'évaporer dans l'atmosphère.

Le bain ferrugineux est souvent mal supporté, parce que l'espèce de chatouillement, produit par l'acide carbonique sur les ramifications terminales des nerfs, a un écho trop retentissant sur la moelle épinière, dont le pouvoir reflexe est si fortement exagéré par la maladie.

Dans ce cas, on doit avoir soin de délayer le bain par l'addition de substances mucilagineuses comme le son, le malt ou l'amidon. On peut, pour émousser l'excessive sensibilité des malades, prolonger sa durée jusque 20 ou 25 minutes, mais en le maintenant à une température qui ne devra pas tomber au-dessous de 35° à 30° centigrades.

L'hydrothérapie procure, dans l'hystérie simple, et, plus encore, dans l'hystérie chlorotique, les résultats thérapeutiques les plus splendides ; c'est aujourd'hui la méthode de traitement externe qui a conquis les suffrages des médecins les plus distingués.

Mais un grand nombre de femmes hystéro-chlorotiques ont, pour l'eau froide, une horreur presque insurmontable. Il faut se donner la peine de les rassurer, de soutenir leur courage et, à force de raisonnements et de lente persuasion, les édifier sur l'innocuité de ce tout puissant moyen de guérison ; il est rare qu'on n'arrive pas à vaincre leur aversion et à leur inspirer de la confiance et de l'espoir. On peut, chez quelques-unes, commencer la cure hydrothérapique par des applications froides très énergiques ; mais un semblable début est loin de convenir à toutes et pourrait susciter des accidents. Dans la plupart des cas, il importe de suivre une marche méthodique, de tâter la susceptibilité de chaque malade, afin de ne rien livrer au hasard. C'est ici que les enveloppements avec le drap mouillé, tordu ou non, et les douches écossaises, sont appelés à jouer un grand rôle.

Nous ne sortirons pas de ces généralités ; car, entrer dans les menus détails du mode opératoire, serait empiéter sur les attributions des médecins traitants et allonger inutilement notre travail.

CHAPITRE IX.

DES NÉVRALGIES ET AUTRES TROUBLES NERVEUX CHLORO-ANÉMIQUES.

Tous les anémiques, toutes les chlorotiques se plaignent de douleurs réparties sur différents points du corps, mais siégeant de préférence à la tête, dans la nuque, entre les deux épaules, le long du dos et dans les reins, d'où elles s'irradient vers le bas-ventre. Par une confusion regrettable, on a englobé toutes ces douleurs sous la dénomination uniforme de névralgies, alors qu'elles n'intéressent pas toutes, à beaucoup près, les rameaux nerveux, mais qu'une partie d'entre elles sont localisées dans les masses charnues musculaires. Cette distinction, généralement négligée, donne ouverture à de précieuses inductions thérapeutiques.

La névralgie chloro-anémique est, comme l'a dit expressivement un auteur classique, le cri de douleur des nerfs arrosés par un sang appauvri. En effet, le sang est le modérateur des nerfs avec lesquels il est en corrélation intime ; il n'est pas seulement le suc nourricier de la substance nerveuse, il en est encore l'agent excitateur. Pour accomplir ses fonctions régulièrement et en silence, le système nerveux a besoin d'être nourri par un sang normal, qui en régénère sans cesse le principe. Or, de tous les éléments du sang, les globules rouges oxygénifères sont les seuls vivifiants. Plus il sont nombreux, et plus leurs incitations sont vives, plus aussi la vie générale, qui en est l'expression, devient énergique.

Le tissu nerveux reçoit, comme tous les autres, sa part de ces incitations ; si, par suite de la diminution du nombre des globules, celles-ci sont moins fréquentes et moins fortes, il aura moins de vitalité, et, comme moins de vitalité, pour lui, équivaut à plus de mobilité et de sensibilité, il sera plus facilement excitable. Dans la zône des nerfs sensitifs, une impression puisée au dehors et qui, dans l'état de santé, aurait passé inaperçue, est douloureusement transmise et sentie par le cerveau. Voilà la genèse de la névralgie chloro-anémique. Par suite de la réitération des mêmes impressions et de la même répercussion douloureuse, la névralgie, de transitoire, devient fixe et durable. On la reconnaît, parce que la douleur se propage le long du trajet anatomique des nerfs, où elle a des lieux d'élection et de renforcement, et parce qu'elle n'est pas influencée par les mouvements ni par le repos de la partie malade.

Une autre source de souffrances pseudo-névralgiques, chez les sujets atteints de chloro-anémie gît, avons-nous dit, dans les faisceaux musculaires. En effet, chez eux, les muscles ne reçoivent qu'un sang pauvre en globules et en oxygène. Très mal nourris, un effort, même très modéré, les épuise. Ils sont constamment sous l'imminence de la fatigue ; de là, la sensation locale de courbature. Faute de la proportion requise d'oxygène, leurs fibres ne sont brûlées que d'une manière incomplète, et cette combustion avortée fournit des produits intermédiaires, au milieu desquels figure l'acide lactique, qui sont des irritants pour les nerfs musculaires. Voilà la raison du sentiment de contusion et d'endolorissement que les

chloro-anémiques accusent si souvent dans l'une ou l'autre région du corps, et qui a tant de points de ressemblance avec la névralgie.

Les douleurs musculaires ont pour caractères différen-
tiels de ne pas être distribuées, comme les névralgiques,
le long des cordons nerveux et de ne pas avoir de foyers
d'irradiation, mais de s'étaler sur de plus larges surfaces
et de s'exaspérer par les tractions et tous les mouvements
actifs qui allongent les fibres musculaires.

Les muscles qui arrivent les premiers à cette phase
d'épuisement douloureux sont ceux du cou, du dos et des
lombes, qui sont astreints à un travail plus soutenu,
parce qu'ils doivent maintenir la rectitude de la tête et
du tronc. De là, la céphalalgie si commune et si opiniâ-
trement implantée dans la nuque, que l'on rapporte à
une névralgie des nerfs occipitaux ; de là, les douleurs
dorsales que l'on a décrites, à tort, sous le nom d'irritation de la moelle épinière ou de névralgies intercostales ;
de là, cette lassitude douloureuse des reins que l'on rattache abusivement, chez beaucoup de femmes, à une névralgie lombo-abdominale symptomatique d'une ulcération du col de la matrice.

L'interprétation physiologique que nous donnons ici du
phénomène de la douleur, chez les chloro-anémiques, est
aussi pleine d'intérêt pour le médecin, que consolante
pour les malades, qui ont presque tous l'esprit frappé par
la peur d'une affection grave du cerveau, de la moelle ou
de la matrice. En l'admettant comme guide dans le traitement, on s'épargnera bien des essais malencontreux,
dont le moindre défaut est d'être voués à une inefficacité
finale, parce qu'ils sont dirigés contre des troubles imaginaires.

Les névralgies et les fatigues musculaires douloureuses des chloro-anémiques, n'étant que des émanations directes de l'appauvrissement du sang, guérissent, comme lui, par la cure méthodique à l'aide des eaux ferrugineuses de Spa. Une des meilleures preuves que nous puissions donner du pouvoir thérapeutique du fer contre les névralgies, est la vogue, justiliée d'ailleurs par d'innombrables guérisons, dont jouit un médicament, le souscarbonate de fer ou rouille. Ce composé pharmaceutique est lourd, peu soluble dans les sucs digestifs, indigeste, mais, en dépit de sa grossièreté, il est administré tous les jours et passe, aux yeux d'une foule de praticiens, pour être le spécifique des névralgies d'origine anémique.

En attendant que nos eaux martiales aient rendu ses globules au sang, ce qui n'est pas l'affaire d'un jour, le devoir du médecin traitant est d'adoucir les souffrances névralgiques et pseudo-névralgiques; car la douleur exerce une dépression telle sur toute l'économie, qu'elle contrarie singulièrement et qu'elle peut aller jusqu'à neutraliser l'action reconstituante du fer.

Contre les névralgies vraies, qui sont les moins communes, si on observe avec soin chaque malade, nous instituons la cure martiale, composée, d'une part, de l'eau minérale en boisson et, d'autre part, des bains ferrugineux, nous réservant d'user, loco dolente, d'emplâtres et d'onguents anesthésiques, ou bien d'y faire des injections sous-cutanées narcotiques.

Contre les fatigues musculaires douloureuses, la cure interne restant la même, les modificateurs hydrothérapiques sont plus avantageux, parce qu'il ne s'agit pas seulement de calmer, mais encore d'activer les circulations locales et de stimuler la nutrition et la respiration des muscles. Dans ces cas, le véritable traitement dolorifuge, résolutif et tonique à la fois, repose sur l'association du calorique et du froid, comme elle se fait dans la douche dite écossaise. Certes, l'emploi isolé du chaud et du froid peut rendre de très grands services, mais les résultats que l'on obtient ainsi sont toujours incomplets ou périlleux. Ainsi, la douche froide est mal tolérée par la majorité des malades et produit, le plus souvent, une grande exaspération de leur mal. L'emploi exclusif de la chaleur réussit assez bien, lorsque les douleurs sont fugaces ou légères, mais il échoue, quand elles sont rebelles et entretenues par une chloro-anémie invétérée ; de plus, il augmente alors l'affaiblissement de tout l'organisme.

Pour éviter tous ces inconvénients et pour répondre à toutes les indications, il vaut mieux employer simultanément l'eau froide et la chaleur. Notre procédé opératoire est le suivant : on projette sur la partie douloureuse une lame d'eau chaude et on règle, tout de suite, la température sur la tolérance du malade. Quand il est acclimaté à cette sensation calorique, on arrête la chaleur au même degré pendant quelques secondes, jusqu'à ce que la région soit suffisamment rubéfiée. On lance alors rapidement, légèrement, sur la même partie, un jet d'eau froide. On continue plusieurs fois cette opération et on termine par une douche froide générale.

CHAPITRE X.

DU RHUMATISME NOUEUX.

Dans les climats froids et humides, comme le nôtre et comme celui des Iles Britanniques, les névralgies des chloro-anémiques sont très fréquemment combinées, chez le même sujet, avec une forme spéciale d'arthrite, classée en pathologie sous la dénomination de *rhumatisme noueux*. Cette singulière affection épargne les grandes jointures et se localise exclusivement sur les mains, dont elle déforme lentement les petites articulations phalangiennes, par l'hypertrophie des tissus fibreux qui les recouvrent.

Les malades, qui appartiennent presque exclusivement au sexe féminin et qui sont franchement chloro-anémiques, racontent que, longtemps avant de remarquer ce gonflement, elles ont été tourmentées par des élancements névralgiques le long des doigts, surtout quand leurs mains étaient exposées, sans gants, à l'air froid et humide.

Elles sont toutes affligées de migraines et d'autres névralgies, tantôt dans l'une, tantôt dans une autre région du corps.

Par l'observation clinique d'un assez grand nombre de cas de cette espèce, nous avons été amené à conclure que c'était la névralgie des ramuscules nerveux des doigts qui, en se joignant à l'impression de l'humidité et du froid, causait, à la longue, un trouble trophique dans les tissus péri-articulaires.

Ce qui nous affermit dans cette manière de voir, c'est que les mêmes malades nous ont souvent rendu attentif à l'existence d'une tuméfaction analogue, siégeant sur le parcours d'un nerf intercostal névralgié, habituellement le sixième ou le septième en avant du sein gauche, et qui, évidemment, était due à une boursouflure du périoste d'une côte. D'ailleurs, tous les médecins savent, qu'à la suite de plusieurs névralgies, on découvre des altérations matérielles plus ou moins graves, dans la sphère d'action des nerfs affectés.

Il suffit de mentionner les lésions, souvent incurables, que le globe de l'œil éprouve dans le zona ophthalmique résultant d'une névralgie du trijumeau, et les désordres, quelquefois si inattendus, allant jusqu'à l'atrophie et la luxation, qui surviennent chez les enfants, comme conséquence d'une névralgie des branches nerveuses qui entourent l'articulation de la hanche.

Quoiqu'il en soit de cette interprétation, une chose pour nous est bien assurée : c'est que le genre de rhumatisme noueux dont nous parlons ici et que nous rattachons à la viciation chloro-anémique du sang, comme cause primordiale, le froid et l'humidité n'agissant qu'à titre de causes adjuvantes, se guérit parfaitement par la cure à Spa. A moins que les modifications pathologiques des enveloppes articulaires n'aient atteint un degré où la résolution n'est plus possible ; dans ce cas, les douleurs peuvent être écartées, mais la difformité reste.

Le rhumatisme noueux, auquel nous proposons d'adjoindre, pour le distinguer des autres variétés, l'épithète de chloro-anémique, est infiniment plus répandu en

Angleterre que sur le continent. Il y est très connu sous le nom de *rheumatic gout*, et la renommée des eaux de Spa, pour son traitement curatif, est établie solidement et d'ancienne date, parmi le public anglais. Aussi nous voyons, tous les ans, une quantité de ces insulaires venir à Spa, dans l'espoir de se débarrasser de cette maladie aussi douloureuse que gênante. Leur attente n'est que rarement déçue. L'amélioration de la santé générale est d'ordinaire très prompte. En même temps que les symptômes chloro-anémiques s'amendent, les déformations caractéristiques des petites jointures diminuent de leur côté. Il n'est pas nécessaire, d'ailleurs, qu'il n'en reste plus aucune trace visible, pour qu'elles deviennent indolores et qu'elles n'apportent plus aucun empêchement aux fonctions de la main.

Les malades souffrant de *rheumatic gout* feront bien de visiter Spa, pendant les deux ou trois mois les plus chauds de la saison.

Comme méthode de traitement externe, chez eux, nous choisissons, de préférence, les douches générales et locales chaudes d'assez longue durée, suivies d'une douche très froide, mais instantanée.

CHAPITRE XI.

DE LA CHORÉE ET DE LA MALADIE DE BASEDOW.

Nous sommes loin de prétendre que les états chloro-anémiques soient les causes uniques, ou seulement prépondérantes, de ces deux maladies. Les opinions des auteurs sont très partagées au sujet de leur étiologie. Ainsi, pour la danse de Saint-Gui, le professeur Germain Sée (1) s'exprime, comme suit, dans le célèbre mémoire où il a, le premier, établi les rapports du rhumatisme et des maladies du cœur avec les affections nerveuses et convulsives : « La chlorose proprement dite ou essentielle n'exerce sur les accidents choréiques qu'une influence secondaire ou douteuse ; l'excitation nerveuse qu'on voit si fréquemment, chez les chlorotiques, se traduit plutôt par des phénomènes névralgiques et hystériformes ou cérébraux, que par la chorée. Nous n'avons vu que trois choréiques atteints de chlorose. »

Trousseau dit au contraire (2) : « La chlorose, comme toutes les causes capables d'affaiblir l'organisme, joue *un rôle capital* dans l'étiologie de cette singulière névrose (la chorée). »

Pour le goître exophthalmique, même incertitude. Les uns soutiennent qu'il est sous la dépendance d'une dégé-

(1) *De la chorée*, par le docteur Germ. Sée. Paris, 1850.
(2) *Clinique médicale de l'Hôtel-Dieu de Paris*. Paris, 1865.

nérescence des nerfs grands sympathiques ; les autres le
font dériver de lésions primitives du cœur et des gros
vaisseaux ; pour d'autres enfin, et, parmi eux, Bouillaud
et Graves (1) de Dublin, il n'est ni plus ni moins qu'une
forme de l'anémie.

Nous n'avons pas la moindre velléité de nous mêler à
une pareille discussion, ni de nous ranger systématique-
ment d'un côté ou de l'autre.

Nous voulons, plus modestement, donner ici le résumé
très sommaire de deux relations cliniques recueillies dans
notre pratique balnéaire, et qui démontrent que, dans des
circonstances déterminées, la chorée et la maladie de
Basedow sont unies à la chloro-anémie par d'intimes
liens de causalité, qui donnent ouverture à d'importantes
indications thérapeutiques. *Principiis obsta......* Ces
observations engageront peut-être nos confrères à nous
adresser, plus souvent, des malades de cette catégorie,
lorsqu'ils sont réfractaires aux autres modes de traitement.

I. *Chorée chlorotique.* — Mlle X. hollandaise, âgée de
16 ans, d'une bonne constitution, d'un tempérament lymphatique, a été menstruée la première fois à 14 ans. Jusqu'à ce moment, sa santé n'avait pas été troublée. L'anam-
nèse ne fournit pas d'antécédents rhumatismaux, pas
d'affections convulsives ou mentales, chez aucun de ses
ascendants.

La première éruption des règles se passa sans éveiller
d'orage ; les deux époques suivantes furent également
normales. Mais, après la dernière, et sans cause connue,
Mlle X. commença à pâlir, à perdre l'appétit, à se plaindre

(1) GRAVES. *Clinical Lectures.* Dublin, 1835.

de fatigue, d'essoufflement, d'anxiété précordiale, de battements de cœur, etc. En moins d'un mois, tous les symptômes de la chlorose la mieux définie furent réunis. On nota une grande mobilité de l'esprit et une surprenante versatilité de l'humeur, une tendance au déplacement, des inquiétudes continuelles dans les membres, de l'agitation nocturne. Peu après, la sollicitude des parents fut attirée par des contorsions involontaires qui secouaient la figure, la tête et les bras de leur fille. Par intervalles, les traits grimaçaient ; un œil se fermait et se rouvrait convulsivement; les téguments du front se plissaient et se déplissaient par saccades. La démarche était incertaine, comme sautillante. Les doigts, la main et l'avant-bras étaient agités par des trémulations qui rendaient les mouvements de préhension tout à fait incohérents, et empêchaient la malade de saisir les objets du premier coup.

Mlle X. fut menée à la campagne, placée dans un milieu hygiénique irréprochable et soumise à une médication dont les composés de fer, d'arsénic et de quinquina constituaient la base. Au bout de quatre mois, la chlorose et la chorée disparurent ensemble. Leur amélioration et leur guérison furent si bien parallèles, que personne ne douta de l'étroite dépendance où elles étaient, l'une vis-à-vis de l'autre. Pendant un an, la santé de Mlle X. n'inspira plus aucune inquiétude. La menstruation fut régulière. Tout à coup, par la faute d'une vive contrariété, la même succession de phénomènes chlorotiques et choréiques se reproduisit, en moins de quinze jours. Cette fois, comme l'état moral n'était plus aussi bon qu'autrefois, ni le séjour à la campagne, ni les recherches du confort le plus exquis, ni les préparations martiales les mieux assorties ne purent vaincre la double incarnation du mal. Finalement, les médecins traitants, à bout de ressources, conseillèrent une cure à Spa, où la jeune personne fut remise entre nos mains.

Les débuts du traitement furent extrêmement laborieux, tant à cause de l'indocilité de la malade que de l'intolérance de l'estomac. Il fallut louvoyer, essayer plusieurs sources, avant d'obtenir l'accoutumance. Le traitement externe nécessita les mêmes tâtonnements.

Les procédés hydrothérapiques, tour à tour mis en œuvre, furent la douche chaude terminée par une légère pluie froide, la douche écossaise, la douche alternante, plus tard la douche froide en pluie et en jet : toutes furent administrées très courtes et avec de basses pressions. Tous les deux jours, nous injections, sous la peau, 3 à 6 gouttes de teinture arsénicale de Fowler. Dans son appartement, la malade se livrait à des exercices rhythmés de gymnastique suédoise.

Moyennant beaucoup de douceur, de diplomatie et de patience, Mlle X. se soumit à nos prescriptions pendant deux mois entiers. Le succès fut complet.

Au mois de septembre 1877, Mlle X. nous quittait, gaie et bien portante. Plus d'apparence de chorée. Toutes les fonctions s'accomplissaient bien. Les règles avaient fait leur réapparition. Seul, un restant de coloration jaune de la face témoignait de la gravité de l'altération globulaire que le sang avait subie. Des renseignements ultérieurs nous ont appris que la guérison a été définitive. Mlle X. s'est mariée; elle est devenue mère, sans nouvel incident.

II. *Goïtre exophthalmique.* — Mme de K., née Mlle d'A. de nationalité russe, habitant Moscou, est âgée de 23 ans, d'une constitution délicate, d'un tempérament nerveux. Elle a été atteinte de chlorose, peu après la manifestation de la puberté, qui a été tardive. Elle a fait alors, à Franzensbad, une première cure qui a donné le plus brillant résultat. Deux ans après, récidive de la chlorose, au sortir d'un hiver rigoureux, pendant lequel Mlle d'A. avait usé des plaisirs mondains plus que ne le comportaient ses forces physiques.

Nouvelle cure à Franzensbad, couronnée par le même succès. A l'âge de 22 ans, Mlle d'A. se maria; elle devint enceinte très vite, mais malheureusement la grossesse fut interrompue, à quatre mois, par une fausse couche qui se compliqua d'un perte assez abondante. Cette hémorragie, jointe au dépit amer causé par la disparition de ses plus chères espérances, replongea Mme de K. dans un état chloro-anémique plus profond que jamais. L'hypertrophie de la glande thyroïde, qui avait été observée lors de la seconde rechute et qui n'avait plus cédé tout à fait aux remèdes dirigés contre elle, prit un développement rapide. Le goître devint très volumineux; il était soulevé, au devant du cou, par les battements tumultueux des artères. La malade fut torturée par des palpitations de cœur d'une violence inouïe qui, jour et nuit, ne lui laissaient ni trêve ni répit, et qui allaient parfois jusqu'à se terminer par des évanouissements. Enfin, l'entourage de Mme de K. vit, non sans étonnement, que ses yeux commençaient peu à peu à faire saillie au dehors des cavités orbitaires, ce qui donnait à sa physionomie l'expression la plus étrange d'égarement et de stupeur.

La triade symptomatologique de la maladie de Basedow était complète.

Le caractère de la pauvre malade devint sombre et

irritable, et elle tomba dans une mélancolie taciturne. La mère de Mme de K., qui avait également souffert de chlorose, dans sa jeunesse, et qui avait été rétablie après plusieurs cures successives à Spa, nous amena sa fille par reconnaissance pour nos eaux.

Elle avait été minutieusement examinée par le professeur Friedreich, de Heidelberg, qui était tombé d'accord avec les médecins de Moscou sur le diagnostic, sur l'absence de toute lésion organique du cœur et sur l'opportunité et même l'urgence d'une cure ferrugineuse. Nous fîmes les mêmes constatations que notre célèbre confrère de Heidelberg, et, de plus, nous fûmes frappé du délabrement des voies digestives.

L'appétit était nul; les digestions étaient on ne peut plus pénibles et entravées par un ballonnement immédiat du ventre, qui précipitait les contractions déjà si accélérées du cœur. Aussi, Mme de K. ne consentait-elle, qu'avec beaucoup de difficulté, à prendre une minime quantité de nourriture.

Le traitement fut hérissé de péripéties sans cesse renaissantes, à cause de la faiblesse et de l'apathie de la malade. Nous fûmes dans l'obligation de changer plusieurs fois de source, en nous modelant sur les caprices de l'estomac.

Le traitement externe dut se borner au bain, composé d'un tiers d'eau minérale et de deux tiers d'eau douce.

L'hydrothérapie fut laissée complètement de côté, de peur de surexciter davantage l'irritabilité, déjà si prononcée, du cœur et de produire des fluxions actives vers le cerveau et les poumons. Quant aux palpitations, la malade fut soulagée par l'application que nous lui conseillâmes de faire en permanence, le soir, deux ou trois heures durant, sur la région du cœur, de compresses pliées en huit doubles et trempées dans de l'eau très froide, à 10° centigrades.

Le premier résultat acquis fut le retour de l'appétit, après une vingtaine de jours d'emploi des eaux; les digestions se régularisèrent ensuite, ainsi que le rhythme du cœur. Dans le courant du second mois, le cœur se calma entièrement, et les symptômes chloro-anémiques cédèrént, les uns après les autres.

Au moment de son départ (3 septembre 1878), Mme de K. avait encore les yeux légèrement proéminants; la tumeur thyroïdienne s'était fondue de moitié. De Spa, Mme de K. se rendit à Biarritz, où elle se fixa les mois de septembre et octobre, mais sans se baigner dans la mer. L'hiver, elle le passa en Italie et ne rentra en Russie que pour l'été 1879. Elle séjourna, en partie, à la campagne et en partie dans une petite station du Caucase, où l'on exploite des sources ferrugineuses. Cette cure complémentaire acheva sa guérison. Seule, la glande thyroïde conserva des dimensions un peu supérieures à celles de la normale.

CHAPITRE XI.

DE LA GASTRALGIE ET DE LA DYSPEPSIE.

La gastralgie est un symptôme qui ne manque presque
jamais de surgir dans l'une ou l'autre des phases d'évolution de l'anémie et de la chlorose. Elle a des degrés
progressifs, depuis la sensation vague et indescriptible de
pression et d'endolorissement à l'épigastre, qui fait le
tourment de tous ceux qui ont le malheur d'avoir la
conscience de la situation topographique de leur estomac.
au moment de la digestion, jusqu'à l'horrible crampe
avec ses déchirements affreux et son sentiment d'angoisse, de défaillance et de constriction insupportables.

La gastralgie, semblable en cela aux autres névralgies
des anémiques, résulte de la surexcitation des nerfs de
l'estomac par un sang déglobulisé. Mais la douleur, dite
gastralgique, n'a pas toujours son siége dans les réseaux
nerveux qui enlacent les parois stomacales; dans bien
des cas, que l'on confondrait avec les précédents, si on
se contentait de la description faite par les malades eux-
mêmes, la douleur, au lieu d'être interne, suit, extérieu-
rement, le parcours d'un ou de deux nerfs intercostaux,
dont les filaments s'étalent en éventail sur la région épigastrique. En y regardant de près, on découvre alors,
le long de la colonne vertébrale, un ou plusieurs points
très sensibles sur une ou plusieurs vertèbres et on peut,
de là, dessiner comme un sillon douloureux qui con-

tourne les côtes et finit sous leur rebord antérieur, juste
à la place de l'estomac. D'autres fois, l'endolorissement
est produit par la fatigue musculaire douloureuse des
muscles abdominaux, qui passent au devant de l'estomac ;
en appuyant alors superficiellement sur l'épigastre, on
augmente immédiatement le mal qui, du reste, s'exaspère aussi par la station verticale et par toute autre
cause qui distend les faisceaux des muscles abdominaux,
comme, par exemple, la réplétion de l'estomac, qui dilate et pousse en avant les parois du ventre.

Si, chaque fois qu'un malade chloro-anémique se plaint
de gastralgie, on voulait s'imposer la besogne de recher-
cher attentivement quel est le siége exact de la douleur ;
si, pour résoudre cette question de pathogénie, on explo-
rait, à tour de rôle, les nerfs intercostaux, les muscles des
parois du ventre et l'estomac lui-même, on acquerrait,
bien vite, la certitude que la névralgie de ce dernier organe est le phénomène le plus rare. Cette précision du
diagnostic n'est pas une superfluité ; car, il y a des médecins qui, dans les gastralgies chloro-anémiques, ont peur
d'administrer le fer et ses préparations, ou qui se font
un scrupule d'envoyer leurs malades à nos eaux ferrugineuses, parce qu'ils craignent leur action excitante sur
les nerfs déjà surexcités de l'estomac. Ils s'attardent à
vouloir enlever cette névralgie, avant de passer au traitement martial ; mais, comme ils s'en prennent à l'effet en
négligeant la cause, leurs tentatives doivent nécessairement être infructueuses, et, entre temps, l'anémie de
leurs clients a toute latitude pour s'ancrer à son aise
dans l'économie.

Hâtons-nous d'ajouter que les cliniciens les plus célèbres conseillent de ne pas suivre ces errements. Ainsi

Niemeyer, dans son *Traité de Pathologie interne*, s'exprime comme suit : « c'est commettre une erreur grave,
» dans le traitement de la chlorose, que de vouloir atten-
» dre, pour administrer les préparations ferrugineuses,
» que l'estomac ait été préparé, que les phénomènes de
» dyspepsie et les accès gastralgiques aient disparu.
» La dyspepsie et la cardialgie des chlorotiques cèdent,
» le plus rapidement, sous l'influence du remède qui
» améliore la composition du sang. Les cures ferru-
» gineuses ont une influence très favorable sur cette
» maladie. »

Le professeur Jaccoud, de Paris, abonde dans le même
sens. Dans son *Traité de Pathologie interne*, nous lisons
les lignes suivantes : « On dit que la gastralgie, liée à la
» chloro-anémie, ne doit pas être d'emblée attaquée par
» les ferrugineux. C'est une opinion que je ne partage
» pas. L'irritabilité de l'estomac n'est pas accrue par les
» préparations du fer. Toutes les fois que la chose est
» possible, le traitement par les eaux naturelles mérite
» la préférence : les stations de Spa, Pyrmont, Schwal-
» bach, Saint-Moritz, ont, à cet égard, une célébrité légi-
» time. »

En présence d'autorités pareilles, il n'y a pas à ter-
giverser, ni à douter que les eaux martiales ne soient
formellement indiquées dans les gastralgies chloro-anémiques.

Les personnes, à qui leur position de fortune accorde
la liberté de se transporter dans une station d'eaux ferrugineuses, comme la nôtre, se rétabliront bien plus vite
que si elles étaient traitées, à domicile, par les composés
de fer les plus perfectionnés de la pharmacie. Non-
seulement nos eaux possèdent le fer sous une forme chi-

mique plus inoffensive pour l'estomac que celle de toute autre préparation artificielle, pilules, sirop, élixir, vin; etc., mais encore, nous sommes munis d'une série de moyens balnéaires et hydrothérapiques, dont l'appoint abrége beaucoup la durée du traitement. En effet, lorsque, par un examen consciencieux, on s'est assuré que la gastralgie relève, soit d'une névralgie intercostale, soit d'une fatigue douloureuse des muscles abdominaux qui s'insèrent sur le rebord des fausses côtes, vis-à-vis de l'estomac, l'hydrothérapie nous donne la faculté de soulager les malades, bien avant l'heure où le sang sera reconstitué et où la cause du mal sera ainsi foncièrement extirpée.

Dans ce but, nous choisissons la douche chaude, mobile, en arrosoir ou, mieux, la douche écossaise du même modèle, que nous faisons diriger de loin, pour éviter tout choc, sur le creux épigastrique, sur la colonne vertébrale et sur les côtes dont les nerfs sont entrepris.

Existe-t-il, en outre, une véritable névralgie des plexus nerveux des parois stomacales elles-mêmes, ce qui survient dans les cas les plus graves et les plus opiniâtres, nous faisons toujours administrer, dans la journée, ces douches analgésiques. Mais comme, chez un grand nombre de malades, cela ne suffirait pas pour dompter la douleur jusqu'au lendemain, nous appelons à notre secours un autre expédient hydrothérapique, dont nous ne saurions trop nous louer: c'est le maillot humide partiel. Voici son mode d'application : le soir, en se mettant au lit, les malades prennent une serviette qu'ils plient en deux ou en quatre; ils la trempent dans de l'eau froide, la tordent de façon à exprimer le liquide en excès et puis l'étendent sur la région de l'estomac. Ils recouvrent cette compresse humide d'une toile imperméable, puis d'un tissu de laine et, finalement, d'un bandage de corps. Le linge mouillé s'échauffe au contact de la peau et, comme le calorique est emprisonné, il se produitun bain de vapeur local, dont l'effet sédatif est presque immanquable, et surprend agréablement les malades qui l'essayent pour la première fois.

Le mot de dyspepsie, pris dans son acception la plus large, désigne le ralentissement et tous les autres troubles, plus ou moins marqués, de la digestion gastrique. La dyspepsie, associée à un certain degré d'inappétence, est la compagne inséparable de la chlorose et de l'anémie; en effet, dans ces deux états morbides, l'absence d'appétit et la difficulté de la digestion résultent fatalement de la pauvreté du sang. Privé d'une bonne partie de ses globules, il ne peut plus pourvoir à la nutrition normale et régulière du système nerveux, qui préside aux actes physico-chimiques qui se déroulent dans les voies digestives.

Les nerfs de la sensibilité sont blessés, en premier lieu, par ce sang appauvri, et leur irritabilité accrue se révèle par les symptômes gastralgiques. Ceux qui font naître la sensation de la faim, trop peu incités, s'épuisent prématurément et le goût pour les aliments s'émousse, ou bien est dépravé. Ceux qui commandent aux mouvements des parois de l'estomac, succombent au même épuisement; le mélange du bol alimentaire avec le suc gastrique, destiné à le dissoudre, est donc lent et imparfait; les aliments séjournent trop longtemps dans l'estomac et y sont soumis à une élaboration vicieuse, ou à une décomposition partielle. Enfin, le suc gastrique, qui doit être sécrété à l'aide des éléments du sang, diminue en quantité et en qualité, proportionnellement à l'appauvrissement du liquide nourricier lui-même.

La dyspepsie chloro-anémique est indépendante, comme on le voit, de toute lésion matérielle de l'estomac; celui-ci conserve sa structure physiologique; s'il ne fonctionne que peu ou point du tout, c'est uniquement parce que les éléments de sécrétion ne lui sont pas présentés dans les proportions voulues, et parce que l'impulsion motrice n'est pas communiquée, comme il le faudrait, à sa tunique musculeuse.

Dans les dyspepsies d'un autre genre, dans celles qui ne sont que l'expression symptomatologique d'une irritation sub-inflammatoire, qui a provoqué, à la longue, un catarrhe chronique de l'estomac, les choses changent tout à fait de face. L'appétit et les facultés digestives faiblissent, petit à petit, parce qu'il s'est produit des modifications organiques, incompatibles avec le jeu fonctionnel de l'organe. Sa membrane muqueuse est envahie par une congestion chronique qui lui donne une teinte ardoisée; ses vaisseaux sont plus volumineux, variqueux, et sans ressort; le tissu conjonctif, qui les entoure, s'indure, comprime et aplatit les glandes à pepsine; celles-ci ne sécrètent plus qu'une minime quantité de suc gastrique, tandis que les follicules mucipares, plus mobiles et qui peuvent se soustraire à la compression, continuent à fabriquer une masse de mucus collant, inerte, qui adhère à la muqueuse et empêche l'imprégnation du bol alimentaire par le peu de suc gastrique, qui suinte par les orifices des glandules à pepsine.

Les causes les plus ordinaires des dyspepsies catar-

rhales sont : 1° toutes les irritations portées directement
sur la muqueuse stomacale, soit par les aliments pris en
trop grande abondance, soit par une nourriture plus modérée, mais de mauvaise qualité et difficile à digérer,
soit par des corps irritants, comme l'alcool et les épices ;
2° les stases sanguines dans les vaisseaux de la muqueuse
gastrique, déterminées par des obstacles opposés au libre
écoulement du sang vers les cavités droites du cœur. Ces
obstacles sont : toutes les maladies du foie qui donnent
lieu à une compression de la veine-porte et de ses ramifications, au nombre desquelles se trouvent les veines
gastriques ; toutes les maladies du cœur, du poumon et
de la plèvre qui, entraînant une accumulation de sang
dans le cœur droit, ne permettent pas aux veines caves
de se vider et s'opposent, par conséquent, au départ du
sang renfermé dans le foie et dans l'estomac ; 3° le cancer
et toutes les dégénérescences du ventricule.

Il y a, entre ces deux variétés de dyspepsies, des différences fondamentales, qui se reflètent sur le tableau
des phénomènes que les malades offrent aux yeux de l'ob-
servateur.

Dans la dyspepsie chloro-anémique, la langue est d'un
rose pâle, comme badigeonnée d'un vernis blanchâtre ; il
n'y a pas de mauvais goût dans la bouche ; il existe plutôt
une profonde indifférence qu'une aversion pour la nourriture. Les digestions sont paresseuses, souvent douloureuses, parfois même troublées, mais elles finissent toujours par s'accomplir.

Dans les autres espèces de dyspepsies, la langue est
pâteuse, recouverte d'un enduit blanc ou jaunâtre, plus
ou moins épais ; ses papilles sont érigées et tuméfiées,
elle garde, tout autour d'elle, l'empreinte des dents. Le

goût est dépravé par l'amertume, la fadeur ou l'acidité des liquides buccaux. Il existe, pour tous les aliments, ou du moins pour une catégorie d'entre eux, une répugnance tellement accentuée que le cœur se soulève, rien qu'à les voir. Les digestions sont toujours laborieuses et incomplètes, quelquefois nulles ; l'estomac transmet à l'intestin des matières qui y font office de corps étrangers et y suscitent des désordres concomitants. La nutrition générale est vite compromise et, souvent, la déchéance de tout l'organisme en est la suite.

Nous ne voulons pas approfondir davantage ce diagnostic différentiel ; le peu que nous en avons dit, doit suffire pour en faire ressortir et comprendre toute l'importance, au point de vue du traitement.

La dyspepsie chloro-anémique se prête admirablement à la cure ferrugineuse, parce que l'eau minérale, introduite dans l'estomac, trouve, devant elle, les voies ouvertes à l'absorption. Tout en stimulant, sur son passage les nerfs et la tunique musculaire, elle pénètre vite dans le torrent circulatoire, où elle exerce son action revivifiante sur les globules sanguins et sur les tissus qui les engendrent. Versée, au contraire, dans un estomac en proie au catarrhe chronique, elle est arrêtée, parce que la couche de mucus, qui englue la muqueuse, ne se laisse imbiber et traverser qu'avec peine et parce que les vaisseaux, passivement dilatés, ont perdu leur pouvoir absorbant. Elle ne passe pas, comme on dit ; elle pèse lourdement et longtemps, augmente le malaise des malades et leur enlève le peu d'appétit qu'ils ont encore. Dans ces cas, les dyspepsiques se trouvent infiniment mieux d'autres sources que les nôtres, des bicarbonatées-sodiques, ou des chlorurées-sodiques, par exemple, dont les eaux, généralement chaudes, ont la propriété de dissoudre les mucosités qui couvrent la surface de la muqueuse stomacale et de dissiper son engorgement vasculaire chronique.

Comme conclusion pratique, nous posons en précepte : que nos eaux ferrugineuses, si promptement salutaires et si aisément acceptées dans les dyspepsies chloro-anémiques, sont formellement contre-indiquées dans les dyspepsies symptomatiques de catarrhes chroniques, inflammatoires ou mécaniques, de l'estomac. Dans les cas douteux, avant de prendre un parti décisif et de faire commencer notre cure martiale, il ne faut jamais se fier aux apparences seules, quelles que soient la pâleur du malade et sa faiblesse : on doit procéder à l'exploration directe de tous les organes, dont les troubles, ou les déformations organiques, peuvent fomenter les dyspepsies.

L'exactitude et la rigueur de ce diagnostic différentiel sont les conditions *sine quâ non* de la réussite de la cure.

DES ANÉMIES.

CHAPITRE I.

I. DES ANÉMIES RESPIRATOIRES.

Les anémies respiratoires sont partagées en plusieurs catégories, d'après leur origine :

1° Les anémies par séjour dans un air confiné ;

2° Les anémies par la respiration d'une atmosphère viciée ;

3° Les anémies prefessionnelles, dues à l'inhalation de vapeurs insalubres.

Dans notre chapitre consacré à l'altitude et au climat de Spa, nous sommes entré dans des considérations détaillées sur la genèse de ces sortes d'anémies. Nos lecteurs se souviennent que nous avons fait dériver leur cause véritable de la présence d'un excès d'acide carbonique dans le sang. Cette rétention d'un gaz impropre à la vie s'oppose à l'entrée et à l'utilisation de l'oxygène atmosphérique; de sorte que l'homme, dont le sang n'est pas encore altéré dans sa composition élémentaire, se trouve néanmoins dans les mêmes conditions morbides que l'anémique proprement dit, parce que l'oxygène qui

circule, chez lui, avec le liquide nourricier, est en déficit.
Il possède encore le chiffre voulu de globules rouges,
mais ceux-ci ne sont plus chargés de la dose exigible de
gaz oxygène. Or, il n'y a que l'oxygène seul qui ait le don
d'activer tous nos organes ; les globules, pris à part,
n'ont pas le moindre pouvoir vivifiant, dès qu'ils ne sont
pas associés avec l'oxygène. Une preuve péremptoire,
c'est que les globules du sang veineux sont les mêmes
que ceux du sang artériel, et cependant ils sont inaptes
à entretenir le fonctionnement de la vie ; injectés dans la
veine d'un membre qui est sur le point de tomber en gan-
grène, par suite de l'interruption de la circulation arté-
rielle, ils ne lui rendent pas la vie ni la chaleur, mais ils
semblent plutôt accélérer sa désorganisation.

Lorsque cette anomalie de l'échange gazeux dans les
poumons continue pendant un laps de temps indéterminé,
toutes les fonctions végétent, faute d'être animées suffisamment, en l'absence d'un volume convenable d'oxygène. L'estomac s'en ressent le premier : l'appétit se perd,
les digestions deviennent laborieuses, des sucs digestifs
mal élaborés pénètrent dans le sang. D'autre part, les
organes, qui créent les rudiments des globules sanguins,
laissent tomber leur production à un minimum incompatible avec la restauration physiologique du sang.

C'est par cette filiation de phénomènes, que se constitue
l'anémie globulaire, comme suite de la respiration d'un
air trop peu renouvelé.

Ces circonstances physiques, si défavorables, se rencontrent principalement dans les centres populeux, dont
la plupart des habitants, les uns par nécessité de position
sociale, les autres par goût et pour la satisfaction de
leurs plaisirs mondains, passent une trop grande partie

de leur existence dans les espaces parcimonieusement mesurés des ateliers, des bureaux, des magasins et comptoirs, des salles de fêtes, des théâtres, des lieux de réunions publiques, etc.

Il est bien exact que, dans les capitales modernes, le génie industriel a déblayé les quartiers insalubres, que de vastes rues et des boulevards plus vastes encore traversent la ville en tous sens ; mais, à mesure que les rues s'élargissaient, on n'a pas pu agrandir, en même temps, l'emplacement réservé aux constructions, de manière à fournir à tous les habitants un cubage d'air suffisant. Or, si les maisons ne répondent pas aux besoins de l'aération, si l'espace intérieur, qui est le milieu respiratoire le plus directement, le plus souvent utilisé, ne contient pas une bonne ration atmosphérique, l'hématose en subira nécessairement les conséquences. De là vient que l'anémie se perpétue, même dans les familles riches ; de là vient que, dans les grandes villes, il y a tant de tempéraments épuisés, tant d'individus décolorés, fatigués, anémiés.

Il arrive un moment où les citadins, condamnés à vivre, tout le long de l'année, dans de hautes et sombres maisons, succombent sous le poids d'une lassitude et d'un énervement, inexplicables pour eux. Il leur semble que l'air ne contente plus les besoins de leur respiration, que leur poitrine est comprimée et que les murs et les plafonds de leurs appartements pèsent sur eux, au point de les étouffer. Ils se sentent accablés par une anxiété mêlée d'un sentiment indéfinissable de tristesse et suivie bientôt d'anorexie et de troubles nerveux. Sans pouvoir s'en rendre compte, ils soupirent après leur délivrance et leur sortie hors des prisons de pierre qui les écrasent. Ils appellent de tous leurs vœux l'instant où, comme ils le disent eux-mêmes, ils pourront aller se refaire à la campagne, entreprendre un voyage, respirer à pleins poumons l'air des montagnes.

N'est-il pas remarquable combien, dans cette occurrence, le dicton populaire, si banal et si rabattu « changer d'air », concorde, à merveille, avec les inductions scientifiques relatives aux échanges gazeux de la respiration?

Les valétudinaires des grandes villes ne pourraient trouver nulle part, mieux qu'à Spa, l'objet de leurs rêves et de leurs aspirations : un air pur, léger et indemne de toute souillure. Il y a plus. Si déjà la décarburation incomplète de leur sang a produit un commencement d'aglobulie, nos eaux leur seront d'un précieux secours, en ranimant les fonctions digestives et l'hématose.

Tout ce que nous venons de dire, indubitable pour les hommes, est vrai, à fortiori, pour le sexe faible ; car les femmes se débattent, avec beaucoup plus de désavantage, contre les effets délétères du confinement et en sortent, presque immanquablement, chloro-anémiques.

Le site géographique, l'altitude et la latitude de Spa sont encore admirablement applicables au traitement d'une anémie respiratoire *sui generis*, dite anémie des pays chauds. Sans s'éloigner du continent européen, on relève ce genre d'anémie dans le midi de l'Espagne et de l'Italie. Souvent méconnue et confondue avec les maladies du foie, qui tiennent le haut du pavé dans ces contrées, elle se manifeste par les symptômes habituels de l'aglobulie (coloration pâle ou jaune terreuse de la peau, excitabilité nerveuse, vertiges, etc.) et, comme elle, cède au fer et à ses composés. Elle n'a pas d'autre cause que la température élevée de l'atmosphère qui enraye, d'une façon indirecte, l'exhalation du gaz acide carbonique. En effet, les basses températures activent la combustion du corps et, par conséquent, l'émission de l'acide carbonique; les températures élevées abaissent l'énergie des systèmes nerveux et musculaire. Les muscles deviennent paresseux et impropres à fournir un travail soutenu. Les premiers muscles, ainsi déprimés, sont ceux de la poitrine, ce qui fait que les mouvements respiratoires se ralentissent, sans, pour cela, devenir plus amples ni plus profonds. L'acide carbonique n'est plus expulsé qu'avec mollesse hors du sang; il s'y accumule et en défend l'entrée à l'oxygène. L'anémie est ainsi constituée.

La fraîcheur qui règne, en plein été, sur les hauteurs de nos montagnes est tout l'opposé des conditions climatériques qui énervent les habitants des pays méridionaux. Ils s'y retrempent, en même temps que la boisson de nos eaux ferrugineuses rend du ton à leur estomac, toujours délabré.

CHAPITRE II.

DES ANÉMIES HÉMORRHAGIQUES.

Ce qui représente le plus fidèlement à notre esprit l'anémie typique, c'est la situation d'un individu qui vient de subir une grande perte de sang : il est d'une pâleur mortelle, il éprouve des vertiges, des éblouissements, des tintouins d'oreille, il est en proie à une dyspnée pénible, son cœur bat convulsivement, ses extrémités sont glacées, ses forces anéanties. Cette angoisse n'est qu'éphémère. L'équilibre étant rompu entre le sang et les autres liquides dont le corps est imbibé, il s'exerce une endosmose active sur ces derniers, et la masse du sang tend à redevenir normale, tout en restant plus aqueuse. Mais, si la soustraction du sérum sanguin est promptement compensée, il n'en est pas de même pour les globules, dont la naissance et le développement sont moins rapides. Cependant, si l'hémorrhagie n'a pas été le symptôme d'une altération organique permanente et irréparable, et si les voies digestives fonctionnent comme à l'ordinaire, les globules eux-mêmes se reproduiront assez vite, et l'on est souvent fort surpris de voir que les dernières traces de l'anémie, consécutive à une hémorrhagie grave, sont effacées en très peu de temps. Les choses étant ainsi, il est clair qu'une alimentation saine et substantielle et une hygiène bien ordonnée, doivent, à elles

seules, parfaire la guérison ; point n'est besoin de médicaments ni d'eaux minérales.

Ce n'est que dans les cas, où l'appétit décline et où,
faute d'assimilation de principes nutritifs, la réparation
du sang reste stationnaire ou rétrograde, que l'intervention de nos eaux est clairement indiquée. Elles ravivent
alors et soutiennent, par leurs qualités apéritives, l'activité de l'estomac ; la digestion et l'absorption se raniment
et la convalescence progresse sans encombre. ·

Les plus communes de ces anémies hémorrhagiques
sont celles qui suivent les pertes avant, pendant ou après
la parturition ; celles qui succèdent aux hémorrhagies
traumatiques et celles qui se manifestent chez les femmes,
à l'âge critique, lorsque les règles, avant de disparaître
définitivement, reviennent deux ou trois fois par mois.
Dans tous ces cas, l'anémie est pure et facilement curable, parce que l'hémorrhagie qui l'a précédée n'est entée
sur aucune lésion organique. Personne ne doute que,
dans ces circonstances, les eaux et les bains ferrugineux
de Spa ne jouissent d'une souveraine efficacité, et n'abrè-
gent de beaucoup le cours de la convalescence.

§ I.

DE L'ANÉMIE PAR SUITE DE FLUX HÉMORRHOIDAL EXAGÉRÉ.

Pour le public et pour beaucoup de médecins, les pertes
sanguines, dues à des hémorrhoïdes fluentes, forment
comme une soupape de sûreté, comme une voie naturelle
de dégagement du système veineux abdominal, et préser-

vent les malades des accidents congestifs vers la tête, notamment de l'apoplexie cérébrale.

Sans nier que les choses se passent ainsi chez les individus, beaucoup plus clairsemés qu'on ne pense, qui ont un tempérament sanguin, nous pouvons affirmer que, chez une infinité d'autres sujets, les hémorrhoïdes sont loin d'être un bienfait de la nature médicatrice.

Cela peut se vérifier à souhait dans les grandes villes. Les femmes d'un certain âge, surtout dans la classe riche, par leur genre de vie sédentaire et leur régime trop succulent, sont très souvent affectées d'une constipation opiniâtre, avec difficulté de digérer, distension de l'intestin par les gaz et soulèvement des parois abdominales ; ces phénomènes dépendent de la gêne mécanique, que de nombreux bourrelets hémorrhoïdaux opposent à l'expulsion des selles. Si ces tumeurs, qui sont formées, comme on sait, par les varices des veines de l'intestin rectum, se rompent par les efforts de défécation et sous la pression des matières stercorales endurcies, il en résulte des pertes de sang, coup sur coup. Comme les malades sont tourmentées par de la lourdeur de tête, par des bouffées de chaleur, par une pesanteur de tous les membres, cette hémorrhagie les soulage momentanément ; voilà pourquoi, malades et médecins sont enclins à respecter, et même à favoriser, l'action de ce soi-disant émonctoire.

Si ces transsudations sanguines se répètent à de trop courts intervalles, les digestions se dérangent davantage, le ballonnement du ventre augmente ; il s'y joint des palpitations de cœur, des étourdissements, des vertiges, des migraines, des maux de nerfs, en un mot tous les signes de l'anémie. Malgré cela, pour peu que la figure conserve une teinte rouge plaquée, tenant à une dilatation paralytique des petits vaisseaux, on est tenté d'attribuer ces symptômes vertigineux et nervosiques à une pléthore tenace. Malades et médecins sont de nouveau d'accord, pour maintenir et même pour hâter l'écoulement des hémorrhoïdes, d'autant plus que, généralement, les femmes auxquelles nous faisons allusion sont à l'âge de retour, et que l'on appréhende, pour elles, des congestions cérébrales et l'apoplexie. Lorsque cette erreur de diagnostic se prolonge, les hémorrhoïdaires finissent par tomber dans l'anémie la plus profonde.

C'est contre cet état anémique, si intéressant à connaître mais si souvent jugé de travers, que nos eaux possèdent vraiment un pouvoir aussi distingué qu'infaillible, tant par leurs propriétés toniques, que par leurs qualités légèrement styptiques. On ne négligera jamais de leur adjoindre les bains de siège froids à eau courante, qui raffermissent les parois distendues et friables des vaisseaux hémorrhoïdaux. On pourra même faire l'essai de la douche rectale ascendante ; on procédera avec infiniment de circonspection et avec les tâtonnements qu'exige ce mode opératoire très énergique, mais qui, dans des mains maladroites, peut devenir fort dangereux. On tâchera que ces malades se livrent à un peu d'exercice corporel. On veillera à la liberté du ventre à l'aide de minoratifs, tels que la poudre de réglisse composée, qui donnent des selles molles et faciles à expulser à travers le sphincter anal. On prescrira quelques pilules de noix vomique, pour combattre l'atonie des fibres musculaires lisses de l'intestin.

La cure par les eaux ferrugineuses acidules doit être résolument interdite aux personnes d'une constitution très irritable, disposées à la pléthore, chez lesquelles les hémorrhoïdes reposent sur un arrêt mécanique du sang dans les veines hémorrhoïdales, déterminé lui-même par des intumescences ou des tumeurs des organes abdominaux, par des vices du cœur, etc.

§ II.

DE L'ANÉMIE PAR SUITE DE SCORBUT OU DE PURPURA HÉMORRHAGIQUE.

Les écrivains des deux derniers siècles mentionnent souvent, dans leurs écrits sur Spa, la guérison de cas de scorbut grave par les eaux ferrugineuses ; quelques-uns d'entre eux citent même, à ce propos, des observations cliniques se rapportant à des gens riches et haut placés. Grâce aux progrès de l'hygiène publique et privée, le scorbut est devenu une maladie excessivement rare dans les classes pauvres et, on peut dire, tout à fait inconnue dans les sphères supérieures de la société.

Nous n'avons donc pas à nous en inquiéter.

Mais il y a une autre maladie, très proche voisine du scorbut, qui, sans être commune, se rencontre néanmoins, de temps à autre, dans la pratique médicale : c'est le purpura hémorrhagique ou maladie pourprée. Elle atteint souvent des individus qui vivent dans de mauvaises conditions hygiéniques et qui ont une nutrition défectueuse ; mais elle apparaît chez d'autres sujets, robustes et bien constitués, dont les conditions de vie sont absolument bonnes, et chez lesquels rien ne peut faire soupçonner une anomalie dans la crase du sang.

Après quelques jours d'embarras gastrique fébrile avec

une grande courbature de tout le corps, la peau du tronc et des membres se couvre de plaques en relief, semblables à celles qui succèdent à l'urtication; leur sommet est occupé par des taches d'un rouge éclatant, qui ne tardent pas à prendre une teinte pourpre ou livide. Lorsqu'elles sont au déclin de leur évolution, leur couleur se modifie encore, elles deviennent brunes ou jaunâtres; or, comme il se fait plusieurs éruptions successives, la peau du malade présente, ordinairement, un bariolage de toutes ces nuances à la fois. Sur les muqueuses visibles, dans la bouche et dans le pharynx, on remarque également des élevures ecchymotiques. A ces symptômes viennent parfois se joindre des hémorrhagies multiples par les gencives, le nez, l'estomac, l'intestin et les bronches.

Le purpura produit, dans l'économie, des modifications longtemps persistantes et plonge les malades dans une anémie intense, qui guérit d'autant plus laborieusement que, longtemps après la période d'acuité, il se fait encore des poussées hémorrhagipares vers les muqueuses et la surface cutanée. Ils ne se remettent qu'avec une extrême lenteur et conservent, après la guérison, une grande tendance aux récidives.

Certes, le purpura grave n'est pas une maladie qu'il nous est donné de traiter très souvent aux eaux de Spa; toutefois, nous nous rappelons avoir donné nos soins, il y a trois ans, à un jeune homme d'une vingtaine d'années, qui était affligé, depuis dix-huit mois, d'un purpura à répétition, dont les rechutes l'avaient profondément anémié. En six semaines de temps, la cure martiale interne, secondée par les douches froides en pluie et en cercle, lui procura un rétablissement complet, qui ne s'est plus démenti depuis lors.

Nous ne saurions trop engager nos confrères étrangers à nous confier des malades de ce genre. Nos eaux, prises en boisson, lutteront, avec le plus grand avantage, contre l'anémie existante et arrêteront ses progrès ultérieurs, qui pourraient devenir menaçants pour la vie. Les applications hydrothérapiques froides ranimeront les téguments périphériques et tonifieront leurs réseaux capillaires, d'où sortent les épanchements sanguins ; car nous savons que, dans le purpura, la disposition hémorrhagique résulte d'une fragilité anormale des capillaires de la peau. Il s'en suit que ces petits vaisseaux ne peuvent plus résister à la pression du sang ; ils se rompent sur certains points, et leur rupture est suivie d'une effusion de sang, qui produit la tache caractéristique.

CHAPITRE III.

DES ANÉMIES SÉCRÉTOIRES OU EXCRÉTOIRES.

Le sang, au lieu de se perdre directement, en s'écoulant
tout droit hors de ses vaisseaux, peut s'appauvrir, sans
hémorrhagie préalable, par la dépréciation individuelle ou
collective de ses divers éléments, causée par le jeu simplement exagéré ou pathologiquement dévié d'un ou de
plusieurs organes.

Le sang, humeur essentiellement constituante, renferme, en effet, soit à l'état de germe, soit à l'état parfait, tous les principes destinés à être élaborés par les
glandes et les tissus. Il éprouve, par conséquent, une
usure incessante qui est facilement réparée, tant qu'elle
ne dépasse pas certaines bornes; au-delà, les emprunts
qu'on lui fait ne sont plus couverts à temps, et l'anémie,
comprise dans sa signification la plus large, existe de
fait.

Tous les liquides de notre corps, autres que le sang,
sortent de lui comme d'une source-mère, qu'ils soient
excrétés comme l'urine, transsudés comme la sueur,
exsudés comme les épanchements hydropiques qui se
font dans les grandes cavités viscérales, ou, enfin, sécré-
tés comme la bile, le suc gastrique, le lait, etc. La perte
de ces liquides, lorsqu'elle devient excessive, impres-
sionne d'autant plus fortement et dégrade d'autant plus
vite l'économie vivante, qu'ils comprennent plus d'élé-

ments occupant un rang élevé dans la nutrition, dans la constitution des tissus, ou dans la composition physiologique du sang lui-même. Or, les éléments les plus nobles en organisation sont ceux qui ont la forme cellulaire ou globulaire, parce qu'ils sont les plus lents à croître et à acquérir leur aspect définitif, et parce qu'ils sont les plus difficiles à remplacer. Aussi, l'importance de la perte d'un liquide, chez l'homme, doit-elle s'estimer d'après sa contenance en matières azotées et en corpuscules figurés. C'est à la lueur de cette donnée physiologique, que nous devons peser la gravité et la curabilité des anémies sécrétoires et excrétoires.

§ I.

DE L'ANÉMIE PAR SUITE DE LA LACTATION OU DE GROSSESSES TROP FRÉQUENTES.

Le lait de la femme est composé de corpuscules graisseux, de sucre et de matières albuminoïdes, entre autres la caséine. Parmi ces substances, les deux premières n'ont aucune peine à se reformer par un régime substantiel, et peuvent être dépensées sans qu'une atteinte directe soit portée à l'économie. Il n'en est pas de même de la caséine, dont la déperdition ne peut pas se faire impunément. C'est pourquoi la lactation ordinaire, et, plus encore, l'allaitement prolongé, sont si préjudiciables à tant de jeunes femmes, à qui l'amour maternel fait oublier leur faiblesse et mépriser les dangers qu'elles affrontent, en voulant allaiter, quand même, leurs enfants. Qu'on veuille bien ne pas s'exagérer la portée de nos paroles. Nous ne parlons pas ici des mères en général, et, surtout, nous n'entendons pas excuser l'oubli d'un devoir sacré, dont se rendent coupables les jeunes mères, robustes et pleines de santé, qui négligent de nourrir leurs enfants, par coquetterie ou pour l'un ou l'autre motif plus ou moins plausible.

Nos raisonnements, dans ce chapitre, concernent uniquement ce groupe, déjà trop nombreux, de femmes chétives, à qui la nature semble avoir refusé la douce prérogative de sustenter, de leur sein, l'être chéri qu'elles viennent de mettre au monde. Par suite de leur débilité congénitale ou acquise, elles ont franchi avec difficulté les différentes étapes de la grossesse, qui souvent a été très pénible et parsemée d'indispositions sans nombre, sur lesquelles la chloro-anémie, inséparable de la gravidité, a imprimé son cachet spécial d'abattement et de nervosité. Le choc de l'accouchement, l'hémorrhagie qui l'accompagne, la commotion nerveuse qu'amènent les douleurs de l'enfantement, tout cela s'est ligué pour les épuiser.

Puis est arrivée la période post-puerpérale qui, elle aussi, a fait subir au sang de l'accouchée de continuelles déperditions. La matrice, qui avait pris un développement extraordinaire, commence une métamorphose régressive qui doit la ramener à son volume primitif; dans sa cavité existe une vaste plaie suppurante qui élimine, avec les débris du placenta, les éléments désormais superflus de sa propre masse charnue hypertrophiée.

Voyez quel énorme drainage s'opère là, au détriment des liquides vivants d'une femme délicate, au grand dommage de son sang, qui n'est pas à même de subvenir à toutes ces dépenses. Aussi, quand ses seins s'engorgent.

au lieu de sécréter un lait sain, également bien pourvu dans toutes ses parties constituantes, ils ne laissent suinter qu'un liquide lactescent, qui n'a du lait que le nom et les apparences trompeuses. Le nourrisson qui l'aspire dérobe les dernières forces à sa mère, sans s'infuser la vie à lui-même.

Prenons maintenant le cas où la femme a le fond de bonne santé, nécessaire pour présider à l'accomplissement de la mission sainte à laquelle le Créateur l'a destinée. Supposons de plus que la gravidité, la parturition et la délivrance se passent heureusement, et sans laisser de maladie à leur suite. Il n'en est pas moins vrai que, si les grossesses se succèdent à de trop courtes distances, si elles empiètent, pour ainsi dire, les unes sur les autres, elles sont capables de ruiner les tempéraments les plus vigoureux. Ainsi surmenée, la femme devient forcément anémique, parce que, d'une grossesse à la suivante, elle n'a pas assez de répit pour consolider son organisme ébranlé et pour se refaire un sang nouveau, à la place de celui que des spoliations non interrompues ont dépouillé de ses principes les plus essentiels.

Quel contraste entre cette victime de la maternité et la jeune fille d'autrefois, rose et fraîche, dont la santé débordante semblait narguer la maladie ! Maintenant ses traits sont blêmes, ses yeux sont tirés, sa démarche est chancelante, son corps tout entier est amaigri. Son sein, à moitié tari, ne livre à son nourrisson qu'une liqueur aqueuse, aussi riche en eau que pauvre en matières vraiment nutritives ; cet aliment malsain produit, chez le nouveau-né, une lente inanition, des diarrhées incoërcibles, des ramollissements de la muqueuse de l'estomac et

de l'intestin, des vomissements, bref tous les symptômes
du choléra infantile, qui l'emporte, après l'avoir réduit à
l'état de squelette.

Les malheureuses femmes, qui succombent ainsi sous
le faix des devoirs et des charges épuisantes de la maternité, trouveront, chez nous, des correctifs hygiéniques et
thérapeutiques, qui les remettront sur pied en fort peu
de temps. Il n'y a pas d'anémie où nos eaux et nos bains
ferrugineux soient aussi salutaires, que dans celle qui se
montre à la suite d'une lactation inopportune ou de grossesses trop répétées. Après une cure de quatre à six semaines, en moyenne, les malades sont transformées du
tout au tout. L'incarnat de la santé refleurit sur leurs
visages; elles ont repris de l'embonpoint et de l'animation; leur caractère, qui s'aigrissait et tournait à la mi-
santhropie, a regagné toutes les qualités aimables qui
l'ornaient auparavant.

§ II.

DE L'ANÉMIE PAR SUITE DE CATARRHE
PULMONAIRE CHRONIQUE.

DE LA BRONCHITE CHRONIQUE.

Les anciens auteurs qui ont vanté, dans leurs ouvrages, les propriétés des eaux de Spa contre les maladies
de la poitrine, ne faisaient pas de distinction entre le catarrhe ou bronchite chronique et la phthisie pulmonaire,
parce que les moyens d'investigation que nous avons aujourd'hui, l'auscultation et la percussion, étaient alors

inconnus. Néanmoins, l'expérience des médecins célèbres
qui ont pratiqué à Spa, pendant des siècles, et les observations médicales qu'ils ont soigneusement récoltées et
publiées, ne doivent pas être considérées comme non avenues, à cause du manque de rigueur dans le diagnostic.

Il est vrai que nos prédécesseurs faisaient honneur de
la guérison des affections thoraciques à un principe sulfureux contenu, pensaient-ils, dans les eaux de la Géronstère.

L'analyse chimique a fait justice de ce prétendu composé sulfureux ; mais, à part cela, nous sommes d'accord
avec les vieux praticiens de Spa. Comme eux, nous avons
foi dans nos eaux pour le traitement, non pas de toutes
les maladies « qui font tousser et qui gênent la respiration, » comme on disait *in illo tempore*, mais pour celui
de quelques lésions pulmonaires, que nous avons soin de
spécifier avec la plus grande précision.

Nous traiterons plus loin de la phthisie. Occupons-nous
d'abord d'un genre de bronchite chronique, ou plutôt de
bronchorrée atonique, que nous allons décrire et qui est,
sans contredit, du ressort de notre médication thermale.

Les malades, qui en souffrent, sont tourmentés par une
toux très grasse ; ils expectorent, presque sans efforts,
des gorgées entières de crachats jaunes, muco-purulents ;
la gêne respiratoire est médiocre ; ils n'ont pas de fièvre
et l'appétit est assez bien conservé. Si la maladie est
ancienne, l'abondance des sécrétions bronchiques finit
par modifier désavantageusement la composition du sang,
et par précipiter les malades dans un état de véritable
anémie. Car le muco-pus qu'ils rejettent est formé par
une substance albuminoïde, connue sous le nom de mu-
cine, qui lui donne sa viscosité, et par beaucoup d'eau

tenant en suspension une multitude de corps cellulaires, globules muqueux et globules purulents, tous très peu distincts des globules blancs de la lymphe et du sang. Les chairs de ces malades deviennent flasques, leur peau est sèche, rude et comme écailleuse au toucher, leur appétit se détériore, leurs forces baissent et, par suite de leur faiblesse musculaire croissante, ils ne peuvent plus se donner assez d'exercice en plein air, pour entretenir le jeu fonctionnel des poumons et prévenir la stagnation du sang dans leur parenchyme. Quand la maladie est parvenue à ce degré, la déchéance organique commence : c'est ce qu'avaient très bien vu nos devanciers, qui appliquaient, à ces cas, la dénomination de phthisie muqueuse ou pituiteuse.

Il est rare que l'on guérisse de cette maladie, mais il est tout aussi rare qu'on en meure. La cure martiale se borne à procurer au malade une amélioration éclatante, en rendant de l'énergie aux fonctions digestives, en tonifiant les muscles, en reconstituant le sang et en diminuant les sécrétions morbides.

Depuis que Spa est exploitée comme station d'eaux, la Géronstère est, de toutes ses sources, celle qui a été le plus souvent préconisée contre les bronchites chroniques. Sans vouloir aucunement nous inscrire en faux contre cette supériorité, nous croyons qu'elle tient plus à l'altitude de la Géronstère, située à 450 mètres de hauteur, qu'à la présence hypothétique de doses infinitésimales de soufre dans ses eaux. Comme nous l'avons déjà vu, à plusieurs reprises, l'abaissement de la pression barométrique favorise l'émission de l'acide carbonique hors du sang. Or, la décarburation plus complète de la masse sanguine est une circonstance éminemment salutaire, chez des malades qui ont la membrane muqueuse des fines bronchioles et même celle des alvéoles pulmonaires enflammée, boursouflée, indurée et, par là, moins perméable aux échanges gazeux. De plus, à mesure qu'on s'élève au-dessus des plaines, l'air atmosphérique est moins saturé d'humidité et sa sécheresse relative, en facilitant l'évaporation, restreint les sécrétions pathologiques des surfaces respiratoires.

Nous arrivons donc, quoique par un autre chemin, à nous rallier à la faveur qui a été, pendant si longtemps, accordée à la Géronstère, et nous la conseillons, dans certaines formes bien définies de bronchite chronique, dont nous venons de faire une description sommaire. Nous verrons, sous peu, qu'il en est de même pour quelques sous-divisions de la grande classe des phthisies pulmonaires.

Les malades atteints de bronchite chronique boiront l'eau minérale par petites portions, pour qu'elle ne refroidisse pas, en passant, la trachée-artère et la bifurcation, des grosses bronches ; dans ce but, il sera, maintes fois, utile de la mélanger avec parties égales de bon lait de vache chaud.

Comme traitement externe, on leur prescrira des frictions sur la poitrine et sur tout le corps, avec le drap trempé d'eau froide et tordu. On les invitera à faire, tous les jours de beau temps, de longues promenades en voiture, sur les routes qui parcourent les sites les plus montueux des environs de Spa.

Rien de tout cela n'empêche que l'on poursuive l'administration des remèdes tirés de la pharmacie, tels que le goudron et la myrrhe, qui dessèchent les surfaces muqueuses et modifient leurs sécrétions exubérantes. Les malades auront également la permission de continuer les inhalations de vapeurs balsalmiques et résineuses, s'ils en ont contracté l'habitude et s'ils s'en trouvent bien.

Par la coordination de ces agents thérapeutiques, on a souvent à se féliciter d'améliorations telles, que, pour les personnes affectées de ces catarrhes bronchiques, c'est l'équivalent de la guérison. Elles prennent congé de nous, toussant et crachant toujours un peu, mais elles y sont tellement accoutumées, qu'elles seraient, elles les premières, stupéfaites de la cessation complète de la toux et de l'expectoration. En revanche, leurs fonctions digestives sont remises en bon état, leur vigueur corporelle est rétablie; elles peuvent faire des courses à pied sans être, comme autrefois, éreintées de fatigue et à bout de souffle, après une marche insignifiante. Ce rétablissement de la santé générale permet à ces malades de passer leur hiver en paix, vivant de la vie commune, sans devoir s'aliter et sans être dans l'obligation de renoncer, à tout moment, à leurs affaires ou à leurs relations sociales, pour se cloîtrer dans leurs appartements.

Notre conviction est que, dans la classe si nombreuse des bronchites chroniques, toutes n'appartiennent pas aux eaux sulfureuses, comme le Mont-Dore, les Eaux-Bonnes, Cauterets, etc., ou aux eaux alcalines et chlorurées sodiques, comme Ems, Bourbonne, etc., etc. Une fraction en revient de droit aux eaux bi-carbonatées ferrugineuses, dont Spa est le prototype, et cela, aussitôt que les sécrétions bronchiques profuses ont soutiré du sang beaucoup de ses éléments capitaux, et que l'anémie s'est emparée de la place, pour y régner en maitresse.

§ III

DE L'ANÉMIE PAR SUITE DE CATARRHE CHRONIQUE DES INTESTINS

DE LA DIARRHÉE CHRONIQUE

Il serait absurde d'annoncer et de soutenir que les eaux de Spa, à cause de leurs propriétés astringentes, doivent guérir toutes les diarrhées chroniques, sans qu'on ait besoin de s'enquérir ni de leur nature, ni de leur pathogénie. Telle n'est pas non plus notre intention.

Nous écartons d'emblée de la cure martiale : 1° les diarrhées chroniques déterminées par les stases passives du sang veineux dans les membranes de l'intestin, comme cela arrive à la suite des maladies organiques du cœur et des poumons, ou des obstructions du foie qui compriment la veine-porte ; 2° les diarrhées dues à des ulcérations de l'intestin ou à des dégénérescences de ses parois ; 3° les diarrhées aiguës et dyssentériques ; 4° les diarrhées cachectiques.

Nous n'avons en vue, dans cet article, qu'une seule sorte de diarrhée, qui a pour cause prédisposante une faiblesse organique de l'ensemble de la constitution, pour cause efficiente un catarrhe chronique de l'intestin et, pour finale, l'anémie.

Cette diarrhée et cette anémie sont l'apanage, nous pourrions dire exclusif, des femmes du monde qui mènent une vie trop casanière, et des hommes d'étude qui restent assis et immobiles, de longues heures, devant leurs bureaux, tout en soumettant leur esprit à une tension immodérée.

Chez ces personnes, tout le système musculaire perd sa tonicité, faute d'exercice et d'incitation nervo-motrice. Les muscles lisses de l'intestin, qui ont pour mission de faire cheminer, de proche en proche, les matières excrémentielles, sont les premiers à participer à cette inertie. Le bol stercoral avance donc péniblement et, souvent, il stationne sur un point de son parcours; lorsque cet arrêt se prolonge, il subit une décomposition et il se forme, à ses dépens, des substances âcres qui irritent la muqueuse et qui provoquent la sécrétion d'épaisses mucosités. Le mucus, à son tour, agit, par voie chimique, sur le contenu intestinal, qui entre en fermentation putride et donne issue à une grande quantité de gaz qui dilatent l'intestin, compriment l'estomac et refoulent le diaphragme. La respiration est gênée; les vaisseaux sanguins ont de la peine à se désemplir, des manifestations congestives ont lieu vers la tête et le cerveau. Les malades se préoccupent sans cesse de leur état; ils offrent tous les phénomènes de l'hypochondrie et de la prostration du corps et de l'esprit.

A la fin, le mucus, qui ne cesse de se former dans l'intestin, file le long du bol fécal enclavé et constitue une première diarrhée liquide. Puis, à un moment donné, quand la plénitude abdominale est à son apogée, la diarrhée muqueuse est remplacée par une débâcle stercorale, et d'énormes masses de fèces ramollies et enduites de paquets de glaires sont évacuées coup sur coup. Le malade ressent un soulagement indicible; il se croit sauvé. Mais, hélas! les causes de son mal persistant, la même succession de phénomènes morbides recommence et ainsi, d'accès en accès, sa situation s'empire et aboutit à l'anémie la moins douteuse, la plus caractéristique.

Bien des facteurs y concourent.

C'est, d'abord, la spoliation continue des matières albu-minoïdes du sang par l'hypersécrétion de la membrane muqueuse. C'est la présence d'une couche de ce mucus gluant qui recouvre la muqueuse, s'oppose à l'absorption du chyle et enraie la nutrition.

C'est, en dernier lieu, l'hypochondrie et sa néfaste influence sur le système nerveux, tant de la vie de relation que de la vie animale.

L'enchaînement de ces symptômes est très souvent mal compris et faussement interprété par les médecins et les malades eux-mêmes qui, sans rien changer à leurs occupations favorites et à leur hygiène vicieuse, se figurent qu'il suffit d'attaquer leur mal, à grand renfort de purgatifs, de plus en plus violents. Mais il est d'observation que les purgatifs font payer cher l'amélioration éphémère qu'ils procurent. La constipation et la parésie du tube intestinal grandissent en raison directe de l'abus de ces remèdes évacuants.

Rarement, les médecins se décident, de prime abord, à envoyer de pareils malades à Spa; ils ne s'y résolvent qu'en désespoir de cause, quand ils voient leur dépérissement progressif, et après avoir infructueusement utilisé des cures à Niederbronn, à Kissingen, à Hombourg et à Marienbad.

Le traitement de cette diarrhée chronique par les eaux de Spa doit nécessairement être complexe; la source la plus convenable est celle du Pouhon de Pierre-le-Grand, à moins que l'estomac lui-même ne soit en mauvais état, ce qui est l'exception.

Avant tout, nos eaux ferrugineuses auront à vaincre l'asthénie primitive de tout l'organisme et l'anémie secondaire qu'ont produites les désordres du canal intestinal. Conjointement, on s'efforcera d'obvier au défaut d'exonération, par l'emploi journalier des eaux minérales purgatives de Pulna, de Hunyadi-Janos, de Frederichshall et de Birmensdorff, ou par celui des minoratifs doux, pilules de podophylline et de belladone, poudre de réglisse composée.

Notons que l'alliance de ces deux sortes de remèdes, qui semblent contradictoires, n'a rien qui doive nous étonner; chacun d'eux, administré isolément, ferait plus de mal que de bien; leur union judicieuse est seule féconde.

La semi-paralysie de l'intestin sera combattue par des douches révulsives sur tout le corps et par la douche en arrosoir, dirigée sur l'abdomen, à la distance de trois mètres. On pourra essayer, mais timidement, la douche rectale ascendante, froide ou tiède; sa température dépendra de la manière dont le malade s'en trouvera. Il faudra exercer une surveillance sévère sur le régime, refuser impitoyablement les aliments irritants, prescrire les viandes très peu cuites, saignantes et, si c'est possible, le pain de son, qui laisse un résidu considérable; le volume de la masse fécale est ainsi augmenté et elle sollicite davantage les contractions propulsives des tuniques intestinales. Comme médicament, les granules de strychnine, qui excitent le pouvoir contractile de la membrane musculaire de l'intestin, sont indiqués.

Nous venons de nous appesantir, peut-être un peu plus que de raison, sur ce genre de diarrhée chronique, parce qu'on se fourvoie trop souvent dans la thérapeutique qui lui convient et parce que nous sommes sûr qu'en se conformant, à la lettre, à tous les points de la médication que nous venons de développer, les malades obtiendront à Spa une guérison que les eaux chlorurées-sodiques ou purgatives sont, à elles seules, incapables de leur procurer ; car ces dernières n'ont pas de prise sur un élément capital, qui est l'anémie, et un traitement qui ne remplit pas toutes les indications à la fois, est forcément frappé de stérilité.

En dehors de la diarrhée chronique, qui fait l'objet des lignes précédentes, nous avons encore observé, dans notre pratique balnéaire à Spa, une autre sorte de diarrhée chronique que nous pouvons justement désigner sous le nom de diarrhée chlorotique.

C'était chez de jeunes filles atteintes d'un haut degré de chlorose. L'appétit était presque nul, le ventre indolore à la pression et sans gonflement. Elles avaient, dans le cours des 24 heures, six et jusqu'à dix selles très liquides, sans coliques ; après chacune d'elles, leur faiblesse et leur accablement redoublaient. Les bains ferrugineux et l'eau du Pouhon de Pierre-le-Grand n'ayant pas réussi à modérer ce flux si dépressif, nous eûmes recours aux applications hydrothérapiques : douche froide en jet sur tout le corps, maillot humide sur le ventre pour la nuit. L'usage des eaux du Pouhon de Pierre-le-Grand ne fut pas interrompu, mais, pour venir en aide à leurs vertus astringentes, nous fîmes prendre aux malades une potion avec deux grammes, par jour, de perchlorure de fer à 30°.

Peu de temps après cette modification apportée au traitement, les selles diarrhéiques devinrent plus rares et se supprimèrent peu à peu, pour faire place à des évacuations bien naturelles. La chlorose, ainsi dégagée d'une funeste complication, céda, comme d'habitude, à la continuation de la cure par l'eau minérale en boisson et par les procédés hydrothérapiques excitants, toniques et révulsifs.

Selon nous, cette diarrhée vraiment spécifique, peu commune d'ailleurs, provient, d'abord, de l'altération des sucs digestifs élaborés par un sang trop appauvri et, en second lieu, du défaut absolu de tonicité des muscles lisses des tuniques de l'intestin qui ne peuvent plus, dans leur état de flaccidité, opérer le mélange des matières alimentaires avec les liquides destinés à leur digestion.

§ IV

DE L'ANÉMIE PAR SUITE DE SPERMATORRHÉE

Nous ne nous occuperons pas des pertes séminales qui dérivent, soit de causes mécaniques, comme la constipation, les affections dégénératives ou bénignes du rectum, les fistules anales, le phymosis, etc., etc., soit de causes organiques, comme les inflammations chroniques du canal de l'urètre et de la prostate.

Les eaux de Spa ne peuvent rien y faire.

Nous voulons seulement dire quelques mots de la spermatorrhée essentielle, qui afflige certains jeunes gens à tempérament délicat, à complexion frêle et chétive. Ces sujets, qui sont doués d'une sensibilité maladive, et qui, malgré cela, recherchent avec avidité les excitations sensuelles, ont une imagination exaltée qui poursuit ardemment les illusions des sens et les rêves voluptueux.

Dans ces conditions, lorsque les effervescences du sang s'allument avec la puberté, ils se lancent dans le tourbillon des plaisirs avec une impétuosité passionnelle qui va, parfois, jusqu'à une sorte de frénésie. Dans leur ignorance des limites de leur puissance virile, ils escomptent la vie et en dissipent les richesses et les forces, comme s'ils avaient devant eux des trésors qui ne devraient jamais s'épuiser. C'est ainsi qu'ils s'usent eux-mêmes et que, bientôt, ils se trouvent en proie, par la fatigue et le refus de service des organes qu'ils ont surmenés, aux symptômes démoralisateurs de la spermatorrhée.

Leur visage est pâle, sans fraîcheur, leurs yeux sont entourés d'un cercle bleuâtre, leurs chairs sont molles. Les digestions cessent d'être régulières, l'estomac devient douloureux et se gonfle, la diarrhée alterne avec la constipation. Le pouls est lent et faible ; des douleurs passagères, mais violentes, siégent à la région précordiale, et, si l'on ausculte le cœur, on entend un bruit de souffle anémique, comme chez les femmes leucorrhéïques et chlorotiques. Le timbre de la voix est sourd, chevrotant ; il existe dans certains cas une petite toux sèche, opiniâtre, qu'il est bien difficile de calmer. La respiration est courte, anxieuse ; il y a de l'oppression ; la lassitude musculaire peut aller jusqu'aux confins de la paralysie des membres inférieurs. La vue se brouille ; le sommeil est entrecoupé de rêves sinistres et de cauchemars. Le lendemain de ces nuits sans repos, les malheureux tombent, tour à tour, dans une prostration pitoyable ou dans une agitation sans frein.

Que devient la nutrition, au milieu de cette dégradation de tous les systèmes de l'économie? Elle doit fatalement déchoir. Le sang en supporte les premières conséquences, il s'appauvrit et se dilue. L'anémie s'empare de la scène morbide et redouble les accidents, en relâchant plus encore les fibres musculaires de l'appareil sexuel, et en poussant à l'extrême la surexcitation du système nerveux.

A ceux qui seraient surpris de la gravité de l'épuisement et de l'ataxie nerveuse qui résultent des pertes séminales involontaires, nous ferons remarquer que, de tous les liquides de notre économie, le sperme est celui qui renferme la plus forte proportion de matières azotées (jusque 5 pour 100), et les éléments cellulaires les plus parfaits et les plus vivaces.

Le tableau que nous venons de présenter des suites de la spermatorrhée est bien lugubre, et nous nous plaisons à reconnaître qu'il ne comporte pas toujours d'aussi sombres couleurs. Mais, s'il y a des types intermédiaires de la maladie, qui sont plus insidieux et moins graves, il y en a d'autres aussi, qui nous montrent les patients tombés dans le marasme et se débattant sous l'étreinte du *Tabes dorsalis*, vulgairement connu sous le nom impropre de ramollissement de la moelle épinière.

Nous ne craignons pas d'être taxé d'exagération en affirmant que, pour les malheureux dont la santé est minée et détruite par les pertes séminales involontaires, aucun mode de traitement ne peut égaler une saison passée aux eaux, et particulièrement aux eaux toniques de Spa.

Le voyage, le changement d'habitation et de milieu social, les distractions, la contemplation de la nature pittoresque de notre pays accidenté et sauvage feront diversion aux idées noires, dans lesquelles les malades sont comme ensevelis. Le médecin des eaux leur prodiguera les encouragements et les bonnes paroles, pour leur faire comprendre que le ramollissement de la moelle, leur épouvantail, n'existe que dans leur imagination. Les eaux ferrugineuses s'en prendront aux phénomènes anémiques, restaureront l'appétit et le pouvoir digestif, restitueront au sang ses éléments physiologiques, et au système nerveux sa stabilité.

On appuyera l'action des eaux par des procédés hydrothérapiques choisis avec discernement. A la condition qu'il n'y ait pas d'excitabilité de la circulation du sang et pas de traces d'endolorissement local, on recourra, dès le début, aux applications hydrothérapiques excitantes. Topiquement, on employera les bains de siége frais à eau courante et la douche périnéale. Pour tonifier l'ensemble de la constitution et reconstituer le sang, on donnera la douche en pluie ou en cercle, très courte, ou bien on usera des frictions faites sur tout le corps avec le linge mouillé d'eau froide.

La cure martiale ne convient pas dans la spermatorrhée, lorsqu'on constate une activité circulatoire supérieure à la normale, un accroissement pathologique du pouvoir reflexe de la moelle et des nerfs, une exaltation factice de la motilité, des spasmes, des contractures, etc.

L'impuissance et l'infécondité, chez l'homme, sont guérissables par les eaux ferrugineuses de Spa, quand elles marchent de conserve avec les spermatorrhées asthéniques. Il est donc inutile de recommencer, à nouveaux frais, l'exposition d'une cure qui leur est commune.

§ V.

DE L'ANÉMIE PAR SUITE DE CATARRHES CHRONIQUES DES VOIES URINAIRES.

DE LA GRAVELLE URIQUE.

Il y a, parmi les médecins qui ont écrit sur les eaux de Spa, un concert unanime d'éloges touchant les vertus curatives de plusieurs de nos sources dans les catarrhes chroniques des reins et de la vessie, et même dans la gravelle. « Elles ôtent, disaient nos précurseurs du » xviiie siècle, le phlegme visqueux qui tapisse les muqueuses uro-génitales, évacuent les graviers, atten- » drissent et désagrègent les pierres ou' calculs. » Pour ce qui est du dernier point, force nous est d'avouer que nous le reléguons parmi les illusions, auxquelles les progrès de la chirurgie et les méthodes perfectionnées d'exploration du réservoir urinaire, ont donné le démenti le plus catégorique. Quant aux deux premiers points, nous les admettons sans aucune restriction.

L'expulsion des graviers est due à l'action diurétique de nos eaux, que jamais personne n'a révoquée en doute.

Le fonctionnement des reins est stimulé par elles, et comme, en un temps donné, un volume d'eau plus considérable passe à travers le crible des canalicules rénaux, ce courant entraîne avec lui les corps mobiles ou graviers qui, par leur petitesse, glissent sans peine dans les conduits urinifères.

L'inflammation catarrhale des muqueuses urinaires est

la suite immanquable de l'irritation produite par les graviers, corps inorganiques dont les aspérités labourent les tissus, les piquent et en lacèrent les fibres. Il s'ensuit une sécrétion inflammatoire de mucus simple ou de mucosités purulentes. Dès qu'elle devient surabondante, elle a un retentissement profond sur la nutrition, parce que le muco-pus s'élabore aux dépens des composés albumineux du sang, et, qu'en outre, il contient une foule de corpuscules cellulaires.

Du reste, le catarrhe des voies urinaires n'est pas invariablement lié à l'affection graveleuse. Il peut en être tout à fait indépendant; car il est, tantôt, le reliquat d'une localisation de la fièvre scarlatine sur le rein; tantôt, il provient de la propagation d'une urétrite à la vessie, aux uretères et aux reins; tantôt, il résulte d'un refroidissement de la surface extérieure du corps ou de l'ingestion de boissons glacées, le corps étant en pleine transpiration.

Dans le traitement de la gravelle et des catarrhes urinaires, nous reconnaissons aux eaux ferrugineuses de Spa une double propriété. La première consiste à expulser les sables et les graviers, à laver, à déterger et à modifier d'une manière salutaire les surfaces muqueuses enflammées; cette propriété, elles la partagent avec un grand nombre d'autres eaux, spécialement les bi-carbonatées sodiques. La seconde, qui leur est exclusive, consiste à remédier à l'anémie, quand elle existe. Elles rétablissent alors la composition normale du sang; sous leur impulsion, les globules rouges deviennent plus nombreux et fixent plus d'oxygène atmosphérique. Les matières azotées sont mieux comburées par l'augmentation du principe oxydant; l'acide urique, qui n'est qu'un produit inférieur de combustion, achève sa métamorphose, passe à l'état d'urée soluble et a moins de tendance à se précipiter dans les tubuli des reins, où ses cristaux grossissent et forment les graviers qui, plus tard, descendent dans l'uretère et dans la vessie.

Voici quelles sont, d'après nous, les indications respectives des eaux alcalines et des eaux ferrugineuses dans la gravelle urique, qui est incomparablement la plus fréquente.

Les stations alcalines, comme Vichy et Contrexéville, sont plus recommandables chez les sujets corpulents, qui ont une propension à l'obésité et à la goutte, qui aiment la bonne chère et les vins généreux et qui ne dépensent pas la somme de leurs acquisitions, par le travail manuel ou les exercices violents du corps. Leur sang s'imprègne d'acide urique, parce qu'une nourriture trop animalisée y fait entrer une trop grande quantité de substances azotées. Le volume normal d'oxygène qui circule avec leur sang n'arrive pas à brûler à fond tous ces matériaux albuminoïdes, et l'acide urique, qui est l'avant-dernier terme de leur combustion organique, se dépose, lors de son passage à travers l'émonctoire rénal, à cause de sa faible solubilité dans les liquides aqueux de l'économie.

Les eaux ferrugineuses acidules sont préférables pour les personnes anémiques ou d'une constitution au-dessous de la moyenne, qui mangent et boivent modérément. Chez elles, les matières azotées introduites dans le sang ne sont pas en trop ; malgré cela, leur conversion complète en produits solubles ne s'effectue pas, et l'acide urique reste en excès, parce que l'oxygène en circulation a décru avec le nombre des globules rouges qui lui servent de support, ou bien, si le chiffre des globules n'a pas varié, en vertu d'une perversion, insaisissable pour nous, qui est survenue dans les opérations chimiques moléculaires constituant la nutrition intime.

Dans tous les cas, qu'il y ait gravelle ou non, les eaux ferrugineuses sont requises, à l'exclusion de toutes les autres, quand l'anémie a été engendrée par un catarrhe intense qui a spolié le sang.

On voit donc, en résumé, que dans les catarrhes des voies urinaires, avec ou sans gravelle, les sources ferrugineuses ne sont réellement très utiles et supérieures aux autres eaux minérales, que dans les formes torpides de la maladie et chez les sujets naturellement faibles de tempérament, ou anémiés par les pertes humorales qu'ils ont éprouvées.

Quand on n'outrepasse pas, dans le choix des malades, ces deux indications si précises, on obtient, avec nos eaux, des succès indiscutables et qui sont la confirmation des nombreux faits cliniques, consignés dans les traités des vieux auteurs du siècle dernier.

Il va sans dire qu'il faut impitoyablement refuser de soumettre, à la cure martiale, les catarrhes qui ne sont que des corollaires de lésions matérielles des voies uro-génitales, comme les rétrécissements du canal de l'urètre, les engorgements chroniques de la prostate et les calculs volumineux dans la vessie. Ce sont là autant de causes mécaniques qui barrent le chemin au cours de l'urine et en déterminent la stagnation. Or, comme tout le monde le sait, l'urine est un produit excrémentiel qui, à peine sécrété, devient un corps étranger pour l'organisme; pour peu qu'elle séjourne, au-delà d'un temps très court, dans ses réservoirs, elle se décompose, devient ammoniacale, irrite et enflamme toutes les muqueuses. Il n'y a pas d'eau minérale au monde qui puisse rien changer à des désordres entretenus par des barrières, qui interceptent le cours d'un liquide corrosif. C'est seulement après que la médecine opératoire aura détruit ou aplani ces obstacles, qu'une cure d'eaux ferrugineuses deviendra d'un puissant secours, pour tarir les sécrétions catarrhales et pour guérir l'anémie qui s'établit à la suite d'un traitement chirurgical long et douloureux.

Celles de nos sources qui, depuis les temps les plus reculés, ont acquis le monopole du traitement des catarrhes urinaires et de la gravelle, sont la Sauvenière et son émule le Groesbeck. Leur supériorité n'a jamais soulevé la moindre réclamation, et ce n'est pas nous qui trouverons une objection à faire à cette consécration plusieurs fois séculaire. Elles renferment moins de bi-carbonate de fer et plus de bi-carbonates alcalins que les fontaines franchement et foncièrement ferrugineuses et tant soit peu astringentes, comme le Pouhon ; la prédominance de leurs sels alcalins fait qu'elles poussent plus à la diurèse.

Pourvu que l'estomac s'y prête, les malades devront boire des quantités assez fortes de l'eau de la Sauvenière et atteindre, en peu de jours, un maximum que nous fixons aux environs de 30 à 40 onces par jour, mais qui, chez des individus bien disposés, peut dépasser de beaucoup cette dose. Lorsque la pluie ou la fraîcheur des matinées empêche les malades de se rendre à la source, soit à pied ou même en voiture, nous leur conseillons de boire en ville l'eau du Pouhon du Prince de Condé, qui a, dans ces circonstances, l'avantage sur celle du Pouhon de Pierre-le-Grand, d'être moins styptique et plus digeste.

Une coutume, malheureusement trop répandue, c'est

de faire chercher, tous les matins, l'eau de la Sauvenière dans une bouteille mal bouchée, et de boire à domicile ce liquide affadi et privé de son gaz acide carbonique. Autant vaut se gorger d'eau claire.

Nous clôturerons cet article, en disant quelques mots d'une méthode qui possède une merveilleuse efficacité dans le traitement des affections catarrhales des organes génito-urinaires : c'est la cure au lait. Cette ressource thérapeutique n'est pas assez estimée, ni assez popularisée chez nous, alors que les Suisses et les Allemands en font un si heureux et si constant usage. Le lait est donné comme agent d'élimination des liquides, comme hydragogue et comme sédatif. Sa propriété la plus frappante et la plus singulière est de provoquer un flux urinaire plus copieux que nos meilleurs diurétiques ; en outre, il calme les douleurs qui siégent dans la région dorsale, nettoye, adoucit et modifie les muqueuses chroniquement enflammées.

Il y a des maladies graves, par exemple les hydropisies, l'albuminurie, etc., qui exigent que les patients s'astreignent au régime lacté pur, mais, dans la gravelle et les catarrhes urinaires, le régime mixte est suffisant ; cela signifie que, pour recueillir les bénéfices de la médication lactée, c'est assez de boire deux ou trois litres de lait dans les 24 heures, en sus d'une diète alimentaire bien combinée.

Voici comment, dans ce cas, nous arrangeons la cure à Spa. Le malade prend, le matin à jeun, les eaux de la Sauvenière ; pour aider à leur digestion, il se promène dans les romantiques environs de cette fontaine et, au bout d'une demi-heure ou de trois quarts d'heure, il y déjeune de deux ou trois grands bols de bon lait de vache et

de quelques tartines. L'après-midi, pour ne pas lui imposer une seconde course à 2 1/2 kilomètres hors ville, il
boit les eaux du Pouhon du Prince de Condé avant son
dîner, et, le soir, il consomme de nouveau, avant de se
coucher, la même portion de lait frais que le matin.

Déjà maintenant, on peut se procurer, au restaurant
attaché à la Sauvenière, du lait d'excellente qualité;
mais, si l'autorité ou la spéculation privée prenait l'initiative de la création, auprès de cette fontaine, d'un établissement spécial pour la cure de lait et de petit lait,
comme il y en a dans toutes les stations balnéaires de la
Suisse, de l'Allemagne et des Pyrénées, notre ville posséderait un élément d'attraction de plus, et les malades, un
moyen curatif, dont la haute valeur se mesure à l'extension prodigieuse qu'il a pris partout ailleurs.

Le traitement externe des affections catarrhales et
graveleuses des reins est épineux et demande à être
conduit avec une très grande circonspection ; car les
malades sont presque tous très sensibles au froid, et le
moindre refroidissement produit une aggravation notable
des symptômes morbides. Les bains ferrugineux, à 25° ou
26° R. et d'une durée de 20 minutes, rendent les meilleurs services. Lorsqu'on jugera opportun de faire intervenir l'hydrothérapie, il faudra éviter d'employer brusquement les douches froides locales et générales. Il est
beaucoup plus sage de donner la douche chaude, suivie
d'une douche froide très courte et à percussion légère.
L'usage exclusif des applications froides n'est admissible
que chez les sujets dont l'anémie est d'ancienne date et
la lésion locale tout à fait atonique.

CHAPITRE IV.

DES ANÉMIES PAR PRIVATION.

§ I.

DE L'ANÉMIE PAR ÉPUISEMENT NERVEUX.

Les affections de l'âme, les émotions tristes, les préoccupations continuelles, les études abstraites, la concentration de l'esprit sur une idée fixe ou sur une passion dominante ont toujours été considérées comme des causes de dépérissement et d'anémie. Cette vérité est devenue une formule banale, admise dans le vocabulaire médical, ayant libre cours dans la science et acceptée par tout le monde comme un axiôme de géométrie. Aussi, on s'enquiert fort peu du mécanisme par lequel ces causes, tout immatérielles, arrivent à produire un état physique, comme la déglobulisation du sang. Une pareille recherche n'est cependant pas dépourvue d'intérêt; elle éclaire la prophylaxie et sert de fil conducteur à la thérapeutique rationnelle.

Les conditions morales ne peuvent pas, par elles-mêmes, agir sur la composition du sang; ce liquide ne saurait se modifier que par l'intermédiaire des voies digestives qui préparent les matériaux de la nutrition, ou par celui des glandes vasculaires, telles que les ganglions lymphatiques, le foie et la rate, qui forment les globules blancs, ou les changent en globules rouges. Or, tous ces organes obéissent à l'influx dirigeant des nerfs qui s'y ramifient et qui ne sont eux-mêmes que des appendices de la moelle épinière, des ganglions du grand sympathique et, en dernier ressort, du cerveau, qui commande le tout en arbitre suprême.

Cela posé, voyons quels sont les effets du fonctionnement excessif des centres nerveux. Lorsque le cerveau travaille, ses fibres s'usent et se consument, absolument comme les fibres d'un muscle en mouvement.

Le travail cérébral est-il trop continu, ou au-dessus de la capacité de l'individu, l'encéphale s'encombre tellement des résidus de la destruction de ses éléments constitutifs, que le courant sanguin ne peut plus les enlever à temps.

La fatigue intellectuelle se fait sentir alors, identiquement comme la fatigue musculaire, après une marche forcée.

Le cerveau, ainsi embarrassé, tombe dans un état d'engourdissement qui l'isole de ses annexes, et lui ôte la puissance instigatrice qu'il doit sans cesse distribuer aux nerfs périphériques et à la moelle, qui n'est, à proprement parler, qu'une colonne composée de l'adossement de tous les nerfs de la périphérie. Ceux-ci, étant séparés de leur foyer naturel de stimulation, se dégradent, sinon dans leur texture, du moins dans leurs fonctions. Que cette déchéance vienne à atteindre les grands nerfs sympathique et pneumogastrique, qui tiennent sous leur domination les fonctions cardinales de la vie végétative, la circulation, la respiration, la digestion et l'absorption alimentaire, aussitôt nous assistons à des troubles profonds de la santé. Le cœur bat plus lentement, la circulation traîne, des stases sanguines engouent les glandes vasculaires où la formation des globules du sang est retardée. Du côté de l'estomac, la sensation de la faim diminue et disparaît ; là muqueuse stomacale, au lieu de sécréter du suc gastrique, ne sécrète plus que des mucosités ; il règne à l'épigastre un sentiment de plénitude, qui double l'aversion des malades pour la nourriture. Autant d'obstacles à l'assimilation des principes nutritifs et à l'entretien physiologique du sang. Autant de causes déterminantes de l'anémie.

Tout le monde n'a-t-il pas rencontré de ces personnes absorbées par leurs travaux intellectuels et par leurs rêveries, ou bien abîmées dans leurs chagrins, au point de ne plus s'émouvoir des nécessités les plus impérieuses de l'existence ? Elles ne sentent plus ni la faim, ni la soif ; elles s'étiolent et pâlissent à vue d'œil.

Le traitement de pareils malades ne consiste pas à leur infliger, bon gré mal gré, des médicaments destinés à leur rendre de l'appétit et à les faire digérer. Le médecin perdrait son latin à ce labeur ingrat. Il doit être assez perspicace pour démêler la vraie cause psychique du mal, même s'il n'a pas reçu de confidences, et puis, une fois sûr de son diagnostic, il doit mettre en œuvre toute son influence pour arracher le malade aux idées qui l'obsèdent. Les moyens par excellence, pour triompher de cette tyrannie, ce sont les déplacements, les voyages, qui rompent violemment la chaîne des impressions que l'encéphale ne cesse de recevoir, et qui l'épuisent. La vue d'horizons nouveaux fait diversion à la concentration d'esprit des plus intrépides travailleurs de l'intelligence ; les peines de l'âme elles-mêmes s'adoucissent en présence des scènes champêtres et des beautés naturelles, dont le Créateur a parsemé certains coins privilégiés de la terre.

Ces dons de la nature, Spa et ses environs les possèdent à foison. Certes, les paysages rustiques de l'Ardenne ne peuvent pas rivaliser, comme grandiose, avec le monde alpestre de la Suisse, avec les panoramas magiques où s'encadrent les Alpes bernoises, le Mont-Blanc et le lac des Quatre-Cantons. Mais, néanmoins, l'Ardenne, par sa physionomie agreste, par la solitude animée de ses Hautes-Fagnes, exerce une action de calme et de recueillement sur les esprits fatigués et abattus.

C'est aux médecins des grandes villes, qu'il appartient de résoudre la question de savoir si une simple tournée en Suisse, ou une excursion aux bords de la mer, sera plus ou moins fructueuse pour les malades de l'espèce, qu'un séjour dans notre pittoresque pays, secondé par l'usage de nos eaux minérales. Nous venons de leur fournir les raisons qui militent en faveur de notre station et de la cure martiale réunies. Si, dans l'intérêt bien compris de leurs clients, ils se prononcent en faveur de Spa, ils devront venir en aide au médecin des eaux, en obtenant de leurs malades qu'ils s'arment d'une mâle résolution, qu'ils prennent le ferme propos de substituer, en tout et pour tout, l'impulsion de leur volonté au laisser-aller dont ils étaient coutumiers, et qu'ils relèguent à l'arrière-plan leurs soucis et leurs travaux intellectuels, pour se vouer entièrement à la cure. Une fois installés chez nous, ils demeureront aussi peu que possible en ville ; ils parcourront en voiture d'abord, si la faiblesse est trop grande, à pied ensuite, les sites charmants qui sont cachés à plusieurs lieues à la ronde dans les montagnes, autour de Spa. Ils tâcheront, comme dit Montaigne, de harceler la bête afin de libérer l'esprit. Avant et après leurs promenades, ils boiront l'eau de la source qui leur sera indiquée.

Moyennant une soumission complète à ces prescriptions, qui, certes, n'ont rien de déplaisant, nous leur promettons que leur courage sera récompensé par la renaissance de leurs forces, par la lucidité et la fermeté rendues à leurs facultés intellectuelles, par un bien-être moral et physique qui leur était devenu étranger depuis longtemps.

N'avons-nous pas prouvé, au chapitre des « *effets physiologiques des eaux de Spa,* » que notre cure guérissait tous les symptômes de l'impuissance cérébrale ?

§ II.

DE L'ANÉMIE SCROFULEUSE.

Par le nom de scrofule, on désigne, en médecine, un état constitutionnel, héréditaire ou non, qui se caractérise par l'engorgement des glandes du cou et d'autres régions du corps, par l'inflammation spécifique de la membrane muqueuse de l'œil, des narines et de l'oreille, par des ulcères fongueux et des indurations du tissu cellulaire, enfin, par une série de phénomènes qui dénoncent, malheureusement, à l'attention publique, les individus ainsi contaminés.

Il faut avouer sincèrement que la science n'est pas encore parvenue à mettre le doigt sur la vraie cause efficiente de la scrofule.

Les analyses du sang des scrofuleux sont tellement

contradictoires, qu'on ne peut pas en tirer une conclusion applicable à tous les cas ; elles n'ont pas, à beaucoup
près, la netteté décisive de celles de la chloro-anémie,
qui nous donnent le droit de baser, sur le fait unique de
la déglobulisation du sang, toute la pathogénie et le traitement de cette dernière maladie. On est revenu de l'hypothèse, toute gratuite, d'après laquelle la scrofule et ses
troubles nutritifs dépendraient du dépôt, dans les tissus,
d'une matière scrofuleuse en circulation avec le sang,
mais que personne au monde n'a jamais su en extraire.

Bref, la cause première et intime de la scrofulose nous
demeure impénétrable ; mais il n'en est plus de même de
ses causes déterminantes prochaines, qui ont toutes une
signification de faiblesse et d'asthénie. C'est, avant tout,
l'hérédité ; vient ensuite la débilité congénitale, due aux
mariages consanguins, aux unions entre des conjoints
trop âgés ou déjà frappés d'affections cachectiques, telles
que la syphilis, la tuberculose, la carie osseuse, le cancer. Ce sont, d'autre part, l'allaitement insuffisant ou de
mauvaise qualité, l'allaitement artificiel, le sevrage précoce, le défaut d'aération des milieux habités, la privation de l'air frais, une alimentation irrationnelle ou mal-
saine, en un mot, toutes les conditions anti-hygiéniques
qui assaillent l'enfance et l'adolescence.

La localisation la plus répandue de la scrofule se trouve
dans les ganglions lymphatiques, qui s'hypertrophient par
la multiplication et la condensation de leurs éléments cellulaires. Or, nous avons vu que ces ganglions sont une
des sources qui déversent continuellement dans le sang
les corpuscules globulaires, qui se métamorphosent ulté-
rieurement en globules blancs, puis en globules rouges.
La texture anatomique des ganglions lymphatiques étant

modifiée de fond en comble par la scrofule, leur production en éléments figurés du sang doit être bouleversée à son tour, et la simple inspection des sujets scrofuleux nous montre que c'est d'une manière fâcheuse pour la bonne composition du liquide nourricier.

Lisez la description des jeunes gens scrofuleux que Canstatt a tracée, de main de maître, et dites-nous si tous les traits de la chloro-anémie ne s'y trouvent pas, entrecroisés avec les attributs propres à la scrofule :

« Les scrofuleux, dit Canstatt, ont une peau excessi» vement blanche, rougissant très facilement et à tra» vers laquelle on aperçoit les veines sous-cutanées de
» couleur rose ou bleuâtre, une coloration plaquée des
» joues, une teinte bleuâtre des sclérotiques, ce qui donne
» à leurs yeux un aspect langoureux et triste. Leurs
» muscles sont minces et mous. Le poids de leur corps
» est faible, comparativement à leur taille. Ils sont non» chalants, peu énergiques. Résistant mal à la fatigue,
» ils l'évitent. Les organes digestifs fonctionnent mal.
» La menstruation est différée et difficile. Les femmes
» avortent plus fréquemment que les autres. »

On ne peut pas disconvenir qu'il n'y ait, dans cette description, beaucoup de lignes qu'un peintre de la chloro-anémie ne désavouerait pas.

La constitution scrofuleuse n'a pas toujours la même physionomie ; les sujets sont invariablement débiles, mais les uns ont un embonpoint maladif, une bouffissure mate de la figure et, par conséquent, une nutrition lente ; les autres n'ont pas ou peu de graisse, c'est-à-dire que leur combustion nutritive est d'une activité normale. D'où, deux types de la maladie : la scrofule floride ou irritative et la scrofule torpide.

C'est contre cette deinière, seulement, que nous pensons être en droit de revendiquer, pour les eaux ferrugineuses, une part d'intervention dans le traitement mixte, qui seul peut extirper radicalement le mal.

Faisons encore, et tout de suite, la restriction que nous limitons, pour ainsi dire, l'utilité de nos eaux à ces cas mal dessinés, mitoyens entre la scrofule et la chlorose, que l'on trouve principalement dans les hautes classes de la société. Ici, la scrofule, presque toujours congénitale, a été maintenue, à force de soins et de persévérance, à l'état de simple ébauche, facilement reconnaissable, d'ailleurs, et, comme telle, s'est mariée avec les symptômes de la chloro-anémie, ou réciproquement.

Nous convenons, avec l'unanimité des auteurs, que la cure véritable de la scrofule doit être faite dans les stations d'eaux chlorurées fortes ou bromo-iodurées, telles que Salins, Uriage, Kreutznach, etc., qui, par leurs propriétés anti-strumeuses spéciales, déterminent la fonte des tumeurs ganglionnaires et des engorgements cellulaires, la disparition des exanthèmes cutanés et la cicatrisation des ulcères. Mais, lors même que la résolution des tissus pathologiquement hypertrophiés est obtenue et qu'ils ont repris leurs dimensions physiologiques, il survit, chez les personnes scrofuleuses, une anémie globulaire sur laquelle ni l'iode, ni le brome, ni le chlorure de sodium n'ont plus aucune action. C'est en ce moment que Spa peut être utilisée, avec grand fruit, comme cure complémentaire.

Les malades se reposeront, chez nous, du traitement altérant, de la diététique rigoureuse et de la fatigue causée par les bains chauds et de longue durée. Nos eaux fortifieront l'estomac, stimuleront le système ganglionnaire qui est revenu à ses formes et à sa structure physiologiques, et rendront au sang son chiffre nécessaire de globules, qui avait décliné d'une manière plus ou moins notable.

De plus, le bain martial de Spa se prête, on ne peut mieux, à l'addition d'eaux-mères de Kreutznach ou de Salins. Après cette incorporation, notre eau minérale garde toute sa limpidité et toute son effervescence gazeuse ; la dissolution des sels bromo-iodurés se fait d'une manière irréprochable, et notre bain réunit alors les qualités toniques de Spa aux vertus résolutives de Kreutznach.

Nous avons, maintes fois, constaté les heureux effets de ce bain composé, dans les affections bâtardes qui portent, en même temps, les stigmates de la scrofule et l'empreinte de la chloro-anémie.

§ III.

DE L'ANÉMIE PALUDÉENNE

DE LA FIÈVRE INTERMITTENTE

Les immenses travaux d'assainissement, de reboisement et de drainage que le gouvernement belge et les administrations de nos grandes villes ont fait exécuter, dans celles de nos provinces où les fièvres intermittentes sont endémiques, ont eu la plus salutaire influence sur le développement de cette maladie et ont singulièrement diminué la fréquence de ses formes larvées, cachectiques, les plus dangereuses de toutes, que l'on ne rencontre plus guère qu'à l'état d'exception, chez les ouvriers et les pauvres habitants des polders. Il n'en est pas de même dans d'autres pays, moins avancés en civilisation, comme l'Algérie, l'Inde et l'Asie Mineure, où le virus paludéen a conservé toute sa puissance et sa malignité. Parmi les Européens qui vont s'y établir, il y en a qui deviennent, presque sans coup férir, les victimes des effluves maremmatiques, et qui ne peuvent plus se rétablir, qu'à la condition de se repatrier au plus vite. Si cette voie de salut ne leur est pas ouverte, leur santé ne tarde pas à s'altérer profondément. La fièvre dépouille son caractère nettement périodique; elle dégénère en paroxysmes erratiques, sans aucune régularité. Mais, par contre, les grandes fonctions en pâtissent. L'appétit se perd; les digestions deviennent fatigantes et douloureuses. Le sang s'appauvrit. Il y a de l'amaigrissement, de la faiblesse musculaire de tous les membres, des douleurs névralgiques, des palpitations de cœur, de la gêne respiratoire, etc.

Le teint prend, ainsi que les muqueuses, une coloration jaune terne. La peau devient sèche et terreuse. Le caractère se modifie, devient triste, inquiet. La rate et le foie s'hypertrophient.

Tous ces symptômes sont ceux d'une anémie plus ou moins intense, due au concours de causes multiples : 1° l'action encore mystérieuse dans son essence du poison palustre sur le sang; 2° les spoliations humorales que le malade a éprouvées par le fait des sudations excessives et de l'hyperthermie, qui accompagnent les accès fébriles; 3° les troubles que les congestions et les modifications de structure apportent au fonctionnement du foie et de la rate. Quoique le rôle physiologique de ces deux importants viscères ne soit pas encore tout à fait éclairci, les derniers travaux des savants, et notamment les expériences de MM. Malassez et Picard, nous ont appris que le tissu de la rate est le point de l'économie où l'hémoglobine, qui est la partie essentiellement vitale du globule sanguin, est formée et emmagasinée en plus grande abondance.

Lorsque l'empoisonnement par les miasmes marécageux a imprégné l'organisme, au point de déterminer les symptômes décrits plus haut, les remèdes habituels : quinine, amers, arsenic, n'opèrent plus. Il ne reste plus qu'à recourir à deux mesures radicales : le repatriement immédiat et une cure dans une station d'eaux, comme la nôtre, où les eaux ferrugineuses travailleront à rendre au sang sa richesse en globules sains, tandis que des applications hydrothérapiques, employées avec énergie et conviction, feront rentrer le foie et la rate dans leurs limites normales.

Nous tirons de nos cahiers d'observations, l'exemple suivant qui est instructif comme témoignage à l'appui de ce que nous avançons.

Cachexie paludéenne.

M. de S^t..., officier français, part pour l'Algérie au printemps 1877 et est détaché dans un canton de l'intérieur des terres, où les fièvres règnent la moitié de l'année. A peine a-t-il eu le temps de prendre langue, qu'il gagne un premier accès intermittent, suivi de beaucoup d'autres. Le sulfate de quinine en fit d'abord très aisément justice, mais, petit à petit, son pouvoir s'usa. Il en fut de même des amers, du quinquina et de la solution arsénicale du docteur Boudin ; de sorte qu'au bout de six mois, on dut accorder à M. de S^t... un congé de convalescence qu'il alla passer dans sa famille, en Bretagne. Les accès cessèrent et la santé devint aussi parfaite qu'auparavant. A l'expiration de sa permission, M. de S^t... rejoignit son poste, au mois de janvier 1878.

Tant que la température fut modérée, la fièvre ne reparut pas et le malade se croyait sauvé quand, aux premières chaleurs, il fut repris d'accès plus violents que l'année précédente. Même échec des médicaments usuels. M. de S^t..., désespéré à l'idée de devoir interrompre de nouveau son service, voulut se raidir contre l'impaludisme. Mal lui en prit. Sa situation alla toujours en s'empirant. Le type de la fièvre changea ; de quotidien, il devint tierce et les forces du malade déclinèrent si bien, qu'au bout de plusieurs mois d'une lutte acharnée, il dut s'avouer vaincu et reprendre le chemin de la mère-patrie.

Sur les conseils d'un éminent professeur de la Faculté de Paris, il vint à Spa où nous constatâmes les phénomènes suivants. Le teint est jaune pâle, blafard, sub-ictérique. La langue est blanche uniformément, mais sans enduit saburral. L'appétit est nul ou presque nul. Les aliments sont mal supportés, produisent de la gêne, de la pesanteur et de la brûlure à l'épigastre. La digestion est très lente, avec une pénible sensation de serrement à la base de la poitrine. Peu de temps après les repas, il se produit des borborygmes et des mouvements intestinaux bruyants, suivis de l'expulsion de selles muqueuses, jaune verdâtres, spumeuses, parfois sanguinolentes, contenant des parcelles alimentaires non digérées. Il n'y a presque pas de jour où M. de S^t... ne soit accablé de quelque névralgie : migraine, névralgie dorso-intercostale, tiraillements névralgiques tout le long des jambes. Le sommeil est troublé par des cauchemars. L'intelligence est saine, la mémoire fort bonne, mais le travail intellectuel n'est possible que dans l'état de vacuité de l'estomac. Le malade, jadis si résolu, se laisse aller au découragement. Tout l'ennuie, tout l'impatiente. Souffle anémique au cœur et dans les vaisseaux du cou. Bruit du diable dans les veines jugulaires. La rate a 19 centimètres de diamètre vertical et le foie dépasse le rebord costal de 8 centimètres.

M. de S^t... fut mis à l'usage interne de l'eau minérale du Pouhon du Prince de Condé. Les doses initiales furent très minimes, mais elles purent être élevées jusqu'à un maximum de 30 onces. Il reçut, deux fois par jour, une douche générale froide en pluie sur tout le corps et une autre douche froide en jet, alternativement dirigée sur la région splénique et sur celle du foie. Le tout de 1/2 à 2 minutes. Tous les deux jours injection sous-cutanée de 3 à 8 gouttes de liqueur arsénicale de Fowler.

Un mois après le début de cette cure, l'amélioration sautait aux yeux. Sept semaines après, M. de S^t... prenait congé de nous, entièrement transformé. Le teint s'est éclairci et coloré. L'appétit est excellent et les fonctions digestives s'accomplissent on ne peut mieux. Plus de prostration des forces, plus d'humeur noire, plus de névralgies ni d'insomnies. Le foie et la rate ne sont plus accessibles qu'à une palpation très attentive.

§ IV.

DE L'ANÉMIE DES CONVALESCENTS.

Toutes les maladies graves, qui traînent en longueur, laissent, derrière elles, une anémie qui est la résultante inévitable des causes qui ont agi pendant leurs cours et qui peuvent toutes être groupées comme suit :

1° Les déperditions de sang et d'humeurs ; 2° la diète ou l'inanition ; 3° la dégénérescence des organes formateurs du sang.

Sous ce rapport, la fièvre typhoïde peut servir de modèle ; car elle dérobe au sang ses principes constituants par tous les côtés à la fois : par la diarrhée opiniâtre qu se prolonge des semaines entières, par les sueurs profuses, par les hémorrhagies qui se font jour dans les narines et dans l'intestin. Elle produit l'engorgement, l'induration, le ramollissement, l'ulcération et la suppuration des follicules intestinaux et des ganglions lymphatiques du bas-ventre. Elle provoque la congestion passive de la rate et du foie. En un mot, elle étouffe presque tous les foyers d'approvisionnement du sang en éléments globulaires. En outre, elle s'accompagne d'un catarrhe tenace de l'estomac, avec arrêt de la sécrétion du suc gastrique, qui peut aller jusqu'à déterminer l'intolérance de toute nourriture et, conséquemment, l'apparition des phénomènes de l'inanition. Enfin, le mouvement pyrétique continu brûle tous les tissus indistinctement, et vient puissamment en aide au travail de dénutrition et d'usure, qui s'effectue dans tout l'organisme. Malgré toutes ces chances de dégradation finale et de mort, l'économie vivante résiste, Dieu merci, dans la majorité des cas et se relève, aussitôt que la fièvre tombe. La langue se nettoie, le catarrhe stomacal s'atténue, la diarrhée cesse, les ulcères intestinaux se cicatrisent, le foie et la rate reprennent leurs proportions antérieures, l'appétit devient exigeant, les malades ont une faim dévorante et ne sont jamais rassasiés.

Telle est, huit fois sur dix, l'allure de la convalescence des typhisés ; mais, quelquefois, les fonctions digestives ne retrouvent pas leur assiette normale. La langue reste pâle, l'appétit est petit et capricieux, la constipation alterne avec la diarrhée. L'amélioration est comme avortée, parce que l'aglobulie consécutive au processus typhoïde a été trop profonde et que le sang est trop appauvri, pour suffire à l'innervation du cœur, des poumons et surtout des organes digestifs. Cette période transitoire, qui n'est plus la maladie et qui n'est pas encore la santé, est pleine de dangers ; car le malade peut être pris d'une recrudescence fébrile, ou bien le travail de réparation s'arrête, l'estomac ne digère pas les aliments, les ulcères de l'intestin, au lieu de se fermer, s'étendent en superficie, la diarrhée recommence de plus belle et le tout mène le patient jusqu'aux portes du tombeau.

Dans ces convalescences hésitantes et périlleuses, il est urgent, dès que l'état stationnaire est évident, et avant que la rechute ne soit confirmée, d'éloigner les malades des lieux où ils ont été alités et qui sont très souvent des villes populeuses, pour les envoyer, si la saison est propice, dans une station comme Spa, où ils jouiront des agréments de la campagne unis aux avantages d'un climat de montagnes, tonique sans être excitant, et où ils profiteront, en même temps, des bienfaits d'une cure ferrugineuse, qui ne saurait jamais être mieux indiquée.

Nos eaux réveilleront l'appétence pour une nourriture réparatrice et l'aptitude fonctionnelle des organes créateurs des globules du sang. Quelques frictions, avec le drap mouillé d'eau froide ou dégourdie, faites sommairement sur tout le corps, rendront de la tonicité aux téguments, activeront la circulation et les échanges nutritifs.

La même convalescence douteuse et chancelante peut succéder à d'autres affections, également interminables et menaçantes pour la vie, comme par exemple, la pleurésie avec vaste épanchement, la dyssenterie épidémique, la variole confluente, la fièvre scarlatine avec néphrite catarrhale et hydropisie des cavités séreuses, les suppurations épuisantes provenant des plaies traumatiques ou chirurgicales, les métro-péritonites puerpérales, etc., toutes maladies qui occasionnent une déperdition considérable d'humeurs, où prédominent les substances albuminoïdes et les éléments cellulaires empruntés au sang, globules du pus ou du muco-pus.

CHAPITRE V.

DE LA PHTHISIE PULMONAIRE.

Nous nous attendons à ce que l'intitulé de ce chapitre fasse naitre un sourire d'incrédulité chez plus d'un de nos lecteurs et de nos confrères. Nous n'avons cependant pas la moindre envie de leur présenter la cure ferrugineuse de Spa, comme une panacée universelle contre la phthisie pulmonaire. Loin de là. Dans les lignes qui vont suivre, nous nous efforcerons seulement de prouver que le fer et, à plus forte raison, nos eaux, sont d'une immense utilité dans la prédisposition phthisiogène et dans la période prodromique d'un groupe de phthisies pulmonaires, scrupuleusement choisies parmi les variétés de cette désolante maladie.

C'est avec intention que nous avons placé l'étude de la phthisie pulmonaire, envisagée au point de vue de nos eaux minérales, à la suite des chloroses et des anémies; car ces maladies ont, à un moment donné de leur évolution respective, une ressemblance frappante. Il semble que l'analogie soit complète et, souvent, la méprise est parfaitement justifiable. Les phthisiques, comme les chlorotiques et les anémiques, éprouvent de la gêne respiratoire, des douleurs intercostales et dorsales, parfois une petite toux sèche et quinteuse; la menstruation fait défaut chez les uns comme chez les autres ; la figure est d'un blanc mat; il y a de l'inappétence; la nutrition périclite et l'aspect général de la physionomie est toujours altéré.

En présence de la quasi-similitude des manifestations extérieures de deux affections, si distantes l'une de l'autre sous beaucoup d'autres rapports, peut-on et doit-on adopter un mode de traitement uniforme? Tel est le point en litige ; car, si la médication de la chlorose par les eaux ferrugineuses est admise, à l'unanimité, par tous les praticiens, leur emploi dans les prédispositions à la phthisie pulmonaire et dans la consomption débutante est vivement controversé. Où est, entre ces opinions contraires, la vérité? Où se trouvent l'exagération et l'erreur? Voilà la question pratique que nous essayerons de tirer au clair, dans les lignes suivantes — ce qui nous servira à établir avec Niemeyer, le célèbre clinicien allemand : « que de » pareilles cures (martiales) méritent d'être employées, » comme mesures prophylactiques contre la phthisie pul- » monaire, plus qu'on ne l'a fait jusqu'à présent. »

Les médecins qui croient fermement que le fer et ses préparations exaspèrent la phthisie débutante et en précipitent la marche, en sont encore à admettre l'unité des phthisies et leur identité avec la tuberculose. Pour eux, les poumons phthisiques sont toujours farcis de milliers de petits corpuscules granulaires, appelés tubercules, qui y font l'office d'épines irritant les tissus dans lesquels elles sont implantées, y provoquant une inflammation inextinguible, des abcès, des ramollissements, des cavernes et, finalement, la fonte et la mort. Dans cette conception de la phthisie, l'irritation et l'inflammation sont inséparables de la maladie; par conséquent, tout remède tonique et stimulant doit être sévèrement rejeté, parce qu'il serait susceptible d'accélérer la circulation et d'enrichir le sang d'éléments qui iraient entretenir la combustion de ce foyer inflammatoire, qui est allumé dans les poumons.

De là, vient la proscription du fer et des eaux ferrugineuses, dans le cours d'une phthisie commençante ou seulement soupçonnée, et l'usage exclusif des calmants, voire même des débilitants; en effet, pour ceux qui se représentent ainsi les phénomènes anatomiques qui se passent dans les poumons destinés à être ravagés par la phthisie, il n'y a pas deux chemins à suivre : le seul traitement avantageux que la logique leur impose, c'est le séjour à la chambre, une température uniforme, soigneusement réglée au moyen du thermomètre, l'hivernage dans les pays chauds, la flanelle, la diète très modérée, les boissons émollientes et les sangsues sur la poitrine.

Cette doctrine et la thérapeutique qui en est le corollaire ont, comme tout le monde le sait, donné des résultats tellement désespérants, que la croyance en l'incurabilité absolue de la phthisie pulmonaire était devenue, pour beaucoup de médecins, comme une parole d'Évangile, dont ils n'essayaient guère de secouer le joug écrasant et dont ils ne révoquaient pas en doute l'arrêt inflexible.

Heureusement pour l'humanité et pour l'honneur de la science, les recherches modernes ont fait découvrir, qu'à côté de cette phthisie à tubercules, qui ne pardonne jamais, il en existe une autre forme, indépendante de la présence de ces corps hétérogènes dans les poumons, et parfaitement curable. On lui a donné le nom de phthisie caséeuse. Elle a sa raison d'être dans les conditions de débilité, innée ou acquise, de certaines personnes, en vertu desquelles les tissus vivants ou pathologiques n'arrivent pas à maturité, mais s'arrêtent en chemin, sans dépasser un certain degré d'organisation. Qu'il survienne alors une détermination morbide accidentelle vers les poumons, un refroidissement, par exemple, que va-t-il se passer? Chez d'autres sujets, cela se terminerait par une bronchite plus ou moins aiguë et, quelquefois, par une broncho-pneumonie: Dans la première éventualité, les muqueuses enflammées sécrètent du mucus ou du muco-pus qui est intégralement rejeté par l'expectoration. Dans la seconde, la sécrétion pathologique est plus dense et se coagule tout autour, dans les alvéoles, et dans les dernières ramifications des bronches; peu à peu, si la guérison doit avoir lieu, cet exsudat se liquéfie, les crachats en emportent une portion, tandis que l'autre est reprise sur place par les vaisseaux absorbants — et tout rentre dans l'ordre.

Mais, chez des individus prédisposés, les produits de la bronchite ou de la broncho-pneumonie, au lieu d'être réabsorbés ou bien chassés au dehors par la toux et l'expectoration, se déposent à demeure dans les bronchioles et les alvéoles du poumon. Ils s'y concrètent et s'y épaississent en lamelles et en nodules n'ayant aucune tendance à un degré permanent ou supérieur d'organisation; ils restent là, inertes, jusqu'à nouvel ordre, et peuvent se concilier avec un état de santé passable.

Les sujets qui en sont atteints ont, pour la plupart, une constitution débile, une poitrine aplatie; ils s'enrhument facilement, ils ont une petite toux sèche et rare, ils sont un peu essoufflés quand ils marchent vite sur un plan incliné ou qu'ils exécutent un travail manuel qui exige un certain déploiement de forces musculaires. Ils ne sont pas encore poitrinaires, comme on dit vulgairement mais il sont menacés de le devenir, dans un terme plus ou moins rapproché, parce qu'ils portent, dans leurs organes respiratoires, un amas d'éléments hétérogènes, qui forment un centre d'appel pour de nouvelles localisations morbides.

Si la médecine intervient, en ce moment, pour endurcir le tempérament, pour l'aguerrir contre l'influence nocive des vicissitudes atmosphériques, pour écarter la faiblesse générale par un régime substantiel et par tous les remèdes hygiéniques et autres, qui sont en état de fortifier la constitution et de donner de l'ampleur au jeu pneumatique de la poitrine, cette première obstruction des poumons peut se fondre, par une dissociation moléculaire insensible des résidus inflammatoires, et la santé redevenir aussi bonne qu'auparavant.

Si, au contraire, la débilité constitutionnelle reste la même ou augmente, par suite d'un traitement erroné qui prend pour base la réclusion dans des appartements trop chauffés, la diète et les adoucissants, à la moindre imprudence et, même sans cela, de nouvelles poussées inflammatoires auront lieu vers les muqueuses bronchiques, de nouvelles infiltrations iront grossir les anciennes et leur donner, cette fois, pour les tissus environnants un caractère offensif qu'elles n'avaient pas eu jusqu'alors.

A la rigueur, ce nouvel état morbide, quoique représentant déjà le premier stade de la phthisie caséeuse, peut encore rester stationnaire et même se comporter comme le précédent, pourvu que les forces du malade soient vivaces et qu'une bonne direction thérapeutique sache les ménager et leur prêter une vigoureuse assistance. Sans cela, les dépôts subissent une métamorphose régressive, qui compromet rapidement la nutrition du tissu pulmo-

naire ambiant et mène vite au ramollissement et à l'ulcération, en d'autres termes, au second et au troisième
degré de la phthisie.

Les indurations de la trame pulmonaire, dont nous venons de faire connaitre la nature, alors qu'elles sont encore silencieuses et qu'elles n'ont pas le moins du monde
détérioré la santé, compriment et rétrécissent toujours
tant soit peu le champ respiratoire. Le sang du cœur
droit ne trouve plus devant lui assez d'espace libre pour
subir complètement, en un temps donné, le contact de
l'air atmosphérique. D'où, une condition chimique défa-
vorable aux échanges gazeux qui constituent la respiration, c'est-à-dire, une oxygénation insuffisante du sang
et une anémie infaillible, qui est souvent le premier et le
seul signe dénonciateur du mal.

Donc, pour nous résumer, faiblesse constitutionnelle
héréditaire ou acquise qui permet l'envahissement des
poumons par des exsudats peu viables, anémie consécutive à l'encombrement des poumons par suite de la non-
résolution de ces dépôts : tels sont les deux facteurs qui
président aux débuts de toute une catégorie de phthisies.

Pour ceux qui agréent ces prémisses — et elles ont aujourd'hui cours officiel dans la science — la route à
suivre, pour la prophylaxie et le traitement, est toute
tracée.

On doit, par tous les moyens toniques connus, les
eaux minérales ferrugineuses y comprises, suppléer au
manque de vitalité et s'opposer à la déchéance de l'organisme, sans se laisser arrêter par cette crainte de l'irritation qui excusait, jusqu'à un certain point, le découragement et le nihilisme thérapeutique des médecins, à
l'époque où on ne voyait, dans toutes les phthisies, que

des inflammations désorganisatrices des poumons, incitées et dominées par les tubercules.

Du moment qu'il est prouvé que la restauration des forces et l'accroissement de la résistance organique peuvent arrêter les lésions initiales de certaines phthisies non tuberculeuses et leur substituer, soit un état stationnaire, soit même une évolution réparatrice, c'est presque un crime pour le médecin de lâcher pied devant l'ennemi, sans le combattre à outrance, et d'abriter son inaction devant cette remarque triomphante : que nul remède ne peut agir sur les tubercules ni les empêcher de marcher selon leurs allures fatidiques (Jaccoud).

Nous cédons ici la parole à un homme illustre, qui a vulgarisé la plupart de ces idées sur la curabilité et le traitement tonique des phthisies, dans des pages admirables de science et de clarté. Le professeur docteur Jaccoud, de Paris, écrit dans sa *Clinique de l'hôpital Lariboisière,* les lignes suivantes, qui serviront de conclusion toute naturelle à cet article, et qui sanctionneront, en même temps, l'avis que nous désirons faire prévaloir et poser en principe, savoir : que les eaux ferrugineuses de Spa et sa situation topographique sont des plus propices aux individus menacés, ou déjà surpris par les débuts torpides et sournois de la phthisie caséeuse.

Le docteur Jaccoud s'exprime comme suit :

« Je distingue — parmi les phthisies — un quatrième
» groupe de cas ; ce sont ceux qui appartiennent à la pé-
» riode prémonitoire ou prodromique de la maladie. Les
» individus de cette classe ne présentent pas encore de
» processus phthisiogène saisissable, mais ils doivent à
» des antécédents de famille fâcheux, ou à une débilité
» constitutionnelle innée, une condition organique sus

» pecte, qui peut faire redouter, à bon droit, le dévelop-
» pement ultérieur de la phthisie.

» Ces individus ne sont pas malades, ils sont prédispo-
» sés. Ce n'est pas de traitement qu'il s'agit pour eux,
» mais de prophylaxie, et vous pouvez juger par là de
» l'intérêt considérable qui s'attache à cet ordre de faits.
» Cette prophylaxie embrasse, à vrai dire, toute l'éduca-
» tion physique; sur ce terrain, les médecins sont par-
» tagés en deux camps; les uns veulent arriver au but,
» en soustrayant les enfants ou les jeunes gens ainsi
» prédisposés à toutes les influences extérieures qui peu-
» vent favoriser le développement du mal; craignant, à
» bon droit, les bronchites et leurs suites, ils se préoccu-
» pent, avant tout, d'en éloigner l'occasion, au moyen
» d'un confinement sévère et de précautions minutieuses
» contre tout refroidissement. Les autres, portant plus
» loin et plus juste leurs vues, veulent qu'on procède par
» endurcissement et qu'on mette la constitution des in-
» dividus en état de résister aux impressions morbigè-
» nes et de triompher facilement des indispositions et des
» maladies provoquées par le froid. Cette seconde mé-
» thode, de beaucoup supérieure à la première, est la
» seule usitée en Amérique et en Angleterre. C'est aussi
» celle que je suis moi-même et que je conseille d'adop-
» ter, si l'on veut mener à bonne fin cette entreprise aussi
» délicate qu'importante. Au nombre des moyens de ce
» traitement prophylactique, on compte l'alimentation
» substantielle : le vin, le quinquina, l'huile de foie de
» morue et le fer. Aux individus qui peuvent se dépla-
» cer, *vous conseillerez les stations de Spa*, etc. L'hy-
» drothérapie, l'exercice journalier en plein air, l'équita-
» tion, constituent une autre série de moyens non moins

» puissants, non moins indispensables. Si la résidence
» du malade appartient aux climats débilitants de la
» plaine, vous devez insister sur la nécessité d'un séjour
» de plusieurs mois, chaque année, dans un climat de
» montagnes. Tout doit marcher de pair, il n'y a rien de
» superflu en présence de la gravité du but à atteindre ;
» si vous vous conformez rigoureusement à cette méthode,
» dans tous ses détails, vous observerez, comme moi, au
» bout de peu de temps, de véritables transformations
» constitutionnelles.

. . . .

. . . .

» Lorsque les accidents de la phthisie caséeuse sont
» tout à fait au début, que le malade, quoique bien et
» dûment affecté de processus phthisiogène chronique,
» est encore à une période très rapprochée du moment
» qui a transformé la maladie imminente (période pré-
» monitoire) en maladie confirmée, *je conseille, sitôt que*
» *la saison le permet, une cure ferrugineuse par les*
» *eaux naturelles, et je choisis une station qui joint à*
» *ses sources les avantages d'un climat fortement to-*
» *nique. »* . . . .

En nous étayant de cette opinion si nettement formulée
par le professeur Jaccoud et de celle de beaucoup d'autres
cliniciens remarquables de toutes les écoles, dont nous
pourrions citer les noms, nous recommandons, en toute
sincérité de conscience, la cure martiale de Spa à tous
ceux qui, par héritage ou par faiblesse de tempérament, se
trouvent sous la menace de l'invasion ou du progrès de
ces sortes de phthisies, devant lesquelles on a coutume
de reculer trop souvent, par scepticisme ou par découragement. Car, le verdict inexorable qui était prononcé ja-

dis contre elles est cassé maintenant, et leur curabilité
ne souffre plus l'ombre d'un doute. La réforme, que les
recherches modernes ont introduite dans la connaissance et dans la thérapeutique des phthisies pulmonaires, ouvre une perspective pleine de consolation et d'espérance à une foule de malheureux, que l'on s'était
habitué, peu à peu, à considérer comme des condamnés
à mort. Le médecin, l'œil toujours fixé sur les tubercules
qu'il regardait comme des productions malignes, qu'il lui
était aussi impossible d'anéantir sur place que d'extraire
hors du tissu des poumons, s'avouait vaincu d'avance et
ne cachait pas sa triste impuissance. Aujourd'hui, la situation n'est plus la même, puisqu'il est constaté que la
base anatomique de la maladie n'est pas soumise à une
loi d'évolution fatalement mortelle, comme c'est le cas
pour le cancer, par exemple.

Les valétudinaires et les malades, dont nous venons de
parler, ne devront visiter Spa que pendant les mois les
plus chauds de l'année, du 15 juin au 1er septembre. Ils
auront ainsi toute latitude pour faire, d'abord, soit à Ems,
ou à Kreutznach, une cure préliminaire, que la nôtre vien-
dra compléter de la façon la plus heureuse. Ils se résigne-
ront à des précautions qu'on pourrait taxer de puériles,
pour se garer contre tout refroidissement. Ils ne quitte-
ront jamais leurs appartements de trop bonne heure,
avant que le brouillard matinal n'ait été dissipé par les
rayons du soleil; ils rentreront le soir, avant que la fraîcheur ne descende sur la vallée; ils fuyeront, comme la
peste, l'humidité froide et crue qui sature l'atmosphère
à Spa, quand les pluies durent plusieurs jours, sans relâche: ces jours là, ils n'abandonneront leurs demeures
que pour se rendre à la source ou à l'établissement des

bains, en équipage si leur fortune comporte ce luxe. Ils se dispenseront de grimper à pied nos montagnes; ils se feront conduire en voiture sur les hauts plateaux des Fagnes, et, là, ils se promèneront à pas comptés, les jours sereins où l'air est calme, pur et imprégné des senteurs aromatiques des bruyères. Le choix de la source est un détail à convenir avec le médecin des eaux; aucune d'elles ne peut revendiquer, suivant nous, une spécificité d'action. Enfin, de tous les procédés balnéaires, c'est l'enveloppement dans le drap mouillé qui est le plus inoffensif, le plus sûr et le plus tonique.

Il est à peine nécessaire de dire que la cure ferrugineuse, dans les cas de prédisposition phthisiogène et de phthisie caséeuse à ses débuts, rencontre des contre-indications devant lesquelles on doit toujours s'incliner. Pour que nos eaux et le séjour dans notre climat de montagnes donnent des résultats satisfaisants et soient exempts de tout danger, il faut que le malade se trouve dans les conditions exactes que nous avons spécifiées plus haut. Rien de plus, rien de moins.

Ainsi, il serait plus que téméraire d'envoyer à Spa des sujets qui ont, tous les soirs, vers la tombée de la nuit, un petit mouvement fébrile et de légers frissons. Il ne serait pas moins illogique de nous en confier d'autres, qui ont dépassé les premiers degrés indolents de la maladie et qui sont arrivés à l'époque où la fonte nécrobiotique des amas caséeux et des fibres pulmonaires est en pleine activité, où la fièvre est continue avec redoublement vespéral et sueurs nocturnes, où les phénomènes d'auscultation et de percussion ne laissent malheureusement plus subsister d'illusions sur l'issue prochaine du mal. Il ne serait pas sage, non plus, de conseiller une cure martiale

dans les cas où l'hérédité et la dissémination très précoce des accidents sur plusieurs organes, distants les uns
des autres, comme les poumons, le larynx et le tube intestinal, font concevoir la grave présomption d'une véritable tuberculose constitutionnelle et, par conséquent,
vouée à l'incurabilité, quoi que l'on fasse.

L'objet de cet ouvrage nous interdit d'entrer dans les
menus détails de ce diagnostic différentiel, souvent fort
obscur, mais que, néanmoins, le médecin traitant cher-
chera à poser, avant de prendre aucun parti, à l'aide
d'une enquête patiente qui devra porter, à la fois, sur les
ascendants du malade, sur son bilan pathologique antérieur et sur une visite minutieuse de tous ses organes et
appareils.

Enfin, dit encore le professeur Jaccoud, dont nous aimons à invoquer de nouveau, avant de finir, l'imposante
autorité :

« Il y a, à la médication ferrugineuse, une contre-indi-
» cation qu'il faut toujours respecter : c'est le fait d'hé-
» moptysies antérieures, ou bien encore cette constitu-
» tion particulière dont je vous ai esquissé les traits, et
» qui doit inspirer la crainte d'hémoptysies prochaines.
» Ces malades sont impressionnables, ils ont la peau fine
» et diaphane, les veines délicates et apparentes ; chez
» eux, l'appareil cardio-vasculaire est dans un état per-
» manent d'excitation qu'exagère la moindre influence,
» et ils sont sujets à des fluxions sanguines subites et
» répétées vers la tête. Dans ce cas, le fer peut, en ani-
» mant l'excitabilité cardiaque, faciliter la fluxion bron-
» chique et hâter l'hémorrhagie. Je m'en abstiens alors ;
» mais c'est là la seule contre-indication que je recon-
» naisse dans les cas où les ferrugineux sont, d'ailleurs,

» indiqués par une anémie globulaire évidente. Je n'ignore
» pas que d'éminents médecins, en particulier Trousseau
» et Blache, ont condamné l'usage du fer chez tout indi-
» vidu atteint ou même suspecté de phthisie, en fondant
» leur proscription sur les dangers des hémoptysies;
» mais, au lieu de vous courber sans examen devant
» l'autorité de cette assertion, reportez-vous aux obser-
» vations qui l'ont inspirée; je ne pense pas que vous en
» trouviez une seule qui vous satisfasse, c'est-à-dire, qui
» établisse nettement le rapport de cause à effet entre la
» médication ferrugineuse et l'hémoptysie. Pour moi, je
» ne m'arrête que devant la contre-indication que je
» vous ai signalée; je donne le fer à tous les malades à
» hypoglobulie et je n'ai pas encore observé un seul fait
» qui m'ait mis en défiance contre les résultats de cette
» pratique (1). »

(1) JACCOUD. *Leçons de clinique médicale faites à l'hôpital Lariboisière*. Paris, 3e éd., 1881.
Ibid. *Curabilité et traitement de la phthisie pulmonaire*. Paris,
1881.

CHAPITRE VI.

DU DIABÈTE SUCRÉ.

Nous n'oserions pas assumer, à nous seul, la responsabilité de préconiser la cure de Spa dans les formes de
diabète avec anémie notable. La question est trop liti-
gieuse. Cette médication est prônée par les uns, répudiée
par les autres. Nous aimons mieux nous retrancher derrière l'autorité incontestable et incontestée d'un savant
spécialiste, le Dr Lecorché, l'éminent médecin de la maison municipale de santé de Paris, qui a fait de cette maladie la préoccupation de sa vie entière et qui a écrit sur
elle le traité le plus estimé qui existe (1). Nous citons :

» Il est peu de maladies qui aient donné lieu à d'aussi
nombreuses médications que le diabète. La matière médicale y a passé à peu près tout entière. Mais, de toutes ces
médications, la plupart ont sombré avec les théories qui
avaient servi à les édifier. Celles qui ont résisté à l'expé-
mentation sont, on peut le dire, celles qui constituent la
thérapeutique rationnelle du diabète.......

» Nous possédons donc un certain nombre de médicaments qui s'opposent, les uns, à la formation du sucre,
soit en agissant sur le foie, soit en agissant sur les aliments susceptibles d'être transformés en glycogène et les
autres, qui en exagèrent la combustion. Mais, en dehors de
ces médicaments qui revêtent un certain caractère, pour

(1) *Traité du diabète,* par le Dr Lecorché. Paris, 1877.

ainsi dire spécifique, il en est d'autres qui, sans posséder un tel privilége, peuvent être utilement employés dans le traitement rationnel du diabète. Ce sont les médicaments dits réparateurs, comme le quinquina et le fer. On aurait tort, toutefois, de croire que ces médicaments peuvent, à eux seuls, et en dehors de toute autre médication, donner des résultats satisfaisants. Les essais qu'ont tentés, avec les ferrugineux seuls, un certain nombre d'auteurs, n'ont pas répondu à cette attente. Mais il n'en est plus de même lorsqu'on les emploie comme adjuvants. *Ils sont très utiles* pour consolider une amélioration ou une guérison, obtenue par des médicaments rationnels. Nous les avons plusieurs fois employés, dans ces conditions, et *nous nous en sommes toujours bien trouvé.* On peut les prescrire sous forme de préparations pharmaceutiques ou d'eaux minérales. *On fera sagement d'envoyer alors les malades soit à Spa*, soit à Forges ou de conseiller l'usage, à la maison, d'une eau de table ferrugineuse. »

Nous pouvons également abonder dans son sens quand, au sujet du traitement hydriatrique du diabète, il s'exprime comme suit :

« A propos de l'hydrothérapie, nous ne saurions trop conseiller au médecin la plus grande surveillance. Il ne doit point oublier que le diabétique est dans un état toujours menaçant, qu'un rien peut faire naître chez lui des complications de haute gravité : la pneumonie, la congestion pulmonaire. Aussi, devra-t-il ne pas persister à prescrire l'hydrothérapie dans les cas trop avancés, où la réaction ne se fait qu'incomplètement. Le diabète, lui-même, pourrait s'aggraver dans ce cas. »

Si la contre-indication, mise en relief par le Dr Lecorché, n'existe pas, les douches devront être données, mais très courtes : une demi-minute à une minute au plus. On choisira la moindre pression et le jet sera très finement divisé, de manière à ce que la percussion soit aussi douce que possible.

La douche réveille l'activité fonctionnelle de la peau, engourdie chez les diabétiques ; elle active la circulation du sang qui parcourt le réseau capillaire, prodigieusement étendu, dont les mailles microscopiques enlacent par myriades toute l'enveloppe cutanée ; il est permis d'admettre que cette colossale dérivation n'est pas sans exercer quelque influence modificatrice sur le foie qui, s'il n'est pas le siège unique du diabète, en forme du moins le principal foyer d'involution.

Quand la douche devra être laissée de côté, on lui substituera le bain ferrugineux court, de 10 minutes, à 32° centigrades. Son action est moins vive mais sans aucun danger. Tous les diabétiques, assez nombreux, à qui nous l'avons ordonné, s'en sont invariablement loués.

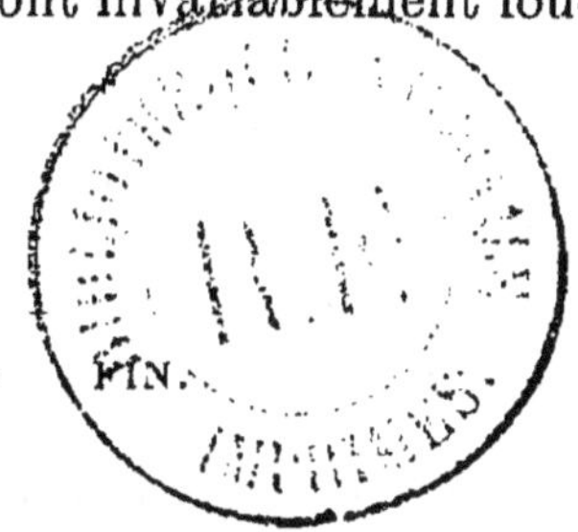

TABLE DES MATIÈRES.

DEUXIÈME PARTIE.

DE LA CURE A SPA :

VERTUS & MODE D'EMPLOI DES EAUX & DES BAINS.

HYDROTHÉRAPIE. ALTITUDE & CLIMAT.

HYGIÈNE DES MALADES.

TROISIÈME PARTIE.

DE L'USAGE DES EAUX DE SPA DANS LES MALADIES.

FIN DE LA TABLE DES MATIÈRES.

GRANDS HOTELS

A

SPA.

HÔTEL DE FLANDRE

à SPA

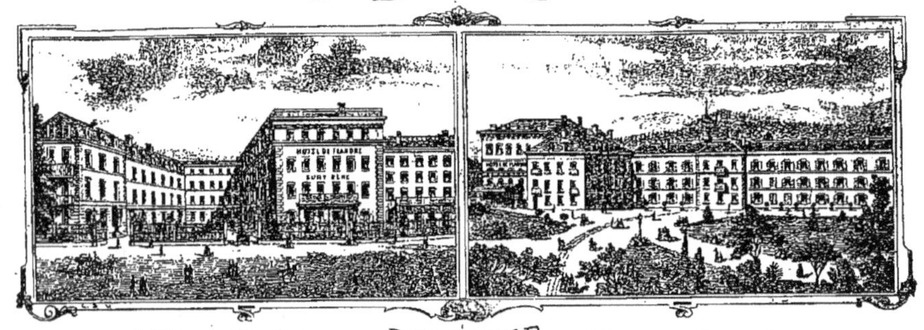

Villas & Chalets   BELGIQUE   Vaste Jardin

SURY PÈRE, PROPRIÉTAIRE

HOTEL BELLE-VUE

SPA (BELGIQUE)

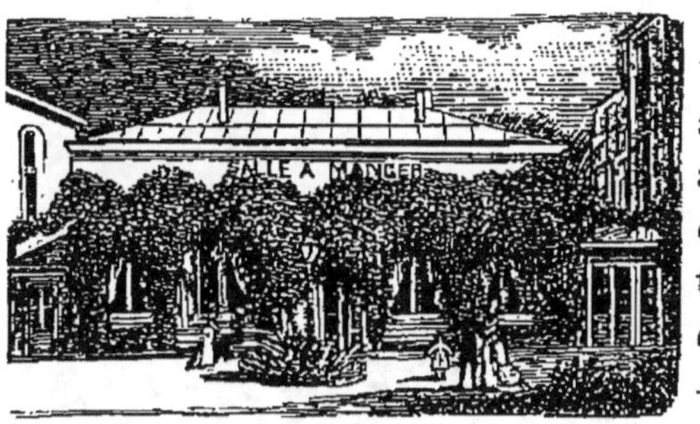

Salle à Manger.

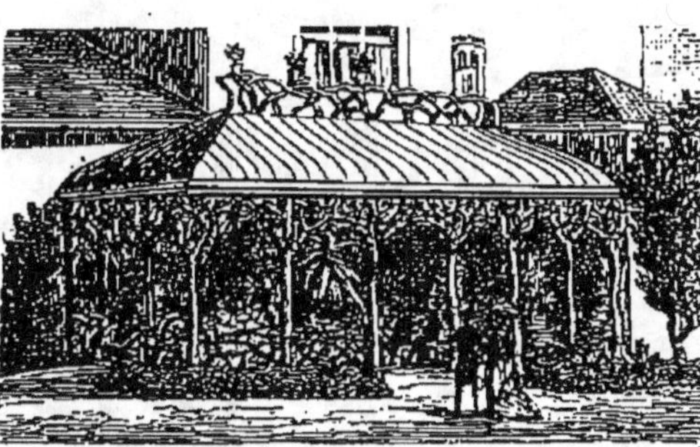

Verandah.

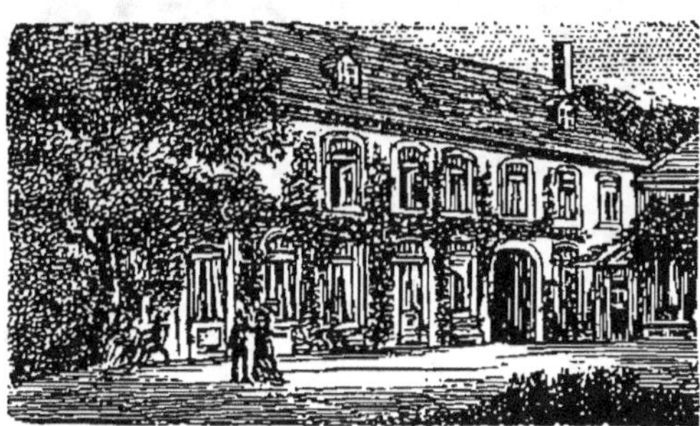

Salon de lecture.

MAISON de 1ᵉʳ ordre. Situation excellente au midi. Grands et petits appartements. — Vins des premiers crûs. — Beau jardin d'où l'on entend le concert qui se donne, deux fois par jour, dans le parc. — Près de l'établissement des bains, de la place Royale et de la promenade de Sept-Heures. — Terrasse qui domine la galerie Léopold II. — Service soigné. — Omnibus à l'arrivée de chaque train.

—

ROUMA

PROPRIÉTAIRE.

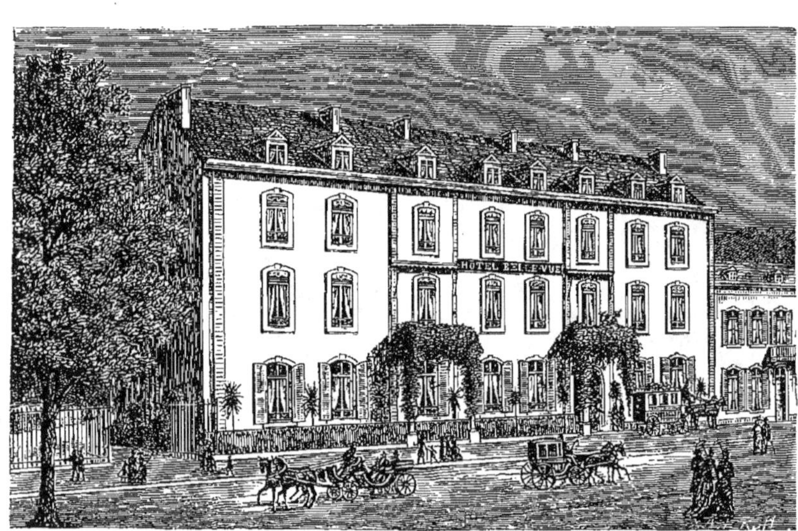

SPA. — **Hôtel Belle-Vue.** — Avenue du Marteau.

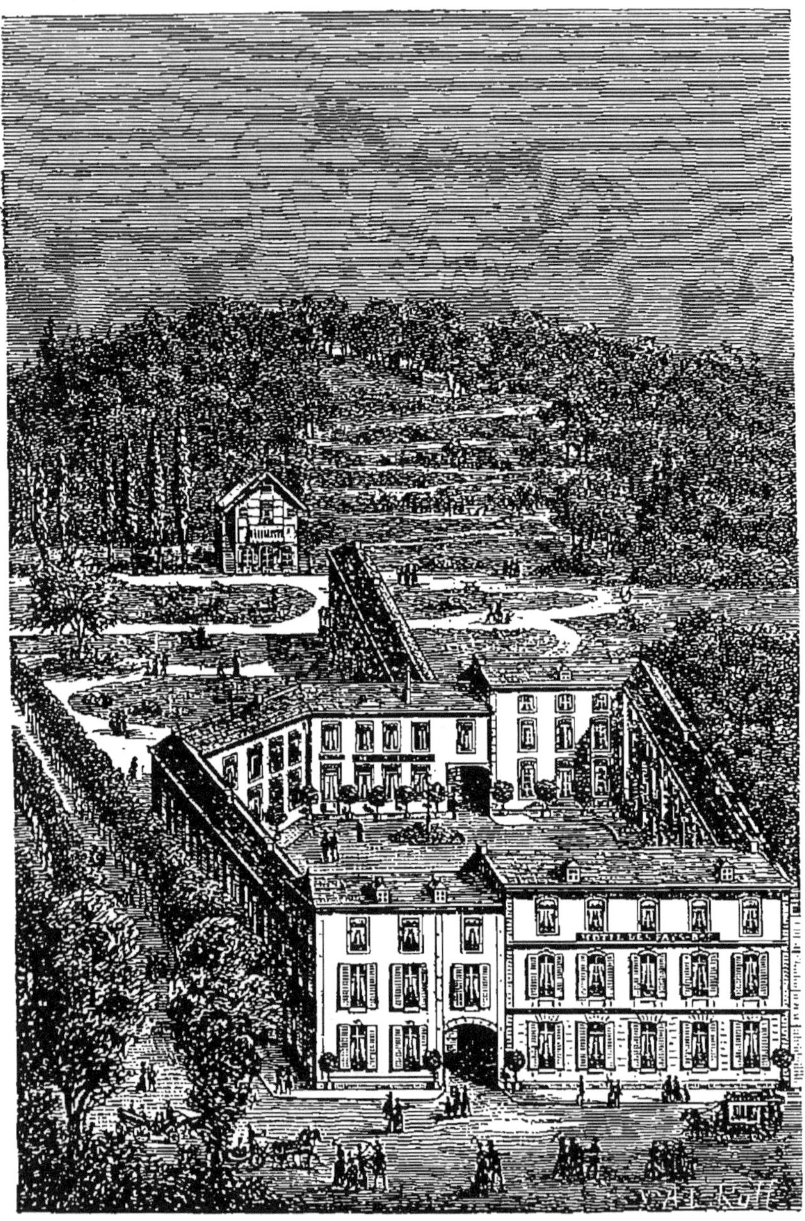

SPA. — **Hôtel des Pays-Bas.** — Vue de l'hôtel et des jardins.

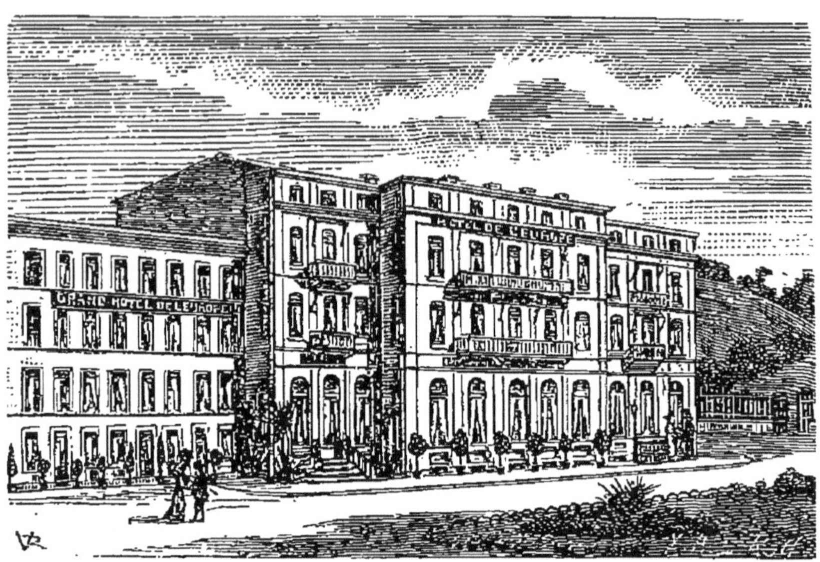

Façade sur les jardins.

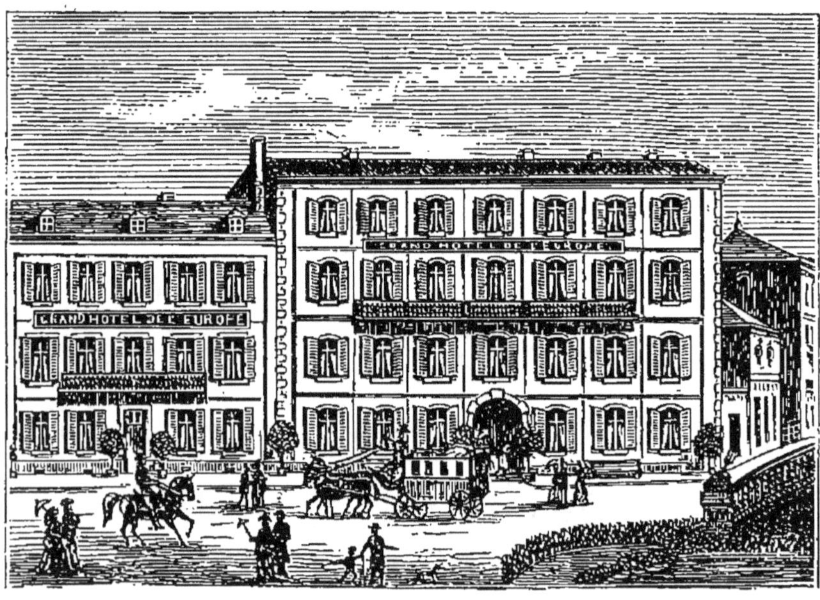

SPA. — Grand hôtel de l'Enrope.

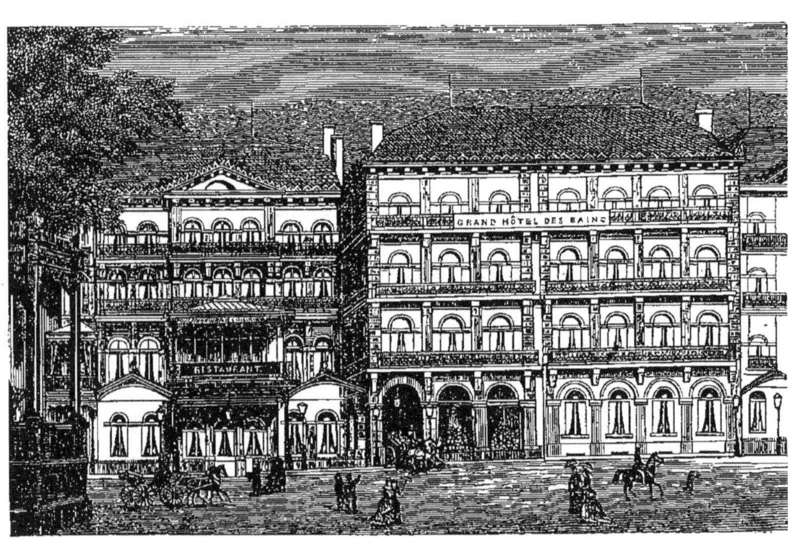

SPA. — **Grand Hôtel des Bains.** — Place Royale.

BRUXELLES. — IMP. ET LIB. DE H. MANCEAUX
12, rue des Trois-Têtes.